活学活用温病名方

李鑫辉 ◎主编

中国中医药出版社

·北京·

图书在版编目（CIP）数据

活学活用温病名方/李鑫辉主编. —北京：中国中医
药出版社，2014.11
ISBN 978 - 7 - 5132 - 2081 - 1

Ⅰ.①活…　Ⅱ.①李…　Ⅲ.①温病—验方—汇编
Ⅳ.①R289.5

中国版本图书馆 CIP 数据核字（2014）第 238012 号

中国中医药出版社出版
北京市朝阳区北三环东路 28 号易亨大厦 16 层
邮政编码　100013
传真　010 64405750
北京市泰锐印刷有限责任公司印刷
各地新华书店经销
＊
开本 880×1230　1/32　印张 12.625　字数 260 千字
2014 年 11 月第 1 版　2014 年 11 月第 1 次印刷
书　号　ISBN 978 - 7 - 5132 - 2081 - 1
＊
定价 35.00 元
网址　www.cptcm.com

《活学活用温病名方》编委会

主　编　李鑫辉

副主编　何宜荣　苏丽清

编　委　郜文辉　何宜荣　刘　娟　李鑫辉

李雅婧　苏丽清　肖碧跃　谢雪姣

易亚乔　喻　嵘

主　审　赵国荣　黄政德

前　言

　　温病学是研究温病发生、发展规律及其诊治和预防方法的一门临床学科。从目前临床分科角度看，温病应属中医大内科范围。然而，温病学的辨证理论不仅对温病而且对其他临床各科病证的诊治，都具有重要的指导意义。温病学经过漫长的历史阶段，直至清代温病学家叶天士和吴鞠通创立卫气营血和三焦辨证论治体系之后，才真正成为一门独立的学科。这一年轻学科的建立，是中医学术的一大进步，成为中医学的重要组成部分。从此，温病学一直是学习中医的阶梯，在目前高等中医教育中，被列为中医专业课程体系的主干课程。本书对温病学常用名方与临床应用进行了系统整理，对广大中医爱好者继承和发扬中医学及造福广大患者具有重要的现实意义。

　　本书按照温病的两大分类，即温热类温病和湿热类温病为"横"，以卫气营血辨证和三焦辨证为"纵"，分为四个章节。第一章导论，主要概述温病学理论对临床的普遍指导作用和温病学名方临床应用的意义；第二章阐述温热类温病名方；第三章阐述湿热类温病名方；第四章阐述温毒类温病名方。每一章节按照卫气营血传变层次把常用名方进行分类，每一方又以药物组成、煎服方法与服用忌宜、主治病证、方歌、方证源流、方义阐释、临床应用、医案精选作为提纲进行详细阐述。全书内容紧扣温病学卫气营血和三焦辨证理论，理法方药赅备，在文字方面力求简捷明晰。附案多为著名老中医治验，很有参考价值。因此，本书是学习温病学的重要参考书，为读者展现温病学名方由源到流及临床应用的全貌。

李鑫辉

2014年8月

目　录

第一章　导论 ·· 1

　温病学概述 ··· 1

　温病学理论与临床应用 ··· 6

　温病学名方与临床应用 ··· 12

第二章　温热类温病名方 ··· 18

　银翘散 ··· 18

　桑菊饮 ··· 25

　桑杏汤 ··· 32

　黄芩汤加豆豉玄参方 ··· 38

　翘荷汤 ··· 43

　清燥救肺汤 ·· 48

　阿胶黄芩汤 ·· 54

　王氏清暑益气汤 ··· 61

　凉膈散 ··· 67

　宣白承气汤 ·· 72

　小陷胸加枳实汤 ··· 78

增液承气汤 …………………………………………………… 82

新加黄龙汤 …………………………………………………… 89

导赤承气汤 …………………………………………………… 97

牛黄承气汤 …………………………………………………… 102

桃仁承气汤 …………………………………………………… 108

加减玉女煎 …………………………………………………… 113

化斑汤 ………………………………………………………… 119

清瘟败毒饮 …………………………………………………… 126

清营汤 ………………………………………………………… 134

犀角地黄汤 …………………………………………………… 140

清宫汤 ………………………………………………………… 145

加减复脉汤 …………………………………………………… 150

三甲复脉汤 …………………………………………………… 157

大定风珠 ……………………………………………………… 162

黄连阿胶汤 …………………………………………………… 169

青蒿鳖甲汤 …………………………………………………… 174

神犀丹 ………………………………………………………… 180

连梅汤 ………………………………………………………… 186

三甲散 ………………………………………………………… 192

沙参麦冬汤 …………………………………………………… 197

安宫牛黄丸 …………………………………………………… 203

紫雪丹 ………………………………………………………… 208

至宝丹 …………………………………………… 214

第三章　湿热类温病名方 ………………………… 221

藿朴夏苓汤 ……………………………………… 221

三仁汤 …………………………………………… 227

达原饮 …………………………………………… 234

雷氏宣透膜原法 ………………………………… 239

雷氏清凉涤暑法 ………………………………… 245

宣清导浊汤 ……………………………………… 250

茯苓皮汤 ………………………………………… 256

王氏连朴饮 ……………………………………… 262

甘露消毒丹 ……………………………………… 268

菖蒲郁金汤 ……………………………………… 275

白虎加苍术汤 …………………………………… 282

三加减正气散 …………………………………… 287

薛氏扶阳逐湿汤 ………………………………… 292

薛氏五叶芦根汤 ………………………………… 298

黄连香薷饮 ……………………………………… 306

蒿芩清胆汤 ……………………………………… 312

枳实导滞汤 ……………………………………… 317

冬地三黄汤 ……………………………………… 323

导赤清心汤 ……………………………………… 329

犀地清络饮 …………………………………………… 335

新加香薷饮 …………………………………………… 342

三石汤 ………………………………………………… 349

清络饮 ………………………………………………… 356

第四章 温毒类温病名方 ……………………… 361

普济消毒饮 …………………………………………… 361

三黄二香散 …………………………………………… 367

清咽栀豉汤 …………………………………………… 371

余氏清心凉膈散 ……………………………………… 379

凉营清气汤 …………………………………………… 383

清咽养营汤 …………………………………………… 389

第一章 导 论

温病学概述

　　温病学是研究温病的发生发展规律及其诊治和预防方法的一门临床学科。它是认识和防治温病的学说，是一门基础理论和临床实践紧密结合的学科。由于温病学提示了温病的本质，并有效地防治温病，保障人民身体健康，因而它在中医学中占有重要地位。温病是急性外感热病，是临床上的常见病和多发病，大多具有传染性和流行性的特点。因此，认识和防治温病对保护人民健康，具有极其重要的意义，具有较高的实用价值。长期以来，温病学一直有效地指导着温病的临床治疗，此外，温病学的基本理论对内、外、妇、儿及五官等学科的某些疾病的治疗，也具有突出的指导作用，因此，温病学是学习中医必修的基础课程之一。

　　温病学在中医学中是一门年轻的学科，然而作为一门学科来讲，则有着一个漫长的发展过程，了解其发展概况，可加深对本学科的认识。温病学起源于战国时期的《内经》，到秦汉晋唐时期，对温病的病名、病因、证候及防治有了初步认识，在概念上温病隶属于伤寒，对温病的认识理论简朴缺乏系统；经过两宋金元时期的变革发展，温病始脱离伤寒藩篱，在理论上取得进展，提出温病病因的不同看法及从病名、病机和治疗上区分伤寒和温病，在治疗学上，主张灵活运用经方、强调热病的治疗以寒凉为主，提出外感病因按邪在三焦气血制方用药。两宋金元后，到了明清，温病学的发展出现了百家争鸣的繁荣景象，温病学家辈出，温病学专著丛现，这一阶段，以明代吴又可的《温疫论》和清代叶天士的《温热论》、薛生白的《湿热病篇》、吴鞠通的《温病条辨》、王孟英的《温热经纬》等温病学家的温病学专著为标志，有关温病的理法方药已有了一套完整的体系，从而形成了新的专门独立学科——温病学，因此，温病学的发展进入了成熟时期。新中国成立以来，温病学得到了蓬勃发展，出现了令人鼓舞的广阔前景，这一时期是温病学发展提高阶段。

温病学的研究对象是温病，温病并不是一个具体的疾病，而是多种外感热病的统称，温病的临床分类在于执简驭繁，有利于指导辨证与治疗，及学习与研究。温病的临床证候多样复杂，依据是否兼夹湿邪，可将温病大体分为纯热无湿的温热类和有热有湿的湿热类温病，温热类温病包括风温、春温、暑温、秋燥、大头瘟、烂喉痧、疫疹、疟疾等。湿热类温病包括湿温、暑湿、伏暑、霍乱等，根据发病的迟早及表里不同分类，感邪即发，病发于表的为新感类温病，如风温、秋燥、大头瘟、烂喉痧等。感邪后邪气伏藏，过时而发，病发于里的温病为伏邪类温病，初起以里热证为主，若无新感即发，一般无表证，如春温、伏暑。对温病的辨证，是以卫气营血和三焦所属脏腑的病机演变和临床特点为基础，阐发温病的病因、病机、辨证，从而为确立温病的治则和遣方用药提供依据。叶天士以卫气营血的生理功能为基础，将卫气营血的表里层次用来概括病变的浅深及病情的轻重程度。温邪一旦入侵人体，一是防御机能被激发，出现一系列的抗邪反应；二是温邪导致卫气营血功能失调及实质损害。一般而言，卫、气分的病机变化以功能失调为主，营、血分的病变以实质损害为主。卫气营血辨证的意义在于明确病变深浅层次，确定证候类型及病变性质，为确立正确的治法提供依据。三焦辨证起源于《内经》《难经》，发扬于温病学派，为吴鞠通所倡导，能反映温病的发生、发展及传变规律。卫气营血辨证和三焦辨证是从人体纵、横两个不同的角度，揭示温病的发病及传变规律，是研究和治疗温病的重要基础。温邪侵袭人体后，会导致卫气营血及三焦所属脏腑功能失调及实质损伤，产生复杂多样的临床症状。以卫气营血辨证及三焦辨证理论为指导，对患者的全部病情进行分析研究，从而辨析出各种症状产生的原因及相互之间的关系，判断出病变部位、性质，证候类型，邪正消长，以及病变发生、发展、传变规律等。卫气营血与三焦辨证理论体系，对临床外感病与各科热证辨治具有重要的指导意义，

　　《温病学》论述温病诊治过程所体现的整体观、动态观，理法方药一致的思维方法，对中医临证具有典范作用。对于外感病的诊察方法，《伤寒论》有关望、闻、问、切四诊的论述很多，但温病学对此又有新发展。尤其温病学家对辨舌验齿论述甚多，而且更提出明辨斑疹、白㾦等，可以说对《伤寒论》已有了很大发展。即使是对发热症状的描述，温病学在继承《伤寒论》相关

论述的基础上，更提出了湿温病"身热不扬"、邪入营分"低热"、热在阴分"夜热早凉"等，也是对外感病辨证论治理论的补充、完善和发展。

《温病学》治则治法理论，《伤寒论》作为中医临床医学的奠基之作，对《内经》治则治法理论进行了具体应用和发挥，而温病学治则治法理论在此基础上更有重要创新。叶天士《外感温热篇》谓"在卫汗之可也，入气才可清气，入营犹可透热转气，入血……直须凉血散血"，所提到的"汗之""清气""透热转气""凉血散血"等治法，与《伤寒论》发汗、清热、活血治法相较，实际上是既有联系，又有发展。《伤寒论》发汗多用麻黄汤、桂枝汤辛温发汗，温病学家则主张用银翘散、桑菊饮，或加减正气散、加味香薷饮等，辛凉清解，或芳香宣化。《伤寒论》清热多用白虎汤、栀子豉汤、大黄黄连泻心汤等，主要是清气分热，活血多用桃核承气汤、抵当汤，主要是逐瘀泄热。而温病学家除清气之外，更强调透热，或投以凉血，或兼以散血，融入了凉膈散、犀角地黄汤①等唐宋金元名方治疗热病的思想。再如热病神昏的治疗，在温病学家提出了"逆传心包""热极生风"导致神昏痉厥病机理论，并提出了醒脑开窍（如清心泄热开窍、芳香化浊开窍、清热息风止痉）治法，安宫牛黄丸、紫雪丹、至宝丹的应用，羚角钩藤汤、菖蒲郁金汤等方剂的创立，较之《伤寒论》均有突破性发展，为中医学理论发展，做出了巨大贡献。

---

① 犀角地黄汤：方中犀角以水牛角代，下同。

温病学家在《伤寒论》及前辈基础上收载了大量的治疗外感热病卓有疗效的方剂，如《伤寒论》治疗"伤寒，脉浮滑"的白虎汤，治疗"大汗出后，大烦渴不解，脉洪大"的白虎加人参汤，都是治疗温病的有效方剂。温病学家创立的化斑汤、清瘟败毒饮、白虎加苍术汤、三石汤等，则是以此为祖方。承气汤，是《伤寒论》治疗阳明病的主方，吴鞠通《温病条辨》在此基础上更创立了宣白承气汤、陷胸承气汤、导赤承气汤、牛黄承气汤、增液承气汤、桃仁承气汤等一系列方剂，既是对《伤寒论》三承气汤的继承，但更是发展。《伤寒论》治疗"心动悸，脉结代"的炙甘草汤，又称复脉汤，吴鞠通《温病条辨》以此为基础，创立了一甲复脉汤、二甲复脉汤、三甲复脉汤、大定风珠等，应用于下焦温病真阴虚亏诸证，是对张仲景炙甘草汤的重要发展。其他如麻杏石甘汤、栀子豉汤、小柴胡汤、大柴胡汤、茵陈蒿汤、猪苓汤、小陷胸汤、黄连阿胶汤、葛根芩连汤、白头翁汤等，也是后世温病学家临床习用的有效方剂。现代临床治疗感染性疾病和传染病常用的方剂如五虎汤、桑杏汤、清燥救肺汤、柴胡达原饮、蒿芩清胆汤、茵陈五苓散、桂苓甘露饮，及银翘散、桑菊饮、三仁汤、青蒿鳖甲汤、增液汤等方，则是温病学家之创新，临床上与《伤寒论》所谓"经方"相比，同样卓有疗效，实际上是补充了《伤寒论》的某些不足，提高了中医药治疗多种感染性疾病和传染病的疗效。

综上所述，温病学辨证理论，诊法，治则治法理论及方剂对中医临床常见的感染性疾病、传染病以及内、外、妇、儿各科杂病具有重要指导意义，是一门基础理论和临床实践紧密结合的学科。

温病学理论与临床应用

温病是外感四时温热邪气所引起的，以发热为主要临床特征的多种急性热病的总称，是临床上的常见病和多发病，大多具有传染性和流行性的特点。温病学是研究温病的发生发展规律、预防与辨证论治的一门临床基础学科。温病的发生和流行，直接威胁着人们的健康，至今仍为临床医学一大棘手难题。温病学蕴含着历代医家防治温病的丰富学术理论和经验，实践证明，这些理论和经验对于防治多种感染性疾病具有重要的意义。因此，认识和防治温病对保护人民健康，具有较高的实用价值。长期以来，温病学一直有效地指导着温病的临床治疗，而如何使温病学的理论更广泛地指导临床实践，在当前乃至今后都具有重要的意义。

近年以来，医界多将《黄帝内经》《伤寒论》《金匮要略》与温病学（主要是叶天士的《外感温热篇》和吴鞠通的《温病条辨》）列为中医的"四大经典"。所以，中医外感病的辨证论治，自当以《伤寒论》与温病学为其代表。伤寒奠其基，温病绪其余。《内经》谓："今夫热病者，皆伤寒之类也。"《难经》谓："伤寒有五，有中风，有伤寒，有湿温，有热病，有温病。"究其意，皆与《伤寒论》理一贯之。而温病学与之相比，则着重讨论了温热与湿热两类外感病。不过，《伤寒论》以六经辨证为纲领，以气血阴阳的消长变化为立论之理；温病学以卫气营血辨证与三焦辨证为纲领，同样以气血阴阳的消长变化为立论之理。因此，叶天士在《外感温热篇》一开始便说："辨卫气营血，虽与伤寒同，若论治法，则与伤寒大异也。"叶氏的"同"，是就两者的立论之理而言的；叶氏的"异"，不独指两者的差异，理解为温病学的治疗方法之异彩纷呈，似乎更为合理。《伤寒论》在太阳病里讨论狭义伤寒与中风较多，温病学则在卫分证中讨论风温、湿温初起时的诊治为多。而《伤寒论》对于阳明病腑实证之后，因邪热进一步消烁营血，乃至耗竭真阴情况下的治疗，仅泥于大承气汤一方急下存阴，不免令人心生遗憾。比较之下，温病学在气分证之后的营分证、血分证的治疗上，从玉女煎、化斑汤、清营汤、犀角地黄汤，以及一路下来的"三宝""三甲复脉""大小定风"等等，确实给人以理法方药丝丝入扣、异彩纷呈之感。从"伤寒奠其基"里，令人看到了自《内经》以来中医理论体系的同一性；从"温病绪其余"中，令人看到了自《内经》以来中医临床诊疗体系的完善与发展。温病学理论对临床上多种急性感染性和传染性疾病，甚至对内、外、妇、儿及五官等学科的某些疾病，都具有突出的指导作用。如何使温病学的理论与临床实践更好的结合以造福于百姓是我们要潜心研究、实践并贯之以终的事情。

　　温病，是感受温邪所引起的外感急性热病的总称。不同季节产生不同温邪。春天，温暖多风，若温风过暖，则产生风热邪气，感之为风温；夏天炎热，易产生暑热邪气，感之为暑温；秋天，天气干燥，早秋近夏，气候特点是热而燥，易产生燥热邪气，感之为秋燥（温燥）；晚秋近冬天气渐凉而干燥，易产生燥凉邪气，感之为凉燥，凉燥近乎伤寒；冬季寒冷多风，易产生风热之邪，感之为冬温；夏秋之交，所谓长夏季节，天气较热而多雨，易产生湿热邪气，感之多为温热夹湿或湿温。

风温、春温、冬温、暑温、湿温、秋燥（温燥）等统称为温病。另有伏暑、温毒等，其包括西医称的多种急性传染病，如乙脑、流脑、伤寒、流行性出血热、钩端螺旋体病等，以及某些感染性疾病，如：大叶性肺炎、支气管肺炎、败血症等，近年有人把急性泌尿系感染、急性肠道感染，虽无明显传染性，因其具有温病的特点亦归入温病范畴；少数既非传染，也非感染性疾病，如中暑、夏季热、某些急性白血病、亚急性败血症等，因其具有温病某些特点，也归入温病。

温病的另一特点是以发热为主要临床见症，其传变是按卫气营血和三焦规律传变。不同温病在不同阶段都有不同程度的发热和伤阴。卫分证发热微恶寒，因伤阴不重，仅见口干，口微渴；气分壮热，口大渴，不恶寒；营分身热夜甚，口不甚渴或竟不渴；血分则正虚发热，口渴均不明显，但以动血为主症，主要见吐血、便血等出血之症，其已伤血分之阴，当属重证。

温病因邪气有温热与湿热之分，所以温病又有温热与湿热之别。如风温、春温、冬温、暑温、秋燥，属温热性温病；湿温、伏暑属湿热性温病。温热性温病，以伤阴为主，其伤阴程度不同，有卫气营血之变；湿热以湿邪阻滞气机多见，且湿为水之类，有流下的特点，所以湿热病多按三焦规律传变。

在临床上，理论需指导实践，实践当印证和进一步完善理论，在此过程中我们尤需要注意以下几个关键问题：

一、病邪在表切忌寒凉滋腻

温病初起，邪在肺卫，病轻邪浅，只宜辛凉清解，宣郁清热，开达肺卫郁闭，郁开热清，肺恢复其宣降功能，津液得以布散，自然微汗而愈，此即"在卫汗之"意也。需强调的是，在卫的"辛凉清解"，绝不是发汗解表，温病不同于伤寒，温病卫分证，属肺经郁热证。"火郁当发"，与治火热证不同，因此治疗应注意宣郁达邪，不可寒凉滋腻。寒凉，使气机闭塞，郁不开则热不能清，常可使邪气内逼深入。用药当取辛凉轻清透泄之味，配入少量辛温之品，以成辛凉清解之剂。药如金银花、连翘、桑叶、菊花、淡豆豉、桔梗、杏仁、前胡、枇杷叶、芦根、蝉蜕等，轻清举上，即叶氏所谓"上者上之也"。并且，使用辛凉清解，药量也不宜过重。若误用甘寒滋腻，如生地、麦冬、玄参之类，多致热势不退，或高热成低热久留不退之证。肺在上，用药必须轻清，方能使药达病所，且取辛凉微苦之味，使肺复其宣降之能，则郁开热清而愈。卫分证病情轻病位浅，苦寒滋腻，均使气机涩滞，邪不得外透，若兼湿邪，湿遇寒凉凝涩不行，日久将成湿热裹结之势。

二、祛湿定要宣畅三焦

治疗湿热病要懂得分解湿热之理。据临床观察，不仅温病，就是杂病中夹湿者也较多，究其原因有三：①空气潮湿，温邪中兼有湿浊，此即外湿；②由于人们饮食中多食肥甘厚腻，油腻食物，易于生湿；③素体脾胃虚弱，脾不运湿，致湿浊内停。后两种情况，即使感受温热之邪，亦多成温热兼湿之证，若湿热不解，日久湿阻热郁，即成湿温病。湿为阴邪，其性黏腻而重浊，最易阻滞气机。三焦为水道，湿邪必沿三焦水道而下行，所以湿邪停滞必阻滞于三焦之中。三焦受阻，气机不畅，湿浊外达之路不通，则湿必不去。因之宣畅三焦气机，是祛除湿邪的根本方法，抓住恢复三焦气机功能以畅三焦，使湿去热孤，而达到分解湿热邪气的目的。上焦湿热，以肺气受阻，宣发肃降失常为特征，用药从三方面着手：①辛微温芳香，化湿浊以利肺之宣降。肺得宣降则湿浊可布散而消。药如苏叶、藿香叶、佩兰叶、大豆黄卷、淡豆豉、白芷、香薷等味。②宣降肺气，以布化湿邪。药如杏仁、前胡、桔梗、枇杷叶等味，以助肺之宣降。③用渗下之味，疏通下源，以利肺之宣降。肺为水之上源，膀胱乃水之下源，下源通利，肺气易于肃降。药用滑石、通草、芦根、冬瓜皮、茯苓皮等。湿郁中焦，以脾胃升降受阻为主要特征。治疗重在开湿郁、降胃气、升脾阳，以运化湿浊。用药亦从三方面着手：①芳香化湿，以利脾升胃降。药如藿香、佩兰、苏梗，湿化则中焦气机可宣畅。②辛苦温开郁燥湿行气。药如半夏、陈皮、白蔻仁、草豆蔻、厚朴、大腹皮，并以升降散、木香、檀香、降香之类以宣畅中焦气机。③加消食导滞之味。药如保和丸、鸡内金、焦三仙之类。湿热蕴郁下焦，以淡渗、导浊为主。湿阻膀胱，用淡渗利湿之剂加开宣肺气之味，宜开上源、利膀胱并用之法。药如茯苓皮、泽泻、通草、滑石、芦根、冬瓜皮之类，并加杏仁、前胡、枇杷叶等。湿滞大肠，以宣清导浊为主，兼以化滞。药如：晚蚕沙、皂荚子、莱菔子、茯苓、猪苓、炒枳壳、槟榔、焦三仙之类。因湿阻三焦，常成弥漫之势，用药宜三焦兼顾，使湿去热清而愈。

三、清营透热必宣畅气机

热邪入营，病情深重。营分证具有三个特点：营热炽盛，营阴重伤，气机阻滞，入营之热不得外达。在治疗中能抓住营分三个特点，用药亦从以上三个方面着手：①清营分之热以凉血，药用咸寒苦寒之味，如：犀角（或水牛角、广角）、羚羊角、黄连、连翘壳、莲子心、玄参之类。②滋养营阴以清营热，药以甘寒为主，如：生地、麦冬、玄参、石斛、天花粉、西洋参之类。③宣展气机以开营热外达之路而透热转气。在营分证中，造成气机不畅的原因很多，如服药不当、饮食积滞、痰热内停、燥屎内结、瘀血内阻等。在治疗时，当于方中加入消导、化痰、通下、行瘀等药物，使气机畅达，导营热外透，均属透热转气之法。临证中，若忽视了透热转气，治疗较难。所以要认真分析热邪入营的原因，病程的长短，气机阻滞的所在，阴伤的程度，以决定选药的准确性。

四、始终注意饮食宜忌

治病应注意饮食宜忌，并要求病人注意适当运动，以助体内气机之宣畅和药力之行散，治疗温病尤其是如此。其饮食宜忌，归纳为以下几点：①温病初起，邪在肺卫，饮食宜限量，且以清淡为好。②邪在气营，或素来阴虚之人，除禁食用上述食物外，辛辣油腻、味厚皆忌，辛辣之品，伤阴助热，使病情加重，或内窜营血，逼血外涌成动血之证。③湿热病的治疗中，当以化湿为急务，凡有碍于化湿者皆当禁忌。禁食寒凉食物：因湿为阴邪，非温不化；禁食甜腻食物：甜味食物多入脾，湿热病中，脾失健运，多食甜物，内困于脾，"湿自内生"；禁食油腻厚味：油腻厚味，不易消化，多停滞中焦，阻滞气机，湿不得化，郁热日重，湿阻热郁，治之更难；禁食一切硬的、有渣的食物：湿温病，硬的、有渣的食物会导致肠穿孔。湿温病人饮食以米粥为好，且应限量，以正常量的四分之一到五分之一为好。④瘥后要少食静养，以防食复。

温病学是一门涉及范围极广的学科，它对临床各科的发热性疾病都有不可替代的指导作用，而温病学的理论如果不与临床实践相结合，只能是纸上谈兵。所以必须将温病理论与临床实践紧密结合，只有做到用理论指导实践，用实践验证理论，才是学好温病学并从而提高临床疗效的必由之路，也是继承发扬、开拓创新的必由之路。

温病学名方与临床应用

医学是在不断发展的，即便是在古代，随着经验的不断积累，认识的不断深入，临床治法方药亦渐趋丰富，中医对外感热病证治的历史，便具有十分的说服力。在平均寿命较短、生存环境较差的古代社会中，外感热病的流行是威胁人们健康的主要原因，人类在与疾病做斗争的过程中，所面对的主要的对手也是热病，所以过去有"百病之急，无急于伤寒""不能治伤寒，不可为医"之说。换个角度来看，由于热病发生的频繁，医生也最容易在此过程中积累经验。所以从《素问·热论》到《伤寒论》，到《医经溯洄集》，到《温疫论》，到《温热论》，再到《温病条辨》，认识是在不断加深，治法方药也是在不断完善，仲景既定的一些方药显然不够使用，后世医家在这方面的拾遗补缺也是无可厚非。这方面的临床经验积累到了一定的程度，竟然也蔚为大观，形成了一定的体系，最终提供给我们的是以六经为基础，以卫气营血、三焦为补充的这样一个辨治外感热病的证治体系，所以温病作为一种学说的出现也是水到渠成。温病治法与方药的运用，体现了温病辨证的水平，反映了温病医家临床思维和经验的独到。细细品味，常能感觉到温病医家功夫的高深、经验的宝贵。温病方既有对经方的巧手化裁，又有自己独特的基本方、代表方、通用方，既有很多辨证的方，也有不少对病的方，体现了中医理论和临床证治的结合，在中医药的漫漫历史长河中起着举足轻重的作用。

俗话说"时势造英雄"，温病方也是在"大乱之后必有大疫"、重证大疫出良方的时势下应运而生的，其有效性得到了历史的肯定，直至今天仍发挥着它的光和热，救死扶伤，造福百姓。我们暂且通过普济消毒饮与李东垣的故事来感受温病方疗效的确切性和悲天悯人、普济众生的情怀吧。在中国的古代，常大规模流行瘟疫。一年春天，一场瘟疫席卷了北方大地。病人最初的感觉跟普通的感冒有点相似，感觉身上发冷，浑身没有力气。

但是，很快情形就和普通的感冒不同了，这些人的头面开始出现肿大的表现，肿胀到几乎眼睛都难以睁开，咽痛声嘶，症状很快恶化，很多人没有多久就死去了。人们为这种瘟疫起了个形象的名字：大头天行——大头瘟。医生们采用了各种办法，下法、解表等等，不见效，最后患者还是死去。李东垣以自然之理参悟人身之理，人的身体和自然是一样的，人的上半身，与大自然中的天气相通；下半身与地气相通。现在病邪进攻了心肺，邪毒向上攻，则导致了头面肿大，而泻下这种方法只是泻去了胃肠里的热，并不能集中攻击处于上半部的邪毒。方用黄连苦寒，泻心经邪热，用黄芩苦寒，泻肺经邪热，上二药各半两为君药；用橘红苦平、玄参苦寒、生甘草甘寒，上三味各二钱泻火补气以为臣药；连翘、鼠粘子、薄荷叶苦辛平，板蓝根苦寒，马勃、白僵蚕苦平，上六味散肿消毒、定喘以为佐药，前五味各一钱，后一味白僵蚕要炒用七分；用升麻七分升阳明胃经之气，用柴胡二钱升少阳胆经之气，最后用桔梗二钱作为舟楫，使上述药性不得下行，把药研成粉末，一半用水煎五钱，另外的做成药丸让病人含在嘴里。服药后，患者渐渐症状消失，痊愈了。人们把这个方子刻在石头上，希望它永远流传下去。这个方子的名叫：普济消毒饮子。在治疗热性传染病的时候，这个方子还在经常用。这只是温病方浩海中的一粒砂石，却在历史的洗涤磨炼中如一颗珍珠散发出它的美丽，还有若干颗珍珠在等待我们的拾遗和赏识，将它们更好运用于临床实践中。例如清营汤，《温病条辨》上焦篇第30条讲的是暑温清营汤证："脉虚夜寐不安，烦渴舌赤，时有谵语，目常开不闭，暑入手厥阴也。手厥阴暑温，清营汤主之。"中焦篇第20条论述了阳明温病清营汤证："阳明温病，舌黄燥，肉色绛，不渴者，邪在血分，清营汤主之。"临床实践证明，清营汤可广泛用于杂病，不论什么病，只要出现了上述舌绛、烦渴等清营汤证，就可以用清营汤治之，无需考虑是否是手厥阴暑温或风温阳明病。期刊杂志报道用清营汤治疗杂病的文献很多，如中风、病毒性心肌炎、慢性肾衰竭、原发性血小板减少性紫癜、过敏性紫癜、系统性红斑狼疮、蚕豆病、皮肤黏膜淋巴结综合征、慢性粒细胞白血病、淋巴肉瘤、烧伤等病，这些资料进一步说明，温病方经过辨证"有是证用是方"能用于现今的疑难杂症并疗效肯定。

再如，开窍三宝方"安宫牛黄丸最凉，紫雪次之，至宝又次之"。"邪入心包"为温病中以神昏为主的病证。神昏是指意识不清，甚至完全丧失，可见于急性感染性和急性传染性疾病，也可见于许多脏腑和器官疾病，如中风、重症脑损伤、肝性脑病、肺性脑病、新生儿重度缺氧缺血性脑病等引起的意识不清或昏迷等。民国时期名医张锡纯有用安宫牛黄丸治疗鼠疫、湿疹病热闭心包成功的案例；当代著名中医学家潘澄濂用三宝治疗病毒性脑炎、中风、乙脑、肝炎等病的神昏疗效明显。开窍三宝在急性脑病救治中的应用和成就，反映了温病方在急重症领域中不可忽视的地位和不可替代的作用。

20世纪50年代以后，温病方、温病学理论及防治经验被广泛用于温病的防治。1954年我国部分地区乙型脑炎流行，石家庄地区用白虎汤加味治疗，取得满意疗效，被医学界认可，引起广泛关注。几十年来，大量的临床实践证明，温病方对于防治传染病、急性感染性疾病有其独特的疗效，对严重危害人民健康的常见病、多发病，如流行性感冒、麻疹、脊髓灰质炎、流行性乙型脑炎、流行性脑脊髓膜炎、流行性腮腺炎、白喉、流行性出血热、登革热、病毒性肝炎、肠伤寒、钩端螺旋体病、疟疾、细菌性痢疾、血吸虫病、急性支气管炎、肺炎、败血症、急性胆道感染、急性泌尿道感染等，都取得了满意的疗效。在预防医学方面，1958～1959年开展的群众性除害灭病工作，用中草药灭蚊、灭蟑螂、灭臭虫、杀蛆虫等取得一定成效，显示了中医中药特别是温病方、温病理论在预防疾病方面的价值。

温病方不仅疗效肯定，而且应用广泛，不仅用于防治外感急性热病，同时也可以用于内科杂病，特别是对一些疑难病，用之每获良效。内科杂病，不论是阴阳、气血、津液、经络、升降出入的失调或损伤，也莫不与一定的脏腑相联系，并由此影响或波及其他脏腑与经络。其在与温病卫气营血或三焦证某一阶段所引起的脏腑功能障碍或物质损伤相同情况下，仅病因不同，而病机的本质是相同的，二者应有大致相同的临床见症。按照中医辨证论治、异病同治的原则，可以按温病的辨证论治方法进行治疗，通过恢复脏腑的功能而达到治愈的目的。临证应以疗效为客观标准。如银翘散、益胃汤、清燥救肺汤、甘露消毒丹、达原饮等，至今仍有效地被用于诸多疑难杂病的临床治疗之中。北京中医药大学赵绍琴教授曾用杨栗山治疗温疫病的主方升降散论治杂病火郁证，得心应手而疗效显。另有北京中医药大学王洪图教授用吴鞠通治疗疟疾的草果知母汤治疗癫痫获得良效。这些经验已经为温病方的研究以及温病方论治杂病的研究提供了可资借鉴的资料。温病方可以更加广泛的应用于临床实践之中。

从温病学发展历程可以看出，温病学理法方药的形成与发展，都是来自于大量的临床实践，所以它对实践具有指导意义。要想成为一名优秀的中医师，要想更好的继承和发展温病学，一方面要熟读温病经典著作，另一方面必须早临床，多临床，只有勤于实践才能积累丰富的实践经验，从而提高临床疗效。面对纷繁的药物和方剂，要理解临床的治则治法，要抓住基本方、代表方，然后熟悉各自加减变化而衍生出来的方剂，这样就能够执简驭繁，驾轻就熟，临证时就能得心应手，左右逢源。

第二章　温热类温病名方

银翘散（《温病条辨》）

【药物组成】

连翘一两，金银花一两，苦桔梗六钱，薄荷六钱，竹叶四钱，生甘草五钱，荆芥穗四钱，淡豆豉五钱，牛蒡子六钱。

【煎服方法与服用宜忌】

上杵为散，每服六钱，鲜苇根汤煎，香气大出，即取服。勿过煎，肺药取轻清，过煎则味厚而入中焦矣。病重者，约二时一服，日三服，夜一服。轻者三时一服，日二服，夜一服。病不解者作再服。服药期间忌食辛辣、生冷、油腻食物，并戒烟禁酒。根据药食相克与相宜，在服药期间不宜食用猪肉、驴肉、鳖、白菜等食物，宜食用莲子、菠菜、竹笋等食物。并且在服药期间，不可同时服用滋补性药物，以免滋腻留邪碍胃。

【主治病证】

风温，脉不缓不紧而动数，或两寸独大，尺肤热，头痛，微恶风寒，身热自汗，口渴，或不渴，而咳，午后热甚。

【方歌】

银翘散主上焦疴，竹叶荆蒡豉薄荷，

甘桔芦根凉解法，清疏风热煮无过。

【方证源流】

银翘散是吴鞠通根据叶天士"在表初用辛凉轻剂"的理论，仿照《伤寒论》麻黄汤、桂枝汤而制定的。银翘散出自《温病条辨·上焦篇》风温第4条，另外，银翘散方证还见于上焦篇第5条："太阴温病，恶风寒，服桂枝汤已，恶寒解，余病不解者，银翘散主之；余证悉减者，减其制。"银翘散组方原则遵以下四家之旨：其一，遵从《黄帝内经》"风淫于内，治以辛凉，佐以苦甘；热淫于内，治以咸寒，佐以甘苦"之训。其二，宗喻嘉言"芳香逐秽之说"：喻昌曾提出疫邪侵犯人体的三焦病机论，下焦如渎，决而逐之，兼以解毒。吴鞠通从喻氏"上焦如雾，升而逐之，兼以解毒"的理论悟出了银翘散的组方原则。其三，参考了叶天士治疗风温初犯上焦肺卫的论说：叶氏在《临证指南医案·幼科要略》风温节中指出："风温者，春月受风，其气已温。《经》谓春气病在头，治在上焦，肺位最高，邪必先伤，此手太阴气分先病。"又说："此证初因发热咳嗽，首用辛凉，清肃上焦，如薄荷、连翘、牛蒡、象贝、桑叶、沙参、栀皮、蒌皮、花粉。"另外，在风温备用方中列有清心凉膈散、葱豉汤等方。其四，仿东垣清心凉膈散法：银翘散方论中云："用东垣清心凉膈散，辛凉苦甘。病初起，且去入里之黄芩，勿犯中焦；加银花辛凉，芥穗芳香，散热解毒；牛蒡子辛平润肺，解热散结，除风利咽；皆手太阴药也。"

【方义阐释】

本方重用金银花、连翘为君，既有辛凉解表、清热解毒的作用，又有芳香辟秽的功效，在透解卫分表邪的同时，兼顾温热病邪多夹秽浊之气的特点；薄荷、牛蒡子味辛而性凉，疏散风热，清利头目，且可解毒利咽，荆芥穗、淡豆豉辛而微温，助君药发散表邪，透热外出，此两者虽属辛温，但辛而不烈，温而不燥，与大队辛凉药配伍，可增辛散透表之力，均为臣药；苇根、淡竹叶清热生津，桔梗宣肺化痰止咳，甘草既可调和诸药，护胃安中，又可合桔梗清利咽喉，同为佐药。

本方配伍特点有三：其一，在辛凉甘寒之中配伍少量辛温药，既有利于透邪，又不违辛凉之旨。用银翘散取效的关键即在于荆芥、豆豉这两味辛温药的运用，忽视这两味药，是造成用银翘散而不能取效的重要原因。其二，是疏散风邪与清热解毒相配，具有外散风热、内清热毒之功，构成疏清兼顾，以疏为主的方剂。其三，本方在辛凉疏透宣散的同时，配用了渗湿导热的竹叶。在疏解透汗剂中少佐渗湿利尿之品，如竹叶、通草等，对治愈邪郁太阴肺卫表证大有帮助。同理，发汗与利尿同样应用于伤寒太阳表证。

【临床应用】

银翘散广泛用于急性发热性疾病的初起时段，如感冒、流行性感冒、急性扁桃腺炎、肺炎等，辨属银翘散证者。现代临床在应用此方的基础上向三个方向发展：一是加青蒿、黄芩等强清热之力，使其治疗发热头痛之力更佳；二是加强解毒利咽之效，如去薄荷、荆芥，加玄参、僵蚕、山豆根等。三是配入生地黄、丹皮、大青叶、玄参等透疹之药，治麻疹、风疹，及既有银翘散证表现，又有某些营血分证表现的病证，如系统性红斑狼疮、结节性红斑、皮肌炎、痤疮、荨麻疹、过敏性皮炎等变态反应性疾病，肾炎、尿毒症等泌尿系统疾病所出现的风热郁伏血分证。

临床在治疗风温发疹时，采取辛凉解表、宣肺透疹的治法。方多用牛蒡子、薄荷、浮萍、桔梗辛凉宣肺透疹，金银花、连翘清热解毒，豆豉、竹叶以除胸中烦热，配芦根以清热生津，从而使温邪得清，肺气得平，波及营分之热亦除而病告痊愈。临床运用银翘散时，不管如何加减，方中金银花、连翘两味药物使用最广，这组药物配对在临床运用中是银翘散方必不可少的药对。

临床运用时应当随症加减，通常高热加青蒿、黄芩；夹惊者酌加蝉蜕、钩藤、地龙；口渴甚者加天花粉；烦渴汗出者加石膏、知母；咽喉肿痛者酌加马勃、射干、玄参、板蓝根；颌下、耳后及枕部瘰核（淋巴结）肿大者加僵蚕、浙贝母、夏枯草；咳甚者去牛蒡子、竹叶加杏仁、黄芩、瓜蒌壳、前胡、射干、枇杷叶；唇红、出疹者加生地黄、丹皮、大青叶、玄参；鼻衄者去荆芥穗、桔梗加栀子炭、白茅根、侧柏炭；苔白厚夹湿者加滑石；呕恶胸闷者加藿香、郁金；伴下肢关节疼痛者加姜黄、海桐皮；兼夹食滞者加山楂、神曲；大便秘结、腑气不通者加大黄通腑泄热。

【医案精选】

案一：风热犯肺

黄某，男，35岁，工人，1959年1月20日初诊。患者两天前突然发烧、恶寒、咳嗽，咯吐黑色痰涎，右下胸部疼痛，时有鼻衄。查体温39.1℃，咽充血，右下胸背部可闻及少许湿啰音。血常规：白细胞18.0×10⁹/L，中性粒细胞0.87，淋巴细胞0.1，单核细胞0.3。西医诊断为右下大叶性肺炎，曾用抗生素等治疗两天，疗效不显，故来中医科就诊。

诊见：恶寒发热，头痛有汗，咳嗽，痰中带血，量不多，右季肋疼痛，咳则加重，口渴喜饮，舌质红，苔薄白，脉象浮数。

辨证：风温犯肺，肺失宣降。

立法：辛凉解表，化瘀清肺。

方药：桑叶9g，菊花9g，金银花9g，杏仁9g，桔梗9g，连翘9g，鲜芦根30g，板蓝根30g，桃仁9g，冬瓜子15g，生薏苡仁15g，丹皮9g，仙鹤草9g。3付。

复诊：药后表解热退，咳嗽胸痛亦减，痰中已无血，脉转和缓，苔薄白。尚口渴，午后尚有低热，血检白细胞5.6×10⁹/L，治依原方加减。桑叶9g，杏仁9g，桔梗4.5g，生薏苡仁15g，黄芩6g，连翘9g，冬瓜子12g，新会皮6g。连服3付，临床症状皆除。

按：据患者恶寒发热，头痛有汗，咳嗽，舌质红，苔薄白，脉象浮数，辨证风热犯肺，肺失宣降，方用银翘散加减，服3剂发热，咳嗽好转，治依原方加减，续服3剂治愈。

（董建华.中医内科急症医案辑要.太原：山西科学教育出版社，1988）

案二：邪郁肌表

郭某，男，2岁3个月，1959年4月10日住某医院。

住院检查摘要：肺水泡音较密集，血常规：白细胞总数 $6.8 \times 10^9 / L$，中性粒细胞0.49，淋巴细胞0.47，单核细胞0.04，体温40℃以上。

病程与治疗。发热已十三日之久，高烧不退，周身无汗，咳而微烦，诊其脉数，舌质微红，舌苔黄腻，此属表邪未解，肺卫不宣，热不得越，治宜清宣透表，邪热乃有外出之路。处方：苏叶一钱，僵蚕一钱五分，金银花二钱，连翘一钱五分，杏仁一钱，桔梗八分，牛蒡子一钱五分，薏苡仁二钱，淡豆豉四钱，黄芩一钱，竹叶二钱，苇根五钱。一剂。

二诊：服药后微汗而热减，但仍咳嗽，白细胞总数 $4 \times 10^9 / L$，中性粒细胞0.76，淋巴细胞0.2，单核细胞0.04。舌苔灰腻，脉沉数，原方去金银花、豆豉，加枳壳一钱再服。

三诊：热全退，咳嗽息，肺水泡音减少，舌苔减为灰薄，脉缓，此风热虽解，肺胃未和，湿热未净，以调和肺胃并通阳利湿为治。

处方：连皮茯苓二钱，法半夏一钱五分，陈皮一钱，薏苡仁四钱，桑皮二钱，冬瓜仁三钱，通草一钱，谷麦芽各二钱。服二剂而愈。

按：患者发热13日，高烧不退，周身无汗，咳而微烦，诊其脉数，舌质微红，舌苔黄腻，属表邪未解，肺卫不宣，治宜清宣透表，用银翘散加减治疗。

（高辉远，等.蒲辅周医案.北京：人民卫生出版社，1972）

案三：风温

王幼，发热八日，汗泄不畅，咳嗽痰多，烦躁懊憹，泛泛呕恶，且抽搐有如惊风之状。腑行溏薄，四末微冷，舌苔薄腻而黄，脉滑数不扬，前医作慢惊治。用参、术、苓、半、贝、齿、竺黄、钩藤等。烦躁泛恶益甚，此乃风温伏邪，蕴袭肺胃，蓄于经络，不能泄越于外，势有内陷之象。肺邪不解，反移大肠则便溏；阳明之邪不达，阳不通行则肢冷，不得与慢惊同日而语也。况慢惊属虚，岂有烦躁懊憹之理；即曰有之，当见少阴之脉证。

今种种病机恐有痧疹内忧也，亟拟疏透，以冀弋获。

荆芥穗4.5g，粉葛根6g，蝉蜕2.4g，薄荷2.4g，苦桔梗2.4g，淡豆豉9g，金银花9g，连翘4.5g，赤苓9g，枳实炭4.5g，炒竹茹4.5g，藿香梗4.5g。

二诊：服疏透之剂得汗甚多，烦躁泛恶悉减，面额项颈之间，有红点隐隐，即痧疹之象。咳嗽痰多，身热不退，舌质红，苔薄腻而黄，脉滑数。伏温之邪有外达之机，肺胃之气阻塞不宣。仍从辛凉清解，宣肺化痰，冀痧透热退则吉。原方去豆豉加紫背浮萍。

按：此案曾被误诊为慢惊，实为风温伏邪蕴袭肺胃，势有内陷之象。丁氏虑患儿有痧疹而不能透出，遂以疏透为大法。此案始终以辛凉清解、宣肺化痰为治则，方用银翘散加减，配伍精当，主治明确。

（丁甘仁.丁甘仁医案.上海：上海科学技术出版社，1960）

桑菊饮（《温病条辨》）

【药物组成】

杏仁二钱，连翘一钱五分，薄荷八分，桑叶二钱五分，菊花一钱，桔梗二钱，苇根二钱，生甘草八分。

【煎服方法与服用宜忌】

水二杯，煮取一杯，日二服，不宜久煎。本方药轻力薄，若邪甚病重者，应用时注意原方的加减化裁。服药期间忌服辛、辣、温性食品。如辣椒、胡椒、生姜、酒类等，以免加重病情。对于风寒咳嗽，非本方所宜。

【主治病证】

风温初起。但咳，身热不甚，口微渴，脉浮数。

【方歌】

桑菊饮中桔杏翘，芦根甘草薄荷饶，

清疏肺卫轻宣剂，风温咳嗽服之消。

【方证源流】

桑菊饮是吴鞠通根据叶天士治疗风温上受的有关医案而拟定的，叶天士的《临证指南医案·咳嗽》篇中的医案如："某，十二，风温上受，咳嗽，失音，咽痛。杏仁、薄荷、连翘、桔梗、生甘草、射干。""项，二一，风温，脉虚，嗽。桑叶、薄荷、杏仁、象贝、大沙参、连翘。""某，十岁，头胀咳嗽，此风温上侵所致。连翘一钱半，薄荷七分，杏仁一钱半，桔梗一钱，生甘草三分，象贝一钱。"以上医案中最基本的处方用药是：杏仁、薄荷、连翘、桔梗（或桑叶）四味，与吴鞠通所创桑菊饮的核心药相同，《临证指南医案·风温》中有"秦，六三，体质血虚，风温上受，滋清不应，气分燥也，议清其上。石膏、生甘草、薄荷、桑叶、杏仁、连翘。"处方中有石膏一药，根据此案用药，吴瑭制定了桑菊饮方后的第一个加减法："二三日不解，气粗似喘，燥在气分者，加石膏、知母。"桑菊饮原方出自《温病条辨·上焦篇》风温第6条，"太阴风温，但咳身不甚热，微渴者，辛凉轻剂，桑菊饮主之"。桑菊饮能疏风清热，宣肺止咳，为治疗风温初起，肺失清肃之咳嗽的主方，吴鞠通对其有"辛凉轻剂"之称。肺为清虚之脏，微苦则降，辛凉则平。吴鞠通亦有论述说："风温咳嗽，虽系小病，常见误用辛温重剂，销烁肺液，致久嗽成劳者，不一而足，圣人'不忽于细，必谨于微'，医者于此等处，尤当加意也。""治上焦如羽，非轻不举。"药重则过病所。故桑菊饮立法"纯然清肃上焦，不犯中下"，有"轻以去实"之能。

【方义阐释】

桑菊饮功在疏风清热，宣肺止咳。本方的配伍特点可以概括为：其一，以轻清宣散之品，疏散风热以清头目，方中桑叶可"走肺络而宣肺气"，亦"善平肝风"；菊花其辛寒能疏散风热，甘苦微寒能清肝制木；薄荷辛凉透表，助桑叶、菊花疏散风热，是在表之热从皮毛而解。连翘性味苦寒，轻清宣透。四药合用，共奏疏风清热之效。二是以苦辛宣降之品，理气肃肺以止咳嗽。方中杏仁宣肺止咳，桔梗、甘草开结利咽，杏仁与桔梗相配则能升降肺气，宣肺止咳，并有解表的作用。

另外，方中用桑叶、菊花配伍杏仁，肃肺止咳之力大，而解表清热之力较弱，故称之为"辛凉轻剂"。

【临床应用】

临床根据病变的情况、病势的轻重、病邪的所在灵活加减，变通运用。若兼气分有热，"二三日不解，气粗似喘"，可"加石膏、知母"，若"肺中热甚"，咳嗽较频，可"加黄芩"清肺止咳，口渴者"加花粉"清热生津。此外，若肺热咳甚伤络，咳痰夹血者，可加茅根、藕节、丹皮之类，凉血止血；若有痰黄稠，不易咯出者，可加瓜蒌皮、浙贝母之类，清化热痰；入营血者则酌加清热凉营，清热止血之品，如丹皮，犀角之类。伏温自内发，风寒从外搏，而为内热外寒之证者，重则麻杏石甘汤，加连翘、牛蒡、桑叶、丹皮，轻则桑菊饮加麻黄，唯麻黄用量极轻。

在临床用药时应根据病程的不同阶段、不同兼证辨证施治。如临床在治疗外感风热咳嗽，因诸多原因造成咳嗽迁延不愈，表现以咳嗽时时发作，咽痒痰少，色白或黄为主要表现的证候时，用桑菊饮方合止嗽散加减，并适量加入蝉蜕、钩藤、僵蚕等，意在肝肺同治，使肝胆之火不得上犯于肺。在治疗因久咳而致的夜眠不宁，精神倦怠，不思饮食，舌淡苔白而腻，脉濡而缓的证候时，以桑菊饮加人参、黄芪、茯苓、白术等扶正之品，使祛邪与扶正并举。在治疗由肺经风热上炎，壅热阻塞毛孔而生的痤疮时，因桑菊饮疏风散邪，宣肺清热之功，常可取得较好的疗效。治疗风热之邪客于肺经，热邪循经上灼鼻窍时，以桑菊饮加黄芪、麦冬、苍耳子等，可奏祛邪而不伤正，清热而不伤阴之效；治疗风热犯肺，肺气失宣，邪热上扰耳窍，闭塞耳之气道者，以桑菊饮加苍耳子、菖蒲、升麻通窍散邪；紫癜者可以本方加菊花、栀子、荆芥、紫草等清热凉血，疏风脱敏。对于风热眼疾可以用本方加白蒺藜祛风明目；决明子清肝热而明目；夏枯草亦可清肝明目。本方亦可用于乳蛾病在卫分而见发热、咳嗽、咽痛等症者，临床亦可加马勃、玄参、土牛膝、牛蒡子清热解毒，利咽。

【医案精选】

案一：风热闭肺（腺病毒肺炎）

蒙某，女，8个月，1961年4月10日就诊。

腺病毒肺炎，高烧7天，体温39.8℃，咳喘，周身发有皮疹，惊惕，口腔溃烂，唇干裂，腹微胀满，大便稀，日行5次。脉浮数有力，舌红少津无苔。属风热闭肺，治宜宣肺祛风，辛凉透表法。处方：

桑叶一钱，菊花一钱，杏仁一钱，薄荷（后下）七分，桔梗七分，芦根三钱，甘草八分，连翘一钱，僵蚕一钱半，蝉蜕（全）七个，葛根一钱，黄芩七分。一剂。

一剂两煎，共取120mL，分多次温服。

4月11日复诊：中西医结合治疗，热势稍减，体温39℃，昨夜有抽搐预兆，已用镇静剂。脉同前，舌红苔微黄少津。面红，腹微满，四肢不凉。原方去葛根，加淡豆豉三钱，再服一剂，煎服法同前。

4月12日三诊：身热已退，咳嗽痰减，皮疹渐退，思睡，不爱睁眼，大便稀好转，次数已减少，腹已不胀满，脉浮数，舌红苔薄白，舌唇仍溃烂。原方去葱豉，加炙枇杷叶一钱，前胡七分，煎服法同前，连服二剂而渐愈。

按：此例根据临床表现综合分析，属风热闭肺，治宜辛凉透表，宣肺祛风。用桑菊饮加僵蚕、蝉蜕、葛根、黄芩等清热祛风，药后热势减轻。仍以原方加减治疗而愈。

（高辉远，等.蒲辅周医案.北京：人民卫生出版社，1972）

案二：水湿泛滥（急性肾炎）

周某，男，23岁，已婚，农民。患者于1959年初发现两眼睑微肿，乏力，小便黄少，继则面足皆肿。至六月中旬，浮肿遍及全身。尿检：蛋白（+++），脓细胞3～6/HP，红细胞0～1/HP，颗粒管型0～3/HP，血非蛋白氮68.1mg%，肌酐3.4mg%。某医院诊断为急性肾炎，使用抗生素及利用利尿剂，后又用中药温阳行水和单方等，效皆不著，浮肿有增无减。同年9月中旬来宁请邹老诊治。当时全身浮肿，腹部及下肢为甚，按之没指。腹部有移动性浊音，腹围90cm，溲少，每日200～300mL。气短不能平卧，纳少，口渴喜热饮，脉沉细，苔薄白，舌尖红。尿检：蛋白（+++），红细胞1～2/HP，脓细胞14～20/HP，颗粒管型1～3/HP，血非蛋白氮44.4mg%，肌酐4mg%，二氧化碳结合力

38.3Vol%，酚红排泄试验25%（2小时）。肾阳不足，膀胱气化失常，三焦决渎无权，致水湿泛滥，子病及母，上凌肺金，故而气短不能平卧。方用温阳利水，苦降宣肺无效，又予温阳利水，攻补兼施亦无效，9月30日起转用宣肺利尿法，小便略见增多，每日在400～700mL之间，浮肿如故。至10月19日，患者新感外邪，头昏、鼻塞喉痛微咳，脉细小而数，舌红苔薄。外感风热，急则治标，予以辛凉平剂治之。

冬桑叶6g，苏薄荷2.4g，白蒺藜9g，金银花9g，净连翘9g，大贝母9g，玉桔梗2.4g，生甘草2.4g。

药后小便量明显增多，当天尿量达1000mL。10月20日于原方中加牛蒡子9g，光杏仁9g，大腹皮9g，小便量继续增加，每日在1500mL以上，头面部之浮肿逐渐消退，外感亦解。复觉胸胁作痛，X线透视，示胸腔积液。

22日方去银翘，加入通络逐水之品。

旋覆花（包）9g，桑白皮9g，葶苈子9g，牛蒡子9g，玉桔梗3g，大贝母12g，光杏仁9g，丝瓜络9g，通草2.4g，生甘草3g，控涎丹（分吞）3g。

此方连服6剂，小便量每日在1000mL以上，大便正常，至10月28日浮肿完全消退。X线胸透复查示胸腔积液已吸收，腹围已缩至72cm，体重由129斤减至100斤。血非蛋白氮29.1mg%，肌酐1.3mg%，二氧化碳结合力51.8Vol%，酚红排泄试验54%（2小时），尿检结果亦好转。水肿完全消退后予服养肺健脾益肾之剂两月许，症状完全消失，尿检基本正常，临床治愈。

按：本例严重水肿，使用温阳行水，温阳逐水和宣肺利水等法皆难取效，而于并发外感时，使用辛凉平剂，水肿得到迅速消退，肾功能亦随之恢复正常，终获临床治愈。"益火之源以消阴翳"是正确的，然水肿未退可能与肺气不宣有关，气短不能平卧乃肺气失宣之征象。展肺气开鬼门，上窍启而下窍利，由此阳气来复，阴翳消散。

（邹云翔.邹云翔医案选.江苏：江苏科学技术出版社，1981）

案三：风温风热伤肺

韩某，男，74岁。1960年3月28日初诊。昨晚发热，体温38.5℃，微咳，咽红，今晨体温37.9℃，小便黄。脉浮数，舌赤无苔。属风热感冒，治宜辛凉。

处方：桑叶6g，菊花6g，牛蒡子6g，连翘6g，桔梗4.5g，芦根15g，僵蚕6g，竹叶6g，甘草3g，香豆豉9g，薄荷（后下）2.5g，葱白（后下）3寸。水煎2次，共取200mL，分早晚2次温服，连服2剂。

3月30日复诊：服药后热退，体温36.4℃，咳嗽减轻，但痰黏滞不利。舌正无苔，脉缓和。感冒基本已愈，治宜调和肺胃，兼化痰湿。

处方：瓜蒌壳6g，橘红6g，川贝母4.5g，前胡4.5g，茯苓9g，天冬9g，竹茹6g，枇杷叶9g，芦根12g。水煎2次，共取160mL，兑蜂蜜30g，分早晚2次温服，连服2剂。

按：肺为娇脏，清虚而处高位，选方多宜清轻，不宜重浊，这就是治"上焦如羽，非轻不举"的道理。患者脉证属风热感冒，故用桑菊饮合葱豉汤辛凉透表，宣肺化痰，治疗而愈。

（高辉远，等.蒲辅周医案.北京：人民卫生出版社，1972）

桑杏汤（《温病条辨》）

【药物组成】

桑叶一钱，杏仁一钱半，沙参二钱，象贝一钱，香豉一钱，栀皮一钱，梨皮一钱。

【煎服方法与服用宜忌】

水二杯，煮取一杯，顿服之，重者再作服，本方药性偏凉，凉燥外感风寒者慎用。

【主治病证】

发于秋令温燥气候，咳嗽，干咳无痰或少痰而黏，舌红少苔，口干咽燥，或心烦急躁，右脉数大者。

【方歌】

桑杏汤中象贝宜，沙参栀豉与梨皮，

身热咽干咳痰少，辛凉甘润燥能医。

【方证源流】

桑杏汤出自《温病条辨·上焦篇》秋燥第54条，吴氏称此方为"辛凉法"。其原文谓："秋感燥气，右脉数大，伤手太阴气分者，桑杏汤主之。"

桑杏汤方证是吴瑭根据叶桂《临证指南医案》燥门某案整理

而成，叶案如下：

某，脉右数大，议清气分中燥热。桑叶、杏仁、大沙参、象贝母、香豉、黑栀皮。

本案处方由栀子豉汤加味而成，从所加桑叶、杏仁、沙参、象贝母四药分析，其证除"脉右数大"外，当有肺燥咳嗽、发热等症。吴氏根据此案，在叶氏处方中加入梨皮，制定出桑杏汤方。

【方义阐释】

方功效清宣温燥，凉润止咳，本方证虽似于风热表证，但因温燥为患，肺津已伤，治当外以清宣燥热，内以润肺止咳。方中桑叶清宣燥热，透邪外出；杏仁宣利肺气，润燥止咳，共为君药。豆豉辛凉透散，助桑叶轻宣透热；贝母清化热痰，助杏仁止咳化痰；沙参养阴生津，润肺止咳，共为臣药。栀子皮质轻而入上焦，清泄肺热；梨皮清热润燥，止咳化痰，均为佐药。本方乃辛凉甘润之法，轻宣凉润之方，使燥热除而肺津复，则诸症自愈。配伍特点发散风热与润肺止咳并用。方中黑栀皮可以用栀子代替。本方意在轻宣，用药量宜轻，不宜过重，即吴瑭谓"轻药不得重用"。

【临床应用】

桑杏汤在《温病条辨》中原治证：秋感燥气，右脉数大，咳嗽。从方的组成分析，本方临床应用从三个方面把握：一是栀子豉汤证，如心烦急躁，或胃中嘈杂不舒等，即用桑杏汤加黄芩、知母、连翘等；二是桑、杏、贝、沙所主的肺燥失宣证，如咳嗽、少痰、咽干等，可加前胡、款冬花、白前等；三是沙参、梨皮对应的燥伤津液证，如口舌干燥，鼻咽燥热，舌红苔薄而干等，可加麦冬、芦根、天花粉、玉竹等。

薛氏用桑杏汤治疗百日咳72例，有69例服药1剂后痉咳的次数和时间均有不同程度的减少〔薛景勋．桑杏汤治疗百日咳．新中医，1979，（3）〕；桑杏汤合清肺救燥汤治疗便秘；桑杏汤加麻黄、桔梗、地龙、白僵蚕、五味子、蝉蜕等治疗变异性哮喘；桑杏汤加桑白皮、黄芩、苏子、前胡、枇杷叶等治疗痰热壅肺咳嗽；桑杏汤加黄芩、麦冬治疗高原小儿支原体肺炎。

现代多用于治疗上呼吸道感染、急性支气管炎、支气管扩张咯血、百日咳等。

【医案精选】

案一：肺炎支原体感染（燥咳）

祝某，男，7岁。2011年3月10日就诊。发热咳嗽2天。患儿发热，体温最高39℃，咳嗽，呈刺激性干咳，无痰，咽干，鼻塞流涕，打喷嚏，食少，睡眠实，二便正常。既往：健康。查体：神清状可，舌质红，苔薄黄，脉浮数，咽赤，听诊双肺呼吸音粗，未闻及干湿啰音。辅助检查：MP快速培养法（＋）；血常规示白细胞计数7.43×10^9／L，中性粒细胞0.485，淋巴细胞0.334，单核细胞0.121。西医诊断：①急性支气管炎；②肺炎支原体感染。中医诊断：咳嗽（燥咳）。治宜轻宣凉润，宣肺止咳，桑杏汤加减。

方药如下：桑叶、杏仁、象贝母、沙参、芦根、金银花、黄芩、茯苓各10g，薄荷、辛夷花各6g，胖大海、甘草各3g。2剂，每日1剂，水煎服。

2011年3月12日二诊。患儿仍咳嗽（阵发痉挛性），痰少而黏不易咯出，无发热，咽干，鼻燥，大便干。查体：咽赤，舌质红，苔黄，脉数。听诊双肺呼吸音粗，胸片示双肺纹理增强，右肺可见斑片影；MP–IgM：1∶320（＋）。西医诊断：肺炎支原体肺炎；中医诊断：肺炎喘嗽（燥热伤肺）。治宜清燥润肺。改用清燥救肺汤加减。方药如下：桑叶15g，石膏30g，麦冬、杏仁、枇杷叶、胡麻仁、太子参、桑白皮、前胡、茯苓、黄芩各10g，阿胶、炙甘草各5g。5剂，服法同前。同时，加用阿奇霉素干混悬剂口服。

2011年3月18日三诊。患儿偶咳，手足心热，舌干少苔，脉细数。中医辨证为阴虚肺热。治宜养阴清肺，生津润燥。沙参麦冬汤加减。方药如下：沙参、玉竹、麦冬、天花粉、桑叶、白芍、知母各10g，杏仁、甘草各5g。7剂，服法同前。

2011年3月26日四诊，患儿咳嗽消失，无其他不适症状。随访2个月病情无复发。

按：该患儿在发病初期主要表现为外感燥邪，具有表证特征，是燥热袭肺之轻症；二诊时，患儿病情加重，表现为燥邪由表入里，挟热邪灼伤肺脏，为燥热伤肺之重症；三诊时患儿病情已缓解，遗有肺阴不足，阴虚肺热之征象。故在中医治疗上，初诊以桑杏汤为主，酌加清热、解表药，如金银花、黄芩、薄荷、辛夷花等；二诊以清燥救肺汤为主，酌加清肺热和止咳药，如桑白皮、黄芩、前胡等；三诊以沙参麦冬汤为主，酌加清热敛阴和止咳药物，如知母、白芍、杏仁等。

［吴振起，刘光华，王子.从燥论治儿童肺炎支原体肺炎临床经验.中国中西医结合儿科学，2012，4（6）］

案二：外感温燥

李某，男，3岁，汉族。1986年12月10日因咳嗽两月余来诊。患儿两月前因高热咳嗽，曾在某院住院治疗，经用青霉素静脉滴注7天，又肌肉注射5天，以"支气管肺炎"临床治愈出院。出院一周后，患儿又见干咳，且逐渐加重，再以青霉素、氨苄青霉素、红霉素治疗无明显效果，因迁延不愈，来就诊。询知既往体健，无结核接触史，家中居室较小，通风不良，用火炉和火墙取暖，室内干燥，室温较高。见其面白唇干，舌红苔薄微黄欠津，指纹青紫。家长代述：溲黄便结，干咳无痰，纳呆寐差。

证属外感温燥，乃以清宣凉润立法，投取桑杏汤治之。

桑叶3g，杏仁5g，沙参6g，象贝3g，香豉3g，栀子皮3g，梨皮5g，三剂知，六剂已。继进三剂，巩固疗效。

按语：经云："燥金之下，火气承之。"温燥伤肺，治宜清凉润。桑杏汤原为温燥而设，然西北刚燥之域，且小儿"阳常有余，阴常不足"，冬季足不出户，室内温高气燥，最易耗伤肺津，故温燥之邪非尽在初秋也。中医之法，贵在因时、因地、因人制宜，既明其理，则桑杏汤不仅秋令用之，冬令用之，四季皆可用也。诸药配伍，共奏宣解表邪、清肺润燥之功。

［吴慧学.桑杏汤儿科冬用治验心得.新疆中医药，1994，（4）］

案三：久咳

张某，31岁。主诉：入秋以来，燥气凌之，小有寒热。诊查：咳嗽频频，痰中带血。脉象弦细，舌苔中黄边白。辨证：肝阳素盛，木火内炽，上刑于肺，阴液内伤。燥气偏生，邪在肌表。治法：宜辛凉透泄，宗桑杏汤加味。

处方：霜桑叶、焦山栀各5g，光杏仁、冬瓜子、大玉竹、旱莲草各12g，黑豆卷、生竹茹各6g，南沙参、象贝母、天花粉各9g，生梨1只。

二诊：寒热已退，咳嗽早晚尤甚。脉弦细，苔薄质红。肝肾阴虚，水不涵木，燥热灼金，血络内伤。当平肝阳，佐以清燥润金。

处方：白滁菊6g，甜杏仁、川贝母、大玉竹各9g，天花粉、旱莲草、冬瓜子、清炙枇杷叶（包）各12g，白石英24g，粉丹皮、生白芍各5g，女贞子15g。

按语：秋燥致病初起邪在肺卫，而见肺卫证候，在临床以温燥较多见。由于外感温燥，伤及肺津，致使清肃之令不行，临床可见头痛、身热不甚、咽干鼻燥、干咳无痰，或痰少而黏，舌红、苔薄白而干，右脉数大等症状。倘因燥热犯肺，灼伤肺络者，尚可出现咳血症状。上述症状包括西医上呼吸道感染、急性支气管炎、支气管扩张咯血等疾病。辨证：肝阳素盛，木火内炽，上刑于肺，阴液内伤。燥气偏盛，邪在肌表。治法：宜辛凉透泄，宗桑杏汤加味。

（王永炎，等.中国现代名中医医案精华.北京：人民卫生出

版社，2010）

黄芩汤加豆豉玄参方（《温热逢源》）

【药物组成】

黄芩三钱，芍药三钱，甘草（炙）一钱，大枣（擘）三枚，淡豆豉四钱，玄参三钱。

【煎服方法与服用宜忌】

以上诸药，水煮，去滓，温服。服药期间忌食辛辣、刺激、生冷、油腻食物，并戒烟禁酒。且服药宜温服。

【主治病证】

伏邪温病初起，气分郁热而见身热，口苦而渴，干呕，心烦，尿少色黄，胸胁满闷不舒，舌质红，苔黄，脉弦数。

【方歌】

黄芩汤中甘草存，芍药大枣一并行，

妙入豆豉玄参后，既清热来又养阴。

【方证源流】

黄芩汤加豆豉玄参方是柳宝诒在张仲景《伤寒论》中黄芩汤之基础上酌加豆豉、玄参而成。黄芩汤，见于《伤寒论》第172条，本用于太阳与阳明合病而偏于少阳邪热内迫而致的下利，是治里热下利的祖方。叶天士认为，黄芩汤苦寒直清里热，热伏于阴，苦味坚阴乃正治也。在温病的治疗中，吴鞠通将黄芩黄连汤用于温病气分之热郁胆经的治疗，正如其所言"阳明温病，干呕口苦而渴，尚未可下也，黄连黄芩汤主之"（《温病条辨·中焦篇第十九条》）。而柳宝诒在其基础上有着更深刻的认识，他认为"邪已化热，则邪热燎原，最易灼伤阴液，阴液一伤，变证则起，故治伏气温病，当步步顾其津液"，故加玄参、甘草、芍药护其津液。又前人视本证为"邪伏少阴，发于少阳"，故柳氏在叶天士等人的基础上提出："前人治温病之法，如《千金》用阳旦汤，则偏于太阳；陆九芝用葛根芩连汤，则偏于阳明；张石顽用小柴胡汤，则偏于少阳；至喻嘉言之麻附细辛，则过于猛悍矣；叶香岩之辛凉清解，则失之肤浅矣。愚意不若用黄芩汤加豆豉、玄参，为至当不易之法。盖黄芩汤为清泄里热之专剂。加以豆豉为黑豆所造，本入肾经，又蒸罨而成，与伏邪之蒸郁而发相同，且性味和平，无逼汗耗阴之弊，故豆豉为宣发少阴伏邪之药。再加玄参以补肾阴。一面泄热，一面透邪，凡温邪初起，邪热未离少阴者，其治法不外是矣。"他认为张石顽、叶天士等前贤把黄芩汤等作为治疗温病伏热在里的代表方尚有不妥，如原方中白芍酸收，大枣甘温，用于温病初起并不合适。而柳氏对此方加以改进，加入豆豉、玄参，既有黄芩等苦寒以清里热，又有淡豆豉宣发少阴之伏邪，还有玄参补肾阴，"一面泄热，一面透邪"，所以可以把黄芩汤加豆豉玄参方作为治疗伏气温病邪发少阴的代表方。

【方义阐释】

黄芩汤加豆豉玄参方功用在于苦寒清热，养阴透邪。本方配伍特点：其一：苦寒之品配伍性味平和宣透之品，体现了"泄热透邪"的原则。方中黄芩为君，苦寒泻火，直清胆热，配以豆豉宣发郁热，透邪外达，兼以除烦，是应柳氏之第一个治温大法——泄热透邪。其二：养阴清热之品与透达宣畅之药相配，体现了"养阴托邪"的治疗原则。方中豆豉为黑豆所制，本入肾经，可养肾阴。且伏温伤肾阴，正虚邪易内陷，故豆豉、玄参养阴托邪，是应柳氏治温第二个大法——养阴托邪。

综观全方，方中黄芩为君，苦寒清热泻火；玄参清郁热、养阴液；芍药、甘草酸甘化阴，以清热坚阴，若热盛以生甘草和赤芍为宜；配以豆豉，清宣郁热，透邪外出；大枣甘温，在此不宜用。诸药合则"清""养""透"三法具备，使热得清，阴得养，邪得透，实为治疗伏温初起胆腑郁热之良方。

【临床应用】

黄芩汤加豆豉玄参方适用于伏邪化温之伏邪温病初起中胆腑郁热证的治疗，如治疗春温初起热入胆腑之证。本方证以出现身热，口苦，心烦，脉弦数为要点。临床上加减用药多向以下几个方面发展：

如胆经郁热较甚，可改用吴鞠通之黄连黄芩汤（黄连、黄芩、郁金、豆豉），以清宣少阳郁热；若口苦干呕较甚，加龙胆草、黄连、竹茹、代赭石以清泄胆火，降逆止呕；如若兼有表证，加蝉蜕、葛根、薄荷以疏邪透表；兼见寒热往来，心烦明显，热入少阳之经，加柴胡、山栀以疏解少阳胆经郁热，胁痛可另加郁金；症见憎寒壮热，火毒充斥周身，治以升降散（白僵蚕、蝉蜕、姜黄、大黄）宣泄郁火；若有津亏，则加天花粉、芦根。

在现代临床中，黄芩汤加豆豉玄参方可应用于流行性感冒、急慢性咽喉炎、猩红热、流行性出血热、黄疸、病毒性肝炎、大叶性肺炎、流行性脑脊髓膜炎、败血症、钩端螺旋体病、肠伤寒等温热性疾病。并常可加减用药。

【医案精选】

案一：伏温化热郁于少阴不达于阳

光绪初年冬仲，徐君声之，因欲服补剂，嘱为定方。予诊其脉，两尺浮数弦动而不静。予谓据此脉证，当发冬温，补剂且从缓进。因疏方，黄芩汤加生地，嘱其多服几剂。当其时饮啖如常，并无疾苦，勉服三两剂，即停不服。

迨十二月十七，忽振寒发热。两日后，渐觉神情昏胡困倦，热势蒸郁不达，神呆耳聋面垢。先与栀、豉、黄芩二剂，既进清心凉膈法两剂，均无大效。

而痉厥昏谵，舌燥唇焦，病势愈急。乃用调胃承气，加洋参、生地、犀角、羚羊角、玄参养阴清泻之品。两剂之后，始得溏粪如霉酱者二遍。间进黄芩、芍药、豆豉、玄参、生地、犀角、羚羊角、栀、丹养阴息热、清透少阴之剂，而热仍不减。

乃再与调胃承气合增液法，又行垢粪一次。此后即以此法，与养清泄之法，相间迭用。自十二月二十三日起，至正月初十，通共服承气八剂，行宿垢溏黑者十余次，里热始得渐松，神情渐清朗。用养阴之剂，调理两月而痊。

按：此证少阴伏邪本重，其化热而发也；设热全聚于胃，即使热壅极重，犹可以下泄之药，背城借一，以图幸助。乃中焦之热势已剧而伏热之溃阴分者，又炽于少、厥两阴之界。不得已用助阴托邪之法，从阴分清化，使其渐次外透。

［单书健，陈子华.古今名医临证金鉴——外感热病卷（上）.北京：中国中医药出版社，1999］

案二：尤怡医案

热不止，头痛不已，紫斑如锦纹，咽痛，表里邪盛，最为重证。

豆豉、赤芍、玄参、黄芩、犀角、牛蒡、丹皮、甘草。

诒按：当加鲜生地。

再诊：去豆豉、丹皮，加桔梗、鲜生地、射干。

［罗和古.伤寒温病医案（下册）.北京：中国医药科技出版社，2004］

案三：急性喉炎

孙某，女，20岁，大学生，高热3天，体温39.8℃，始终不降，住院后经过各种检查，一直找不到病因，2004年11月1日初诊。

患者面部潮红，舌红而干，咽喉部干红不适，偶尔干咳，喉壁布满暗红色颗粒。不头痛，不出汗，没有其他感冒症状，大便已经3天未解，平时经常大便干结，脉搏急促异常，每分钟达140次以上。西医怀疑是急性心肌炎，拟于第二天作进一步检查。这时长沙已经数月不下雨，气候干燥。此为热伏少阴，酿成喉癣，当滋阴降火。

处方：生地60g，玄参30g，淡豆豉30g，麦冬30g，五味子6g，桑白皮10g，地骨皮15g，黄芩10g，白薇10g，紫菀10g，百部10g，白芥子5g，人中黄6g。

一剂药煎两次，每次煎一大碗水，下午6时服第一碗药，9时服第二碗药，清晨6时，热已退至36.8℃，旋即出院。

服下方5剂善后：熟地30g，生地15g，麦冬15g，山萸肉15g，桑白皮10g，地骨皮10g，川贝10g，甘草5g。

按语：彭老历来重视望诊中的"望咽喉"，只要是咽喉疼痛或发热，必详细观察咽喉的情况。这个案例的关键，就在于此。从咽喉所见，当属于喉癣，这是生平遇到的第一例，用化癣神丹应有效，但患者高热不退，使得病情复杂化，开方不得不斟酌再三。彭老参考了柳宝诒在《温热逢源》提出的用黄芩汤加玄参、豆豉方意，以化癣神丹为主方，加黄芩、生地、豆豉，以清解郁热，育阴达邪。因为药证相符，故能一剂奏效。

（彭坚.我是铁杆中医.北京：人民卫生出版社，2007）

翘荷汤（《温病条辨》）

【药物组成】

薄荷一钱五分，连翘一钱五分，生甘草一钱，黑栀皮一钱五分，桔梗二钱，绿豆皮二钱。

【煎服方法与服用宜忌】

水二杯，煮取一杯，顿服之，日服二剂，重者日三服。服用本方时，应忌饮食辛辣，因本方本为治燥方，饮食辛辣易助燥化火，不利药效发挥。

【主治病证】

燥气化火，清窍不利，耳鸣目赤，龈胀咽痛者。

【方歌】

翘荷汤方草梗齐，黑栀绿豆取干皮，

缘为燥火伤清窍，症见龈咽耳目疾。

【方证源流】

《温病条辨》卷一，主治燥气化火，清窍不利者。吴氏注云"清窍不利者，如耳鸣目赤，龈胀咽痛之类"。吴氏称此方为"辛凉法"。其原条文谓："燥气化火，清窍不利者，翘荷汤主之。"吴氏自注云："清窍不利，如耳鸣目赤，龈胀咽痛之类。"吴氏采集叶桂《临证指南医案·燥》中"某，燥火上郁，龈肿咽痛。当辛凉清上。薄荷梗、连翘壳、生甘草、黑栀皮、桔梗、绿豆皮"，故拟翘荷汤以解之。秋燥是感受燥热之邪所引起的外感热病。本方证燥邪化火，治法不同于单纯的治火，大用苦寒之品以泻火；亦不同于单纯治燥，单以濡润之品。由于其病位在上，病势轻浅，亦需轻清宣透，使邪气得以外解。然其透邪之法又不同于风热表证之发表疏散，而应轻清宣透，使邪去而不伤津，润燥而不碍邪。翘荷汤即是根据燥邪这些特点组成的，取辛凉甘润之法。"翘荷汤者，亦清上焦气分之燥热也。"翘荷汤的拟方符合温燥的治疗原则：上燥治气，中燥增液，下燥治血。本方证同桑杏汤证同属治温燥之方药，同治上焦气分，但药随证变，圆活变通。桑杏汤偏治温燥伤肺，临床以肺卫症状为主，而翘荷汤偏治燥气化火，清窍不利，临床以耳鸣、目赤、咽痛等症为主。

【方义阐释】

方中薄荷辛凉宣泄，芳香通窍，善行头面，能清头面，疗口齿，利咽喉；连翘气味虽苦寒，但其性升浮，有清热逐风、泻火解毒之功，专清上焦之热邪，善治头面之火疾；薄荷、连翘相辅相成，共奏轻清宣透、清解上焦燥热之功；栀子皮亦能清上焦燥热，同时配合绿豆衣助连翘、薄荷清解燥火；桔梗宣利肺气，宣通上窍，配合甘草宣肺利咽；绿豆皮味甘性寒，与连翘、栀子皮合用，能清热泻火解毒。诸药同用，内清外透，则燥热得清，诸症亦解。燥热在上，非轻不举，最忌苦寒之品。本方为辛凉泻火之轻剂，其基本特点是：治燥而不在于重润，治热又非苦寒直折，透邪又不重在发表。此既符合"治上焦如羽"之大旨，又符合祛邪而不伤津，清热而不伤气的原则，故为燥干清窍的主方。

【临床应用】

临床上应用时，多根据具体症状灵活加减，随证化裁。若症见耳鸣明显者，属少阳胆经之经气不利，可加羚羊角、苦丁茶以清肝胆之热；若目赤明显者，乃燥热犯于足厥阴肝经，可加鲜菊花、苦丁茶、夏枯草以清肝热；若咽痛明显者，属肺卫之热上扰，可加牛蒡子、黄芩以清肺胃而利咽喉。

过敏性鼻炎鼻塞流涕者，加谷精草、青葙子、密蒙花、辛夷、木贼等；头痛者，加蔓荆子、白蒺藜等；牙龈肿痛，或口唇起疱疹者，加升麻、生石膏，或大黄等。

何廉臣《重订广温热论·验方》还载有加味翘荷汤，加炒牛蒡子钱半，蝉蜕十只，苇茎一钱，老紫草钱半。作为辛凉开达，透营泄卫剂，用于伏邪从营分而发，欲转气分而解之证。这是何氏对翘荷汤临床应用的重要发展，用来治疗咽喉肿痛，皮肤发斑、发疹等病证，有良好的疗效。

目前临床上已经很少用栀子皮、绿豆皮，因此，这两味药可以用栀子、夏枯草代替。

【医案精选】

案一：小儿外感高热

李某，男，3岁，于2002年4月13日初诊。其母代诉：发热1天，咳嗽，纳少，腹胀，大便1日未行，舌红苔腻微黄。体温39.2℃。血常规：白细胞10.2×10^9／L，中性粒细胞0.68，淋巴细胞0.32。证属外感风热，食滞内停。治宜疏风清热，消食导滞，方选翘荷汤加味。

处方：连翘10g，薄荷（后下）5g，橘红6g，焦山栀、杏仁、焦山楂、焦六曲、生大黄（后下）各10g。1剂水煎两次，浓煎成200mL。少量分次频服。药后解稀大便3次，热退，体温36.8℃，腹胀消，咳嗽减，饮食增。前方去生大黄、焦山栀，继服1剂。调理而愈。

按：方中连翘、薄荷疏解风热，山栀清泄三焦之火，大黄荡涤积热于中。全方乃于扬荡之中，寓有釜底抽薪之意。据现代药理研究，连翘对流感病毒有较强的抑制作用。山栀、大黄对金黄色葡萄球菌、肺炎双球菌有显著的抗菌作用，且能抑制体温中枢而退热。薄荷能促进汗腺分泌，有发汗散热作用。诸药合用，有较强的消炎退热之效能。故能收到立竿见影效果。

［秦亮.翘荷汤治疗小儿外感高热154例.四川中医，2002，20（12）］

案二：干燥综合征

辛某，女，42岁，2009年11月17日初诊。症见口干眼干1月余，伴发热1周。2009年在宁夏医科大学附属医院经体检测及唇腺活检明确诊断为原发性干燥综合征。近日无明显诱因反复发热，西医院建议加用强的松口服，患者改往中医院求治。现症见发热，体温37.5℃～38℃，微恶风寒，略感口渴，咽干咽痛，大便干，牙龈肿痛，舌红苔薄黄，脉浮数。用吴鞠通《温病条辨》翘荷汤加减。

处方：生石膏30g，蒲公英20g，牛蒡子、板蓝根各15g，连翘、桔梗各12g，薄荷、栀子、荆芥、淡竹叶各10g，大黄（后下）6g，甘草8g。1天1剂，水煎服，7天为1疗程。用药1周后，发热缓解，体温正常，原方续服1周后自行停药，3月后随访未再出现发热等症。

按：此案病人口干眼干1月余，咽干咽痛，大便干，牙龈肿痛，表现为清窍不利，证属上焦气热化火，上扰清窍，符合翘荷汤"燥气化火，清窍不利，耳鸣目赤，龈胀咽痛"证治，故处方翘荷汤加减。方中连翘、蒲公英、板蓝根均具有较强的清热解毒作用；薄荷、荆芥具有辛凉轻散解毒之功，荆芥虽为辛温之品，但其温而不燥，正好与辛凉解毒药配合使用，从而提高解毒功效；竹叶、栀子辛凉清热利水，使邪热从小便而解；大黄通泻里热，使邪热从大便而出；生石膏清热降火；桔梗、牛蒡子、甘草

47

清热解毒，利咽消肿散结。该方具有疏风清热、利咽消肿、通泄里热之功效。

［余春童，安荣，魏冬梅，等.翘荷汤治疗早期干燥综合征体会.陕西中医，2011，32（12）］

案三：燥火郁上焦

某，燥火上郁，龈胀咽痛。当辛凉清上。

薄荷梗、连翘壳、生甘草、黑栀皮、桔梗、绿豆皮。

按：本例病人燥邪化火，上干清窍，以致齿龈肿胀，咽喉疼痛。治宜清上宣肺，故叶天士选用了翘荷汤原方治疗。

（叶桂.临证指南医案.北京：人民卫生出版社，2006）

清燥救肺汤（《医门法律》）

【药物组成】

桑叶（去枝梗）三钱，石膏（煅）二钱五分，甘草一钱人参七分，胡麻仁（炒，研）一钱，真阿胶八分，麦门冬（去心）一钱，二分杏仁（去皮尖，炒黄）七分，枇杷叶一片（刷去毛，蜜涂炙黄）。

【煎服方法与服用宜忌】

上以水一碗，煎六分，频频二三次滚热服。痰多加贝母、瓜蒌；血枯加生地黄；热甚加犀角、羚羊角或加牛黄。服药期间忌食辛辣、生冷、油腻食物，并戒烟酒。

【主治病证】

温燥伤肺证。头痛身热，干咳无痰，气逆而喘，咽喉干燥，口渴鼻燥，胸膈满闷，舌干少苔，脉虚大而数。

【方歌】

清燥救肺桑麦膏，参胶胡麻杏杷草，

清宣润肺养气阴，温燥伤肺气阴耗。

【方证源流】

清燥救肺汤为清代医家喻昌受缪希雍所订清金保肺汤的启发所制。本方出自《医门法律》："诸气膹郁，诸痿喘呕之因于燥者，喻氏清燥救肺汤主之。"清·柯琴曰："古方用香燥之品以治气郁，不获奏效者，以火就燥也。而制清燥救肺汤"（录自《古今名医方论》卷一）。清金保肺汤出于《医醇賸义》卷二，由麦门冬、天门冬各一钱五分，南沙参、北沙参、玉竹、瓜蒌皮、海蛤粉各三钱，石斛、贝母、茜草根、茯苓各二钱，梨二片，藕五片组成。主治肺受燥热，发热咳嗽，甚者喘而失血。清金保肺汤重在甘寒养阴，以平肺之燥热，清热的力量较弱。喻氏在清金保肺汤甘寒滋润的基础上，结合秋燥的特点，着重清宣燥热，乃创制了清燥救肺汤。清燥救肺汤的制订，对温病学的发展产生了较大的影响。如叶桂《三时伏气外感篇》说："湿自上受，燥自上伤，理亦相等，均是肺气受病……当以辛凉甘润之方，气燥自平而愈，慎勿用苦燥劫烁胃汁。"所谓"辛凉甘润之方"，叶氏虽未明言，但实际上清燥救肺汤就是一首典型的"辛凉甘润"剂。由于本方配伍精当，疗效确实，同代医家吴谦、吴鞠通等将其分别辑入《医宗金鉴》与《温病条辨》。本方至今仍广泛用于临床。

【方义阐释】

清燥救肺汤功用在于轻宣达表，清肺润燥。

本方所主系燥热伤肺之重证。方中重用桑叶质轻性寒，走肺络而宣肺气，以清透肺中燥热之邪，体现了治"上焦如羽，非轻不举"的学术思想，由于桑叶入肺、肝二经，古人称之为"肺家肝药"，兼有清肝热的作用，是为君药。石膏辛甘而寒，清泄肺热；麦门冬甘寒，养阴润肺，共为臣药。用人参益气生津，甘草补益脾胃，有培土生金复津液之妙；胡麻仁、阿胶养阴润肺，使肺得滋润，治节有权，方能清肃下降，另外润通大肠，则肺金之燥亦可缓解，二药为伍，甘寒濡养力强，则肺之燥者得以清润，诸症自除；用杏仁、枇杷叶之苦，降泄肺气，以上均为佐药。甘草兼能调和诸药，以为使。如此，则肺金之燥热得以清宣，肺气之上逆得以肃降，则燥热伤肺诸证自除，故名之曰"清燥救肺"。本方的配伍特点是：宣、清、润、降四法并用，气阴双补，且宣散不耗气，清热不伤中，滋阴不腻膈。喻氏有感于"古今治气郁之方，用辛燥行气，绝无一方治肺之燥者，宗甘凉滋润之法，制清燥救肺汤"。

【临床应用】

清燥救肺汤用于温燥伤肺，所见头痛身热，干咳无痰，气喘胸胀（或痛），心烦口渴，舌苔薄白少津，尖边俱红者，及肺痿，咳吐涎沫，喘逆上气，咽喉干燥，口渴，舌光红，苔干剥，脉虚而数者。若发高热者，可加羚羊角、水牛角以清热凉血；痰多者加川贝母、瓜蒌以润燥化痰；咯血者加藕节、白茅根、生侧柏、仙鹤草以凉血止血；若有恶寒发热身疼等表证的，则去阿胶、胡麻仁之滋腻，以防滞邪，再加桔梗、前胡以宣肺祛痰。

临床在使用本方时，不必拘泥于燥邪为患，不管何种病邪致病，辨证属燥热伤肺、气阴两伤者，皆可辨证使用本方。风温燥热感冒或流行性感冒头痛发热，咽干口燥，干咳少痰，舌红少津，脉浮细，可用本方去人参、阿胶，加栀子、浙贝母、芦根；若高热口渴，重用石膏，加知母、竹叶；口鼻干燥甚者加玄参、天花粉清热生津。急慢性气管炎属风温燥热伤肺，咳重加贝母、瓜蒌皮；胸痛加郁金；慢性病人咳喘甚急，肺部湿啰音者合葶苈大枣泻肺汤；肺结核属气阴两虚者，咳甚加贝母、百部、胆星，有空洞加百合、白及、冬虫夏草；潮热加青蒿、龟板。失音属肺燥津伤、声道燥涩，兼风寒者加荆芥、防风，痰热明显者加浙贝母、桔梗、前胡，咽痛加马勃、射干，实热明显者加重石膏用量。糖尿病燥热偏盛、阴津不足，症见烦渴多饮，口干舌燥，形体消瘦，或大便秘结，用本方合玉女煎治疗。

【医案精选】

案一：秋燥

宋老婆婆，素有痰饮气喘，新感秋后燥热，以致内热气紧加甚。

大生地12g，炙甘草3g，麻仁12g，生石膏12g，杏仁9g，麦冬9g，枇杷叶9g，鳖甲9g，沙参9g，桑叶9g。

二诊：身热见减，咳喘未止。燥热伤肺，当以甘润。

沙参9g，甘草3g，枇杷叶9g，石膏12g，阿胶9g，麦冬9g，麻仁9g，桑叶9g，杏仁9g。

三诊：清燥救肺汤。另用麻黄3g，生梨1只，蒸服。

按：燥为深秋之主气，久晴无雨，秋阳肆暴，遂感其气而发病。本例为燥热犯肺，引动痰饮之证。燥者润之，前后三诊均用清燥救肺汤加减，以清肺、润燥、养阴。梨头，王孟英氏称之为天生甘露饮，具甘凉润肺、止嗽除热、养阴润燥之功。麻黄与梨同煎，则治咳喘之力更佳，亦先生所常用，特别是对小儿畏惧服药者更宜。

（浙江省中医药研究所.近代名医学术经验选编·范文甫专辑.北京：人民卫生出版社，1986）

案二：喉痹

韩某，女，42岁。患者咽干痛，有异物感伴声嘶反复发作3年。经喉镜检查诊断为慢性咽炎，多次接受西医治疗效果不佳，常因感冒或疲劳，上述症状又现或加重，甚至影响工作，精神压抑，故要求接受中医治疗。诊见：咽部充血，咽后壁淋巴滤泡增生，反光增强。舌红少津，脉细数。病为喉痹，治宜养阴清热润燥。方选清燥救肺汤加减。

处方：冬桑叶、枇杷叶、沙参、天冬、麦冬、麻仁各15g，石膏20g，阿胶、杏仁、鲜石斛各12g，桔梗6g，甘草5g，红花、桃仁各9g。连服25剂后，患者症状消失，1年随访未再复发。

按：笔者认为本病主要病因为肺肾阴虚，津液不能上输，虚热内炽，津液干涸，咽喉失于濡养。因复感风热邪毒侵袭，火热上蒸，搏结咽喉而发病。故采用清燥救肺汤加减治疗，由于本病迁延不愈，恐耗伤阴血，故加入桃仁、红花，养阴清热润燥、行气活血散结兼顾，疗效满意。

［应慧星.清燥救肺汤临证治验举隅.浙江中医杂志，2012，47（4）］

案三：便秘

李某，男，43岁，1989年11月6日来诊。半月前因头痛、高热、咽喉干痛，干咳无痰，于某医院用抗生素、解热镇痛等药治疗，一周后上述症状虽然消除，但大便秘结，三五日一行，干结难排，身体消瘦，舌红无苔，脉细数。为温燥灼伤肺津，清肃失令，肠道津亏，大便不行。与清燥救肺汤加减。

西洋参12g，鲜石斛15g，火麻仁15g，杏仁12g，生石膏15g，枇杷叶（去毛）、阿胶珠各15g，肉苁蓉15g，炙甘草10g，桑白皮12g。服上方3剂大便畅通，又续服3剂，大便调和而愈。

按：清肺润燥何以治便秘?本证始上受温燥之邪，耗竭肺津，肺与大肠相表里，肠道无津以润，则出现大便秘结。如清代《石室秘录》所说："大便闭结者，人以为大肠燥甚，谁知是肺气燥乎!肺燥则清肃之气不能下行大肠。"故肺燥肠闭者，以清燥救肺，润肠通便治疗而效验。

［杨光荣.清燥救肺汤治愈便秘1例.实用中医内科杂志，1991，5（1）］

阿胶黄芩汤（《重订通俗伤寒论》）

【药物组成】

陈阿胶三钱，青子芩三钱，甜杏仁二钱，生桑皮二钱，生白芍一钱，生甘草八分，鲜车前草五钱，甘蔗梢一钱。

【煎服方法与服用宜忌】

先用生糯米一两，开水泡取汁出，代水煎药。忌食辛辣刺激性食物，多饮开水，吃多汁滋润性水果，如雪梨、荸荠等，保持大便通畅。室内空气要流通，保持一定的湿度。本方多苦寒，凡脾胃气虚，以及年老体弱者均应慎用；孕妇、月经期、哺乳期均应禁用；注意中病即止，以免耗伤正气。

【主治病证】

秋燥伤寒，暑从火化，肺燥肠热，上则喉痒干咳，咳甚则痰黏带血，血色鲜红，胸胁串痰；下则腹热如焚，大便水泻如注，肛门热痛，甚或腹痛泄泻，泻必艰涩难行，似痢非痢，肠中切痛，有似硬梗，按之痛甚，舌苔干燥起刺，兼有裂纹。

【方歌】

阿胶黄芩甘草梢，桑皮杏仁车前草，

白芍甘草治秋燥，络伤咳血治之好。

【方证源流】

本方见于《重订通俗伤寒论》第十三节秋燥伤寒，喻嘉言谓，"肺热不宣，急奔大肠乃肺热肠燥之候也。脉右洪长而数，左关弦数过尺者。肺燥肠热则用阿胶黄芩汤。"俞根初也提出"肺燥肠热则用阿胶黄芩汤，甘凉复酸苦寒，清润肠燥，以坚肠胃"。

【方义阐释】

阿胶黄芩汤功用在于清热止血，润肺清肠。主治发热干咳，下利，舌红少苔，脉细数，属肺燥肠热证。方中甜杏仁润肺止咳，桑白皮泻肺热，甘蔗、糯米润肺生津，宣肺止咳。阿胶甘平，补血滋阴，《本草从新》卷十六谓之"平补而润……滋肾补阴"。黄芩苦寒坚阴，《本草从新》卷一言黄芩"苦入心，寒胜热，泻火除湿"，能除肺与大肠之热；同书卷二又言芍药（白芍）"补血敛阴"，芩芍并用，共奏滋阴降火之效。芍药、甘草又能酸甘化阴，缓急止痛。车前子清大小肠之热，利小便而实大便，使热从小便而去。诸药共奏清热止血、润肺清肠的功能。本方的配伍特点是：滋阴与泻火兼施，泻火而不伤阴，滋阴而不碍邪。

【临床运用】

本方主要是清肺肠之热而止血，适用于治疗肺结核咯血或大便下血之症，临床应用时可加仙鹤草、槐花炭等以增强止血之效。如咳血较多者，加白茅根、侧柏叶、焦山栀等凉血止血之品；肠热较盛而泻利较剧者，加葛根、黄连等清肠热，以止腹泻。若兼气虚者，宜加人参以补气；阴虚严重，津液耗伤甚者，加玄参、生地、麦冬、石斛等以滋阴润燥。

在治疗下焦肠热疾病如热痢里急后重者，加木香、槟榔以行气而除后重；纯下血痢脓血多者，加丹皮、地榆凉血止血。

本证有咳血、泄泻，不能误认为上热下寒证，若见津液受伤出血不止的可加入白茅根、藕节凉血止血；秋燥初起，邪在肺卫，伤及肺络出血者，不宜用本方，当用桑杏汤加减。

【医案精选】

案一：肺燥肠热、络伤咳血（咳血）

王某，男，32岁。初诊1983年10月3日。自述咳嗽痰黏带血，喉痒，咳时牵引胸胁作痛，稀便每日3～5次。望诊：面色微黄，舌红苔黄而燥。切诊：脉弦数。本案为燥热伤肺，肺络受伤之证，治则：清肺热而止血，佐以润肺清肠。

处方：阿胶黄芩汤。阿胶20g，黄芩15g，杏仁15g，白芍10g，甘草10g，甘蔗25g，白茅根20g，生地15g。共服6剂而愈。

按：本病发于秋季，燥热伤肺，肺络受伤则咳痰带血，胸胁作痛。燥热伤肺、咽喉为肺之门户，故喉痒，舌红而干。肺与大肠相表里，肺热下移大肠，使大肠传导失职而出现大便泄泻等证。综上所述本病为肺燥肠热、络伤咳血所致。故用阿胶黄芩汤而愈。

（白峰.温病学方论与临床.上海：上海中医学院出版社.1987）

案二：肝肾阴虚，迫血妄行（崩漏）

张某，女，37岁，南和县农民，1965年5月15日初诊。

患者自15岁月经初潮以来，经期经常提前。今年2月份流产后月经3个月未来，小腹时常胀满，昨天突然大量出血，血色红赤而有热感，夹有血块。曾用凝血剂、仙鹤草素等止血药不效。现仍出血不止，血色淡，心悸，汗出，五心烦热，口渴舌红，脉细数。

证系肝肾阴虚，相火偏亢，热郁于内，损伤冲任，迫血妄行，故致血崩。拟治以益气清热止血之剂。

方药：人参（先煎）6g，阿胶12g，生地24g，棕榈炭12g，黄芩炭15g，白芍15g，当归9g，大蓟炭6g，小蓟炭6g，侧柏炭12g，三七（研末冲服）4.5g，甘草3g。2剂。

二诊：（5月17日）：出血减少，已无血块，仍有五心烦热，头晕心悸，脉细数。上方加黄芪15g，旱莲草15g。3剂，水煎服，日1剂。

三诊：（五月二十日）：出血量大减，血色淡红，仍五心烦热，心悸，腰酸腰疼，头晕耳鸣，口干渴，舌红少苔，脉细数。由于大量出血，阴血亏耗，呈血虚内热之象，拟以养阴清热，凉血安神之剂治之。

方药：当归9g，炒白芍12g，生地24g，炙龟板15g，阿胶12g，黄芩炭15g，棕榈炭12g，地骨皮9g，酸枣仁15g，焦栀子6g，甘草3g。5剂，水煎服，日1剂。

四诊：（5月25日）：出血停止，虚热大减，仍体倦无力，心悸汗出，头晕失眠，饮食不思，面色淡白，舌淡白少苔，脉细无力。此乃由于出血之后气血不足，致心脾两虚之症。拟以归脾汤加减调理。

方药：炙黄芪24g，党参15g，白术9g，炒枣仁15g，桂圆肉12g，朱茯神9g，当归12g，远志6g，熟地9g，炒神曲9g，甘草3g。水煎服，日1剂。

服药5剂，症状大减，更用十全大补丸，连服10天，病告痊愈。

按：患者平素肝肾阴虚，相火偏亢，阳气浮动，迫血妄行，使经水失其常度，暴崩直注，大下不止，故首用益气清热止血之法，选用大量炭剂以及阿胶、三七等塞流止血，以救燃眉。三诊出血大减，但仍五心烦热，头晕耳鸣，心烦失眠，说明大失血后，阴血亏耗，余热未清，改清热凉血养阴之法，以澄其源。血止之后，气血两虚，又用归脾汤、十全大补丸以复其阳。标本缓急，辨之明，处之当，故效果好。

（《河北中医验案选》编写组.河北中医验案选.石家庄：河北人民出版社，1982）

案三：咯血

沐某，男，54岁。

初诊：患者半年来痰红不断，两周来大咯血频频，多则一次性达500mL。咯血之作，每以半夜为甚。举凡情绪激动，寐梦惊恐怒骂，迅即可发，而咯前竟无所苦。脉左弦小数，按之虚豁，右稍大且滑，趺阳却见浮洪。舌苔底缘浊白而腻，上则浮罩灰黑垢黄相兼之色。形体丰腴，痰浊素盛，脉证合议，素系痰浊之体，肺胃阴已不足，肝胃气热上升，肺气肃降无权，血因络损而渗，亟拟增肺肾之阴液，清气热而凉营，略参清化痰热之品。

皮尾参9g，生石膏30g，天冬12g，麦冬12g，生地9g，阿胶珠9g，川象贝（各）4.5g，炒山栀9g，丹皮9g，黛蛤散15g，清炙枇杷叶9g。3剂。

二诊：两日后。上药仅服两剂，家属电告，咯血依然，反有胸闷、热升、扬手掷足之象。嘱原方加桑叶9g，再服两剂，使肺肝之气得降，阳明气热得清。

三诊：又两日后。药服4剂，血涌已止。咯痰犹多，中则红黑相兼。观舌黑苔已化，露现淡黄，底缘仍白。脉数大未靖。仍虑肺肝之火激荡而动血更厉。再拟清气热以凉营，滋阴液以救焚。

北沙参30g，生地30g，天麦冬各12g，生石膏30g，知母30g，炒黄芩9g，黑芝麻12g，桑叶9g，阿胶珠9g，白及片9g，枇杷叶9g，黛蛤散15g。7剂。

四诊：7日后。血涌已止8天，痰多黄白，中见隐红血丝少许。为数周末所未见之佳象。脉数大已靖，跌阳浮洪并敛。舌苔浊腻去而现薄白润。胸宇略开，身热渐减。再守原方进退。

上方去知母、黑芝麻，加生苡仁18g，败酱草12g，4剂。

五诊：5日后。近因咽痒咳嗽，咯血又作，红稠成块，量较前明显减少，脉滑数有力。舌边红苔薄。气火未清，痰热有余。治守清气火凉营之法，佐化瘀生新之品。

北沙参30g，天麦冬各12g，生地30g，白及9g，桑叶9g，生茜草9g，生侧柏9g，生山栀9g，枇杷叶9g，全瓜蒌12g，黛蛤散12g。4剂。

六诊：九日后。来诊，咯血大减。摄片所见两肺炎症，显见好转。唯前三日子时，曾咯血90mL，先为瘀黑后为淡红，嗣后即减。刻下见痰多泡沫，中见黄稠。脘腹作胀时时泛恶。纳谷欠馨而大便燥结，舌正红苔薄白，脉滑带数。肺肝余邪尚存，脾胃和降失宜。治当清肺肝以助化瘀生新，和脾胃以利中州健运。

北沙参30g，桑叶9g，生茜草9g，炒侧柏9g，全瓜蒌12g，枇杷叶9g，旋覆花4.5g，姜半夏9g，茯苓9g，黛蛤散12g。5剂。

七诊：7日后。咯血全止，神情亦振，热亦未升。诸脉由洪滑转为细弱，趺阳之脉已平静。气火得平，络热得清，妄血归经。唯痰多泡沫，中稍带黄，量已由痰血200mL减为纯痰液100mL。大便通畅，中脘稍闷，纳食尚可，而味仍欠馨。肺为储痰之器，脾为生痰之源。气有余便是火，气不足便是寒。据脉合证，邪去而脾胃不足使然。治当扶肺固本，健脾祛痰，药避刚燥可矣。

百合12g，孩儿参9g，北沙参12g，天麦冬各9g，川贝母4.5g，生蛤壳12g，桔梗3g，当归6g，山药9g，茯苓9g，生苡仁12g，生甘草3g。7剂。

八诊：半月后。证势平稳，身热亦清。咯痰显减，日仅15~30mL，其质仍稠。咯血全止3周，已能下床缓步。神情振，寐纳安。肺部啰音少许，胸片显见吸收。唯偶有齿颊作痛，脉有结意。此气阴不足，虚阳所致。拟不日返疆工作，因配常服汤剂。

百合12g，孩儿参9g，北沙参12g，天麦冬各9g，川贝母4.5g，生蛤壳12g，桔梗3g，生地12g，茯苓9g，生苡仁12g，碧玉散（荷叶包煎）15g。

按：患者反复大咯血半年，入院两周来高热及大咯血未能控制。因手术困难，故请中医会诊。经中西医积极治疗，咯血控制，肺部感染吸收，身热退清。由此病例足见，凡遇重危急病，尤当望、闻、问、切四诊细参，辨证求因，审因论治。若仅见咯血而治血，望舌而弃脉，切脉则按寸不及尺，握手不及足，鲜不偾事！

（上海市卫生局.上海老中医经验选编.上海：上海科学技术出版社，1978）

王氏清暑益气汤（《温热经纬》）

【药物组成】

西洋参5g，石斛15g，麦冬9g，黄连3g，竹叶6g，荷梗6g，知母6g，甘草3g，粳米15g，西瓜翠衣30g。原书未注明剂量，括号内为现代一般采用的剂量

【煎服方法与服用宜忌】

上药㕮咀。用水300mL，煎至150mL，去滓，空腹时温服。量之多少，临病斟酌，也可少量频服。本方有滋腻养阴之品，故暑病夹湿者，不宜使用。

【主治病证】

暑热气津两伤证。身热汗多，口渴心烦，小便短赤，体倦少气，精神不振，脉虚数。

【方歌】

王氏清暑益气汤，暑热气津已两伤，

洋参麦斛粳米草，翠衣荷连知竹尝。

【方证源流】

本方是温热病大家王孟英在他的大作《温热经纬》中提出的。薛生白认为在治疗湿热伤气的时候，应采用清暑益气的治法，用方选择的是李东垣的清暑益气汤（组成为黄芪、苍术、升麻、人参、泽泻、炒曲、橘皮、白术、麦门冬、当归身、炙甘草、青皮、黄柏、葛根、五味子）。李氏清暑益气汤是由补中益气汤去柴胡加味而来，重在益气、除湿、健脾，但是，薛生白也不无保留地告诫说："方中药味颇多，学者当于临证时斟酌去取可也。"王孟英在其后的按语中认同了薛氏的观点，认为李氏清暑益气汤"虽有清暑之名，而无清暑之实"。因此在其后列出自己在处理此类病证时的方案，这就是王氏清暑益气汤的来由。王氏清暑益气汤与东汉张仲景《伤寒论》中的白虎加人参汤功能相似，二者均有清热解暑、益气生津作用，均可用于暑热未退、津气两伤之证，但白虎汤清泄暑热之力较强，治暑热炽盛而津气耗伤不甚者，而王氏清暑益气汤养阴益气生津之力较好，治暑热之势稍减而津气损伤较甚者。本方根据功效命名，因本方有清暑热益元气之功。王孟英说："暑伤气阴，以清暑热而益元气，无不应手而效。"

【方义阐释】

方中以西洋参益气生津，养阴清热，合西瓜翠衣清热解暑，共为君药。荷梗可以解暑清热，又可理气宽胸；石斛、麦冬助西洋参养阴生津，共为臣药。黄连苦寒，其功专于泻火，以助清热祛暑之力。知母苦寒质润，滋阴泻火；竹叶清热除烦，为佐药。

甘草、粳米益胃和中，为使药。方中药物大概可以分为两部分：一是清热解暑，如西瓜翠衣、荷梗、黄连、知母、淡竹叶，另一部分益气生津，如西洋参、石斛、麦冬、甘草、粳米。本方清暑热与益气阴并施。

【临床应用】

治疗小儿夏季热，久热不退，而气津不足者，可去苦寒的黄连、知母，加入白薇、地骨皮等和阴退热。脾胃不足者，加白术；中满者，去甘草；咳甚者，去西洋参；口咽干者，加干葛；汗多者，加五味子；心下痞者，少加黄连。如果是素体就虚弱的患者，受暑邪兼有湿邪，用李氏清暑益气汤比较好，如果是暑邪伤人已使患者气阴两伤，则宜用王氏清暑益气汤。

失音者加浙贝15g，僵蚕10g，桔梗15g，红花9g。顽固性便秘，辨证属气阴两虚，肠燥津枯，用王氏清暑益气汤以气津兼顾：白芍20g，黄芪12g，生首乌15g，黄精15g，天花粉30g，红花9g。慢性胃炎，辨证为气阴两虚，虚火上炎者，加蒲公英20g，白及30g，黄芪15g，大黄5g；支气管扩张，辨证属痰热恋肺，气津两伤，血络受损者，治宜益气养阴，清热理肺，化痰散瘀，药用太子参20g，麦冬15g，知母9g，竹叶12g，黄芩15g，粳米20g，石斛20g，荷叶10g，蒲公英20g，桑白皮15g，百部15g，桃仁、杏仁各10g，冬瓜子30g，薏苡仁30g。

此外该方可用于夏季急性胃肠炎、夏季热、钩端螺旋体病，乙型脑炎等病证治疗。

【医案精选】

案一：恐暑症

患者陈某，女，68岁，2010年5月17日就诊。

诉近5年来因怕热而畏惧过夏天，每年夏天到来若气温达到30℃时，即感头晕，心中烦闷，呼吸气粗，口干思冷饮，全身皮肤烘热似针扎，无汗出，腹内热盛，小便灼热黄浑似马尿，难以自持，急需到阴凉通风处或用电扇风吹才稍感舒适。几年来曾经到各医院多方治疗，终未获效。

诊见形体消瘦，面色不华，皮肤干燥多皱，弹性差，不出汗，舌体小质红苔少，脉沉细弱。

处方：西洋参10g，竹叶10g，黄连6g，麦冬10g，石斛10g，粳米20g，知母10g，鲜荷梗30g，西瓜翠衣50g。

服药7剂后，全身皮肤始有微汗出且较前润滑，在逾30℃的温度下仅略感头晕，心不烦，皮肤烘热已除，腹内热消，小便变清长，能在外短时间走动或劳动。病已除大半，续服上方7剂后，再以其方制膏剂调养月余后。其病痊愈，今年夏天已能和常人一样顺利度过。

按：患者素体消瘦，面色不华，口干，皮肤干燥起皱无汗出，腹内热盛，口渴思冷饮，小便烁热黄浑，舌红少津，脉细数。可见患者系阳胜阴衰之体。夏天烈日炎炎，气温升高，阳得阳助，致其阳愈盛而阴愈虚。这正是《素问·阴阳应象大论》所指出："阳胜则身热，腠理闭，喘粗为之俯仰，汗不出而热，齿干以烦冤，腹满死，能冬不能夏。"今患者虽非罹暑温，亦非中暑，但因素体阳盛，津亏气虚，与新感温热病邪之暑温的表现可谓殊途同归，故投王氏清暑益气汤益气生津，扶阴抑阳促成阴阳平衡，其病自愈。

[陈晓梅，熊周富.王氏清暑益气汤治疗难治性病证举隅.湖北中医杂志，2012，34（1）]

案二：干燥综合征

患者聂某，女，67岁，2011年3月10日就诊。诉3年前开始舌尖处糜烂、疼痛。反复发作，渐至口干，唇枯，舌裂，上下唇干燥起皮，舌面破损，常需饮水润之。进食辛辣、味咸和热烫之物时，口唇、舌面干燥破损处疼痛难忍。诊见形体消瘦，面色少华，精神较差，少气懒言，唇干起屑，舌面干呈横向斑马状样剥裂，小便多黄，大便干结，3～4天一行，脉细数。3年中，西医曾给予消炎、B族维生素、激素药等治疗，中医药也用过知柏地黄丸、大补阴丸等，虽有一时的病情缓解，但终不能治愈，且病情日重。

处方：西洋参10g，生地10g，竹叶10g，石斛10g，知母10g，黄连6g，甘草6g，麦冬10g，生大黄（后下）6g，石膏25g，黄芩10g，百合10g，粳米20g，鲜荷梗30g，西瓜翠衣50g。

服药7剂后，口干有所减轻，饮水稍少，口唇、舌面干燥略转润，疼痛好转，纳食增加，小便清长，大便通利，脉细缓。此方药物略有增减后续服一月，口唇转润，脱屑极少，舌面斑马状剥裂处黏膜开始新生，精神转佳，面色转红润，食欲正常，二便通调。

遂以此方法收膏服用3个月后，病告痊愈。

按：干燥综合征属慢性炎症性自身免疫性疾病。根据其临床表现，应属于中医的"燥证"范畴。本例患者虽未经腮腺、唾液腺活检及抗核抗体（ANA）全套检查确诊为干燥综合征，但其临床表现口干，咽燥、双唇干裂起屑，舌面干枯剥裂，常需饮水润之等一派阴虚津亏之象与干燥综合征无异，但患者同时存在消瘦、神疲、少气、懒言等气虚现象，故在养阴生津治疗的同时，必须益气，特别是补益肺脾肾之气。肺为华盖，主上焦，宣五谷味，熏肤、充身、泽毛；脾能为胃行其津液，脾气散精；肾者主水，藏五脏六腑之精，肾脉循喉咙，夹舌本。若得此三脏精气充盈，上濡其清窍，则干燥自除。故在王氏清暑益气汤中又加黄芩、百合、山茱萸、生大黄，以增强泄热除燥、养阴益气之功，故病虽难治，终获良效。

［陈晓梅，熊周富.王氏清暑益气汤治疗难治性病证举隅.湖北中医杂志，2012，34（1）：53-54］

案三：紫癜性肾炎

江某，女，7岁，学生，阴虚体质，2011年7月2日初诊，患者于2010年11月6日出现皮肤紫癜，呈对称性，以腰以下为著，就诊于某三甲医院，诊断为紫癜性肾炎（皮肤型），予泼尼松等治疗后病情改善，激素逐渐减量，出院后尿蛋白波动于阴性，隐血波动于（++）~（+++），目前口服激素每日15mg，既往无特殊病史。患者诉近日常于户外活动时出现汗多，乏力，口稍干，双下肢可见散在紫斑，纳可，寐安，小便稍黄，大便自调，舌质红，苔薄黄少津，脉细数。实验室检查：尿蛋白（+），隐血（+++），红细胞246.3个/μL，37.3个/HP，血常规、肾功能未见明显异常，西医诊断为紫癜性肾炎，中医辨证为紫斑（暑伤气阴），治疗清暑益气，养阴生津，凉血止血，投以王氏清暑益气汤。

太子参12g，黄连3g，淡竹叶6g，麦冬12g，知母6g，甘草3g，荷叶10g，石斛12g，淮山15g，大蓟12g，茜草12g。水煎服，连服7剂。2011年7月9日复诊，诸症较前改善，复查尿常规：隐血微量，红细胞28.3个/μL，5个/HP，守方续服。

按：此案患者正值暑天，户外活动史，汗多，乏力，口干，便赤，舌红苔黄，脉细数，为气津两伤，皮肤紫癜是血热迫血妄行，或气虚所致血不循经溢于皮肤所致，综合分析，治宜清暑益气，养阴生津，凉血止血，投以王氏清暑益气汤加减治疗。

［张荣东.阮诗玮教授应用王氏清暑益气汤治疗慢性肾脏病的经验.中医药通报，2011，10（5）］

凉膈散（《太平惠民和剂局方》）

【药物组成】

川大黄、朴硝、甘草炙各二十两，山栀子仁、薄荷（去梗）、黄芩各十两，连翘二斤半。

【煎服方法与服用宜忌】

上药制成粗末，每服二钱（6g），水一盏，入竹叶七片，蜜少许，煎至七分，去滓，食后温服。小儿可服半钱，更随岁数加减服之，得利下，住服。非上、中二焦热燥实兼见者，体虚患者及孕妇，忌用或慎用本方。

【主治病证】

上中二焦邪郁生热证。烦躁口渴，面赤唇焦，胸膈烦热，口舌生疮，睡卧不宁，谵语狂妄，或咽痛吐衄，便秘溲赤，或大便不畅，舌红苔黄，脉滑数。

【方歌】

凉膈硝黄栀子翘，黄芩甘草薄荷饶，

再加竹叶调蜂蜜，上中郁热服之消。

【方证源流】

本方见于宋代陈师文等辑著的《太平惠民和剂局方》，用以治疗大人、小儿脏腑积热，上、中二焦积热。本方为调胃承气汤（《伤寒论》）加栀子、黄芩、连翘、薄荷、竹叶、蜂蜜而成。《素问·至真要大论》说："热淫于内，治以咸寒，佐以苦甘。"本方以芒硝之咸寒，配大黄、连翘、竹叶、栀子、黄芩、薄荷叶之苦寒，佐甘草、蜂蜜之甘，合之咸寒苦甘，深合《内经》治则。《内经》曰："其下者，引而竭之""其实者，散而泻之""中满者，泻之于内"。故方中重用连翘清心肺，解热毒；配黄芩清心胸郁热；山栀子泻三焦之火，引火下行；薄荷、竹叶外疏内清；用朴硝、大黄荡涤胸膈积热，是借阳明为出路，以泻下而清澈其火热；又用白蜜、甘草，既能缓硝、黄峻泻之力，又可调和脾胃。刘完素《黄帝素问宣明论方·热论》曰："病有暴热者，病在心肺；有积热者，病在肾肝。"凉膈散方中各药各入肺、胃、心经，在运用苦寒药物清热解毒的同时，亦不忘顾护脾胃。本方清上泻下，是上中二焦邪热迅速消解，则胸膈自清，诸证可愈。"凉膈散"之名，即由此而定。

【方义阐释】

本方是针对上焦郁热，中焦燥实证制订的。本方选大黄、芒硝攻泻中焦燥实；配栀子、黄芩、薄荷、竹叶清疏上中二焦之热；重用连翘解毒清热；配甘草蜂蜜和胃缓急。本方清上泻下，使上中二焦邪热迅速消解，则胸膈自清，诸证可愈。不作汤液而作散者，取其泥膈而成功于上也。《成方便读》曰：以大黄、芒硝之荡涤下行者，去其结而逐其热，然恐邪结虽去，尚有浮游之火，散漫上中，故以黄芩、薄荷、竹叶清彻上中之火，连翘解散经络中之余火，栀子自上而下，引火邪屈曲下行，如是则有形无形、上下表里诸邪，悉从解散。方中芒硝、大黄与甘草、白蜜同用，既能缓和硝、黄之急下，更利于中焦热邪之清涤，又能解热毒、存胃津、润燥结，使火热之邪，假阳明为出路，体现了"以泻代清"之法。

【临床应用】

本方用于治疗上中二焦热、实、燥证所致的烦躁、口渴、目赤头眩、口疮唇焦裂、吐血衄血、诸风瘛疭、发斑发狂、便秘尿赤、小儿急惊等症。

现广泛用于临床可用于辅助治疗乙型脑炎、流行性脑脊髓膜炎、大叶性肺炎、急性胆囊炎、胆石症、急性阑尾炎等见有上述证候者。如上焦热重伤津，心烦口渴者，则加天花粉、麦冬；

如果火热上炎，导致口舌生疮者，加玄参、金银花、青黛；若病人咽喉肿痛甚，则加玄参、山豆根、射干、蝉蜕；若小儿积热内盛，引致惊厥，则要加入钩藤、羚羊角、天麻。

【医案精选】

案一：伤食

石顽治幼科汪五符，夏月伤食，呕吐发热颅胀，自利黄水，遍体肌肉扪之如刺。六脉模糊，指下寻之似有似无，足胫不温，自认阴寒而服五积散。一服其热愈炽，昏卧不省。第三日自利不止，而时常谵语，至夜尤甚。乃舅叶阳生以为伤暑，而与香薷饮，遂头面汗出如蒸，喘促不宁，足冷下逆。医程郊倩以其证大热而脉息模糊，按之殊不可得，以为阳欲脱亡之候，欲猛进人参、附子。云间沈明生以为阴证断无汗出如蒸之理，脉虽濡而证大热，当用人参白虎。争执未决，取证于石顽。诊其六脉虽皆涩弱模糊，而心下按之大痛，舌上灰刺如芒，乃食填中宫，不能运其脉，往往多此，当予凉膈散下之。驻医正欲借此脱手，听余用药。一下而神思大清，脉息顿起。当知伤食之脉，虽当气口滑盛，若屡伤不已，每致涩数模糊，乃脾不消之兆也。此证设非下夺而于参、附助其壮热，顷刻立毙。可不详慎，而妄为施治乎！

按：本案夏月伤食致积热内盛，脉虽模糊，似有似无，且具大热，然其辨证重在"心下按之大痛，舌上灰刺如芒"，用凉膈散清上泻下而病愈。若误用参附温补，反而助热更盛，祸不旋踵矣。

（张璐.张氏医通.山西：山西科学技术出版社，2010）

案二：低热

王某，女，23岁，未婚，1981年5月12日初诊。主诉：低热3月余，加重1月。低热，体温37.3℃~37.5℃，下午重。近来伴发胸中灼热，上冲咽喉以至口腔，口渴思饮，掌心热，易出汗，胃纳尚可，大便正，尿黄，月经先期。诊查：脉滑，两寸有力，关尺弱，舌苔薄白，舌尖鲜红。辨证：膈上火盛，灼及心肺。治则：清火凉膈，以凉膈散去硝黄加味。

处方：炒山栀10g，黄芩10g，连翘10g，生地15g，玄参20g，麦冬12g，竹叶10g，薄荷6g，甘草3g，灯心草2g。

二诊：5月20日。服上方药6剂，低热退，体温降至36.8℃，胸中灼热愈，诸证悉除，舌脉正常，再予前方3剂，以清余热。

按：火性上炎，《素问·至真要大论》谓"诸逆冲上，皆属于火"。本例患者胸中灼热，上冲咽喉、口腔，口渴思饮，故诊为膈上火盛，扰及心肺，故两寸有力，而见易汗，月经提前。治以凉膈散清胸中心肺之火，大便正，故去硝黄，另以生地、玄参、麦冬、竹叶凉血养阴，清心利尿，故而有效。

（董建华，王永炎.中国现代名中医医案精华.北京：北京出版社，1990）

案三：咯血

项某，男，47岁，干部。患慢性咳嗽10余年，曾有痰中带血病史。经X线胸片和支气管碘油造影诊断有支气管炎并扩张。4日前受凉后，咳嗽复发，始则膻中胸中胀满作痛，继而咳吐较多鲜红纯血，间夹泡沫，发热烦躁不安，口苦微渴，腹稍胀，大便2

日未行。舌红，苔黄而薄，脉弦数。证属肺热咳血。治宜清热泻火，宁络止血，用凉膈散加味。

处方：黄芩10g，炒栀子10g，连生大黄6g，朴硝（冲服）6g，枳壳10g，竹叶10g，蛤壳20g，茜草根10g，白及10g，生地10g，蜂蜜（冲服）30g。服药4剂，热退血止。

按：本案病位在肺，而兼症在肠，与凉膈散重在清胸膈之热，而兼以通腑之功用相符。方中加以枳壳以通行腑气，蛤壳、茜草根、白及、生地凉血止血，使有形无形、上下表里之邪悉数解散，合乎《素问·至真要大论》"热淫于内，治以咸寒，佐以苦甘"之旨。

[郑日清.凉膈散临证举隅.湖南中医杂志，1994，10（2）]

宣白承气汤（《温病条辨》）

【药物组成】

生石膏五钱，生大黄三钱，杏仁粉二钱，瓜蒌皮一钱五分。

【煎服方法与服用宜忌】

用水五杯，煮取二杯。先服一杯，不知再服。阴液亏虚以及孕妇慎用。

【主治病证】

阳明温病，热结肠腑，痰热壅肺者。潮热便秘，喘急胸痛，痰涎壅盛，舌苔黄厚而腻，脉沉滑数，右寸实大者。

【方歌】

宣白承气生石膏，大黄蒌壳杏仁敲，

除痰泻热兼医喘，黄降辛开力最豪。

【方证源流】

宣白承气汤是吴鞠通仿照《伤寒论》三承气汤而制定。宣白承气汤出自《温病条辨》卷二第17条："阳明温病，下之不通，其证有五：应下失下，正虚不能运药，不运药者死，新加黄龙汤主之。喘促不宁，痰涎壅盛，右寸实大，肺气不降者，宣白承气汤主之……其因肺气不降，而里证又实者，必喘促寸实，则以杏仁、石膏宣肺气之痹，以大黄逐肠胃之结，此脏腑合治法也。"温病邪热易于炼液为痰，痰热互结则气机阻塞，导致肺失肃降，腑气不通。肺与大肠相表里，主宣发肃降，腑气则赖肺气的肃降得以畅通，且"清肺需通腑，腑气通肺气宣"，故此时应考虑宣上通下，"肺肠合治"，达到"釜底抽薪"的效果。肺在五行属金，在五色与白相应，故"宣白"即宣肺，乃是上清肺热之意；"承气"意为承顺腑气，属于八法之中的下法，下法创始于《内经》："中满者泻之于内。"病邪积留于内致中满腑实者，宜用攻逐泻下法治疗。本方取白虎、承气汤方义相合而成，三方皆属于温病学"下法"的利导排异法，方中石膏、杏、蒌清热，宣肺气之痹，大黄通腑，去肠胃之结，所以被看作是白虎合承气之法。

【方义阐释】

宣白承气汤功用在于，宣肺化痰，泻下热结。本方生石膏辛甘大寒，清热泻火，透表达邪。杏仁肃降肺气，以平喘促，更有润肠之功。瓜蒌皮在上清热化痰，宽胸散结。三药相配，宣降肺气，以平肺气之逆。大黄在下苦寒泻热，通腑散结。瓜蒌皮、杏仁降肺气利于通腑，大黄通腑而利于泄肺热，四药合用，宣肺通肠，互相为用，腑实得下，则肺热易清，肺气清肃，则腑气易通。本方为清热宣肺、泄热通便、肺肠合治之剂。正如吴鞠通所说："其因肺气不降，而里证又实者，必喘促寸实，则以杏仁、石膏宣肺气之痹，以大黄逐肠胃之结，此脏腑合治法也。"（《温病条辨·中焦篇》）因本方有宣肺通腑之效，故称宣白承气汤。

【临床应用】

临证治疗时，若肺热炽盛，加黄芩、桑白皮、鱼腥草以清泄肺热；若痰涎壅盛，加浙贝母、葶苈子以泄肺涤痰；如胸闷甚者，可加入郁金、枳壳以宽胸理气。若系燥热伤肺，肺津不布，燥干肠液，传导失司而成肺燥肠闭证，宜选用五仁橘皮汤（甜杏仁、松子仁、郁李仁、柏子仁、桃仁、橘皮）肃肺化痰，润肠通便。

本方的应用范围，并不局限于痰热壅肺，喘促不宁一证。凡风、火、痰、湿、食为患，上、中、下三焦气滞不行而致的喉痹、宿食、便秘、水肿、癃闭等症，均可按本方化裁使用。可用于治疗各种肺炎，对发热较重者，加紫菀、款冬花，用物理降温；胸痛较重者，加川芎、延胡索；咳痰较多兼有血性脓痰者，加贝母、前胡、白前。治疗急性气管炎、支气管炎，若咳嗽加桑叶、桔梗宣肺止咳；咳痰加紫菀、款冬花润肺化痰；咽喉肿痛加玄参、牛蒡子利咽散结；咳痰黄稠加胆南星、贝母清热化痰。

【医案精选】

案一：咳嗽

周某，女，57岁。1989年9月6日初诊。

咳嗽20余日，痰多而黏稠，汗出微喘。患者平素大便偏干，四五日一行。今者咳甚之时，反见大便失禁自遗。问小溲则称频数而黄。舌红，苔滑，脉来滑数。证属热邪犯肺，肺与大肠相表里，下联于肠，迫其津液，使其传导失司，则见失禁之象。治以清热宣肺止咳为要。

处方：麻黄5g，杏仁10g，炙甘草6g，生石膏30g，芦根30g，葶苈子10g，枇杷叶15g，竹茹15g，苡米30g。

服药7剂，咳嗽之症大减，遗矢之症已愈，口又见干渴，大便转为秘结。

乃与宣白承气汤：生石膏20g，杏仁10g，瓜蒌皮12g，大黄2g，甜葶苈10g，天花粉10g，枇杷叶10g，浙贝10g。3剂而病愈。

按：《素问·咳论》指出："五脏之久咳，乃移于六腑……肺咳不已，则大肠受之，大肠咳状，咳而遗矢。"本案患者咳嗽20余日不愈，大便素常偏干，久咳之余，大便反见失禁，足见肺气的宣降失常，影响了大肠的传导功能。此"肺咳不已，大肠受之"之证也。又脉证所现，为一派热邪壅闭肺气之象，故治急当清泄肺热，力使热清气平而咳止。肺气一通，则大肠自不受邪扰。所用方药为麻杏石甘汤加味，尤其是麻黄配石膏，用于清宣肺热，疗效可观。本方加芦根、葶苈子、枇杷叶，在于润肺肃肺。方更妙在薏苡仁一味，既可清肺中之痰结，又可祛大肠之湿气，为太阴阳明脏腑两顾之品。大便干时，又用宣白承气汤，其旨总在肺与大肠并调，上下表里同治之义。

（陈明，刘燕华，李芳，等.刘渡舟验案精选.北京：学苑出版社，2007）

案二：肺炎并发中毒性肠麻痹

唐某，男，8岁。发热恶寒，咳嗽口干，有痰色黄，呼吸急促，听诊双肺有啰音。查血白细胞$15.2 \times 10^9/L\uparrow$，中性粒细胞0.91，胸透：肺炎。3日后，腹部胀痛，大便不通。脉弦数，舌质红，苔厚腻。西医诊断：肺炎并发中毒性肠麻痹。中医辨证：肺热及腑，热毒壅滞。治宜攻下泻肺，清热解毒。

处方：生大黄（后下）6g，玄明粉（冲）6g，枳壳10g，桑白皮10g，葶苈子6g，金银花20g，连翘20g，黄芩10g，山栀子10g，杏仁6g。

药后，大便得通，发热减轻，但仍腹胀，守原方加减，10天后病情稳定向愈。

按：中医认为："肺与大肠相表里"，如温邪袭肺，热邪内盛，以致肺气不降，可直接影响大肠的传导功能，而出现阳明腑实之证。有人主张用麻杏石甘汤合小承气汤，吴鞠通提出宣白承气汤，先生仿其上下合治之义而延伸其法。还有人提出，治疗急性肺炎，先用生大黄、芒硝、玄参、甘草组成的泻热汤1~3天，以突击泄热，对以后治疗有利。这对"肺与大肠相表里"的理论有所充实。

（张云鹏.中国百年百名中医临床家丛书——张云鹏.北京：中国中医药出版社，2002）

案三：鼻衄

王某，男，25岁。1988年4月2日诊。

初罹风温，经治后热已退而咳未除。两日前突然鼻衄量多，两服犀角地黄汤合四生丸加味，量稍减而衄未已，色鲜红有块，且胸闷、眩晕、神疲、口臭、干渴喜饮、纳少、小溲赤、大便三日未下。脉弦有力，舌红，苔黄而厚。为肺火内蕴，阳明热盛，灼伤脉络而血热妄行。用凉血止血效欠佳，应去其肺胃火热，主以宣白承气汤方加味。

药用生石膏30g，淡黄芩、川贝母各6g，瓜蒌皮霜、马兜铃、光杏仁、锦纹黄（后下）、黄郁金、白茅根各10g，粉甘草3g。2剂。

4月4日复诊。服1剂而血减十八，2剂即止，咳嗽大减，胸闷已开，渐思纳谷。唯仍神疲乏力、眩晕，此病后气血两伤使然，予归脾汤合泻白散加蒌贝增损，调治而愈。

按：本例始病风温，热退后突然鼻衄，已服凉营止血之剂而不应。此乃风温犯肺，迫血妄行，循肺窍上溢而出，发为衄血。肺热于先，脏病及腑，胃肠亦随之热闭，而致口臭、口渴喜饮、大便秘、苔黄厚等。单纯泻肺，去肠胃之热不得下泄，势难收全功。《医学入门》云："衄血热溢肺与胃。"基于此，清太阴，泻阳明，实为两全之策。今方选宣白承气汤为主是为合拍，结果不用止血而血自止。

［王少华.宣白承气汤运用经验.江苏中医，1990，11（2）］

小陷胸加枳实汤（《温病条辨》）

【药物组成】

黄连二钱，栝楼三钱，半夏五钱，枳实二钱。

【煎服方法与服用宜忌】

急流水五杯，煮取二杯，分两次服。服药期间忌服酸涩收敛之药食，以免制约方中药物效能的发挥。

【主治病证】

阳明暑温，水结在胸。面赤身热，头晕，不恶寒，但恶热，舌上黄，滑苔，渴欲凉饮，饮不解渴，得水则呕，按之胸下痛，小便短，大便闭，脉洪滑。

【方歌】

小陷胸汤连夏楼，宽胸开结涤痰稠，

脉浮滑兮按方痛，鞠通加枳结胸求。

【方证源流】

小陷胸加枳实汤出自《温病条辨》卷二，是由吴鞠通引用《伤寒论》中的小陷胸汤加枳实一味而成。小陷胸汤以黄连、半夏、栝楼入药，功能清热涤痰，宽胸散结，主治痰热互结之小结胸病。《医宗金鉴》载："黄连涤热，半夏导饮，栝楼润燥下行，合之以涤胸膈痰热，开胸膈气结，攻虽不峻，亦能突围而入，故名小陷胸汤。"本方证为邪热内传与痰互结于上焦胸脘，气机失于通降所致。故吴氏另加一味枳实以降气开结，临证效果更佳。

【方义阐释】

小陷胸加枳实汤功能清热化痰开结。

方中黄连苦寒清热；半夏辛苦温化痰散结，和胃降逆止呕；栝楼甘寒宽胸化痰；枳实味苦降气开结。本方辛苦合用，辛开苦降以清泄痰热，开散痞结，宣畅气机，使痰热消除，则结胸自愈。《温病条辨》原注："脉洪面赤，不恶寒，病已不在上焦矣。暑兼湿热，热甚则渴，引水求救。湿郁中焦，水不下行，反过来上逆则呕。胃气下降则大便闭，故以黄连、栝楼清在里之热痰。半夏除水痰而强胃。加枳实者取其苦辛通降、开幽门，而引水下行也。"

【临床应用】

本方对于胸腹诸多疾病，凡症见胸胁脘腹痞满，按之疼痛，得水则呕，咳嗽，苔黄腻，证属痰热互结于中上焦者，均可用本方加减治之。

现代临床可用于治疗如急慢性胆囊炎、传染性肝炎、渗出性胸膜炎、支气管炎、胃炎、胆道蛔虫症、肋间神经痛、胃溃疡或十二指肠溃疡等。临证若见胸脘胀满甚者，亦可加郁金以行气解郁，散结消痰；若兼痰稠胶固者，可加胆南星、贝母以清热豁痰。若痰热壅肺，症见胸闷气急者，可加葶苈子、杏仁清泻肺热；若痛引两胁者，可加柴胡、黄芩。如临床有应用小陷胸加枳实汤为基本方加味治疗慢性胆囊炎胆囊结石的报道，疗效确切。

［叶菁，胡子毅.小陷胸汤加枳实方治疗慢性胆囊炎胆囊结石30例.江西中医药，2007，38（4）］

【医案精选】

案一：痰热结胸

常某，男，38岁，工人。1995年4月5日就诊。

病史：上腹部疼痛，进食后缓解已3年，春秋时节反复发作。经省人民医院X光钡透确诊为十二指肠球部溃疡。曾服用"胃必治""丽珠得乐"等药，症状逐渐改善。3天前因工作劳累，饮酒较多后，上腹部痞满疼痛，呕吐，进水则吐，经某医院诊断为十二指肠球部溃疡合并幽门梗阻，建议手术治疗，患者不同意手术遂来门诊治疗。检查：体温36.8℃，呼吸16次/分钟，脉搏72次/分钟，血压12/9.5kPa，神清，检查合作，急性面容，略见消瘦，舌红苔黄腻，脉象弦滑。心肺听诊正常，腹部触诊平坦，心窝部硬满，按之疼痛，叩之有振水音，肝脾未触及。

诊断：结胸证。处方：黄连15g，瓜蒌50g，清半夏20g，枳实20g。3付，水煎服。服药3付后，呕吐停止，有饥饿感，可进半流饮食，上腹部胀闷减轻，脉象仍弦滑，舌红苔黄腻，心窝部较硬满，按之疼痛减轻。湿热痰浊渐除，胃失和降好转。拟以黄连10g，瓜蒌25g，清半夏、枳实、陈皮、厚朴各15g，服药3付后诸症消失，经随访1年未见复发。

按：本例幽门梗阻的患者，符合中医学所言的小陷胸证。其因劳累饮酒过多，日久积热，蕴生痰湿，湿热痰浊搏结中焦，胃脘气机阻滞，胃失和降，升降失司所致。方可与小陷胸加枳实汤。正如叶天士所言："脘在腹上，其地位处于中，按之痛或自痛，或痞胀，当用苦泄。其入腹近也，必验之于舌，或黄或浊，可与小陷胸汤或泻心汤随证治之"。小陷胸加枳实汤是辛温合以苦寒，为辛开苦降之法。黄连清里热；栝楼、半夏能除痰热而强胃；枳实取其通降开幽门而引水下行，古代医家认为枳实乃冲墙倒壁，滑窍泻气之药，是治幽门梗阻的重要药物。

[骆宏石.小陷胸加枳实汤治疗幽门梗阻案例.中医药学报，1997，（1）]

案二：痰热蕴结于胸

陆某，女，58岁，1962年7月7日初诊。

患者一个月前已有发热畏寒，干咳少痰，纳食不振，口干喜冷饮，胸痛甚。近一周来气急加重，低热起伏不定，西医经物理及X线检查，诊为"渗出性胸膜炎"（右侧胸大量积液）。症见身热起伏，干咳少痰，胸膺作痛，口干喜冷饮，气急，纳食不振，舌苔白腻中剥，脉象滑数。

处方：全栝楼12g，薤白头9g，姜半夏9g，川连3g，炒枳壳4.5g。连服5剂。药后心悸气急、胸闷胸痛明显好转，脉小滑，苔薄黄。原方继服15剂后胸透复查、胸水基本吸收，原方加减服一月余，胸水全部吸收，随访10年未复发。

按：此案辨为痰热蕴结，胸阳不展。治以清热化痰，行气通阳，以小陷胸加枳实汤加减。

（高德.伤寒论方医案选编.长沙：湖南科学技术出版社，1981）

案三：痰热湿邪结于心下

刘某，男，40岁，1974年10月18日就诊。

胸脘满闷，已历半载。现胸脘痞胀，有堵塞感，鸠尾处不可近接，呃逆，纳差，咯痰，口苦，小便短黄，舌红，苔黄厚腻，脉弦滑数。

处方：栝楼实15g，黄连6g，法夏、冬瓜仁、茯苓、枳实、佩兰各9g，代赭石12g。服6剂后胸脘满闷大减，呃逆止，但纳差，小便黄，舌苔黄滑，脉弦滑，原方加减继服8剂，症状消失。

按：本案主症是胸脘痞满，按之作痛，为痰热湿邪结于心下，证属痰热内蕴，阻滞胸脘。治宜化痰开结，清热祛湿。故以小陷胸加枳实汤行痰消痰，佩兰、陈皮化浊和胃，代赭石降逆止呕。

［彭述宪.小陷胸汤临证治验.黑龙江中医药，1982，（2）］

增液承气汤（《温病条辨》）

【药物组成】

玄参一两，麦冬（连心）八钱，细生地八钱，大黄三钱，芒硝一钱五分。

【煎服方法与服用宜忌】

水八杯，煮取三杯，先服一杯，不知，再服。吴氏说："阳明温病，下后热退，不可即食，食者必复。"即指出了在攻下之后必须防止暴饮暴食。

【主治病证】

阳明温病，热结阴亏证。燥屎不行，下之不通，脘腹胀满，口干唇燥，身热，小便短少，舌红薄黄，脉细数。

【方歌】

增液承气参地冬，硝黄加入五药共，

热结阴亏大便秘，增水行舟肠腑通。

【方证源流】

增液承气汤是吴鞠通在其创制的增液汤基础上，加大黄、芒硝而成，是治疗温病热结阴亏，"无水舟停"不大便的方剂，旨在增水行舟。增液承气汤出自《温病条辨·中焦篇》第17条："阳明温病，下之不通，其证有五……津液不足，无水舟停者，间服增液，再不下者，增液承气汤主之。"吴鞠通："兹按温病中下之不通者，共有五因……其因阳明太热，津液枯燥，水不足以行舟，而结粪不下者，非增液不可。服增液两剂，法当自下，其或脏燥太甚之人，竟有不下者，则以增液合调胃承气汤，缓缓与服，约二时服半杯沃之，此一腑中气血合治法也。"《温病条辨》指出，阳明温病，大便不通，若属津液枯竭，水不足以行舟而燥结不下者，可间服增液汤以增其津液；若再不下者，是燥结太甚，宜予增液承气汤缓缓服之。故增液汤是滋润为主，为津液大伤，燥结不甚者设；增液承气汤是润下合方，为津液大伤，燥结已甚者设。缓急有别，临证必须斟酌。

近代何廉臣：吴鞠通重用细生地、玄参、麦冬，合调胃承气，名曰增液承气汤。方从吴又可养荣承气汤套出，皆为热结液枯，肠燥便秘而设（《重订广温热论》）。

晚近沈仲圭：此方有滋阴增液，通便泄热之功用，以为温病热结，阴液枯涸，燥矢不行之用。

近代冉先德：温病热结阴亏，燥屎不行者，下法宜慎，此乃津液不足，无水舟停，间服增液汤（生地、玄参、麦冬），即有增水行舟之效，再不下者，再与增液承气汤缓缓服之，增液通便，邪正兼顾。方中生地、玄参、麦冬咸寒滋阴增液；配伍大黄、芒硝苦寒、咸寒泄热通便，合为滋阴增液，泄热通便之剂（《历代名医良方注释》）。

晚近赵绍琴：方中玄参咸微寒，滋阴降火，麦冬、生地甘寒，滋阴润燥。三药相配，补而不腻，有滋阴润燥，增液濡肠之功。大黄、芒硝泄热软坚，攻下燥结。以增液汤滋阴之品，配伍硝、黄攻下之药，是为攻补兼施之剂（《温病纵横》）。

【方义阐释】

增液承气汤功用在于滋阴增液，泄热通便。

方中重用玄参清热凉血，咸寒入肾，滋肾泻热，养阴壮水制火，启肾水上潮于肺以下润大肠，并能散热结而通便；生地甘寒入血，滋阴清热、凉血通痹以濡润肠络而通便；麦冬甘寒入阴，滋养肺胃、濡泽燥土以润肠通便。三药合用为增液汤，滋阴清热，润肠通便，入血分以滋燥泽枯，有以补为通、增水行舟之用。芒硝软坚润燥，泻热通便，与大黄配伍，取承气之意。硝、黄泻热通便，软坚润燥，入气分以荡泻实热，寓有顾护胃阴之意。合则滋阴增液，泄热通便，攻补兼施，气血合治，共成增水行舟之剂，适用于阳明温病热结津枯、无水舟停之证。

本方与大承气汤皆能治便秘，但大承气汤为"急下以存阴"之剂，增液承气汤为"增水行舟"之剂。前者是阴尚未伤，下之而防伤阴，后者是阴津已伤，增液滋阴而下之。虽然都是下法，却各有奥妙不同。

【临床应用】

本方为热结阴亏所致大便秘结之常用方，如高热性疾病后期，津液耗伤而大便结滞不下者；也可用于其他疾病伤阴而便秘者，如阳虚体弱，阴津不足，产后便秘，大失血后便秘等症；亦对中老年骨质疏松并胸腰椎骨折后便秘者，疗效尤佳。现代临床应用此方加减：①加强养阴之力。温热病后，热结阴亏，大便秘结，其余热未清，易兼见心烦胸闷，低热口渴，可加芍药、玉竹等助养阴之力，亦可合用益胃清热生津的竹叶石膏汤；兼气虚者，加益气敛阴的太子参、五味子等。②热结阴亏，若津枯液耗，伤及肾阴，兼见头目眩晕，腰膝酸软，口燥咽干，加滋阴补肾的左归饮，亦可合六味地黄丸。③加强润肠通便之力。如见便干结如羊屎状，加火麻仁、柏子仁、瓜蒌仁等增润肠之效。

【医案精选】

案一：热结阴亏（胃痛）

何某，女，55岁，干部。

一诊：1999年6月4日，患者因食欲减退，胃脘疼痛曾在某医院治疗，经胃镜检查，诊断为萎缩性胃窦炎，住院治疗近2个月，疗效不显，心理负担较重遂有恐癌心理。来我院门诊要求中医治疗，胃脘疼痛，食欲不佳，食入即吐。伴语音低微，精神疲惫，面色淡白无华，形体消瘦，皮肤弹性差且干燥脱屑，大便已有10余天未解，舌红瘦小，干燥无苔，脉沉细。此属胃虚日久，饮食难入，胃阴耗竭，津液干涸，脾运无物，津液不能四布，实为无水舟停之证。遂以益胃养阴，泄热通便。投以增液承气汤加味。玄参30g，麦冬、生地黄、石斛各24g，大黄（后下）9g，芒硝（溶化）6g，沙参、佛手各15g。6剂，水煎服，早晚各1次。

二诊：6月11日服药后排出燥屎团七八枚，6剂药服完后进食明显增加，语音有力，精神明显好转，腹部柔软，不胀不痛，嘱其服用香砂养胃丸调理2周左右。随访1年未见复发。按：萎缩性胃炎属中医胃脘痛范畴，患者因胃脘疼痛，食入即吐，又有恐癌心理，致使精神极差。依据舌脉和10余日未大便等症状，辨证为热结阴亏，拟以增液承气汤，用增液汤滋阴增液，润肠通便，大黄、芒硝泻热通便，软坚化燥，合成攻补兼施，增水行舟之法，以图阴液来复，热结得除，胃得通降，邪去正复。

［杨成虎，郭翌华. 增液承气汤临床新用. 陕西中医，2001，22（8）］

案二：热结阳明，腑气不通

张某，男，38岁，农民。

一诊：1999年10月8日。患癫痫10余年，每年发作数次，过后如常人。近半年发作频繁，每月1～2次常服苯妥英钠等西药未能控制。1周前因外感发热，宿疾复发，日无宁时，每日发作数十次。每次30秒至1分钟，伴有呕吐、纳食减少，舌、唇咬破多处。

初诊时患者神情呆滞，形体消瘦，四肢麻木，言语不清，脘腹胀满，舌质红绛、少苔，脉弦细。家属诉每日大便未行、小便黄、量少。切诊中即发作2次。症见干呕，挤眼，咬牙，头颤，两手紧握，抽搐，瞬时即过。

此属热结阴亏，正虚邪实，邪无出路，阴津渐竭，清阳之气无法上升。治以滋阴增液，泄热开窍。用增液承气汤加味。玄参30g，麦冬、细生地各24g，生大黄（后下）15g，沙参、天麻12g，芒硝、石菖蒲、胆南星各9g。试服3剂，每日1剂，水煎早晚分服。二诊：10月12日，药后大便泻下3次，顿觉神志清楚，诸证大减。药中病所，效不更方。上方大黄9g，芒硝减为6g，继服6剂，癫痫发作得以控制。随访半年余，未见复发。

按：患者素有宿疾，复感外邪，入里化热，又伴呕吐，饮食难进，热结阳明，腑气不通，清阳之气化生无源，又受热邪蒙蔽，诸证即成。投以增液承气汤滋阴增液，通腑泄热。加胆南星、石菖蒲开窍醒神；加天麻疏通经络，息风定痫。复诊腑通病衰，遵《内经》"衰其大半而止"之旨。减小大黄、芒硝用量，以展"增水行舟"之功，收到腑通浊降、阴存阳升、风平痫止之功。

［杨成虎，郭翌华．增液承气汤临床新用．陕西中医，2001，22（8）］

案三：胃热阴伤

王某，女，46岁，农民。

一诊：1999年1月6日。患者2个月前在本市某医院确诊为干燥综合征，经门诊治疗病情稍有好转。近两周来口干思饮，鼻腔干痛，口唇干裂，伴有口腔黏膜溃疡，因惧痛难以进食。大便干结，四五日一行。就诊时发现其皮肤干燥，有少量脱屑，舌质红绛，少津无苔，脉沉数有力。此为燥热之刑灼伤胃阴、损津耗液而致皮肤黏膜干燥，上窍失润则干裂疼痛，肠腑燥结则便秘。治以滋养胃阴，生津增液，滋润孔窍，从而达到"增水行舟"之目的。用增液承气汤加味。

玄参30g，生地、麦冬各24g，大黄9g，沙参、玉竹、石斛各18g，芒硝、甘草各6g。每日1剂，水煎，早晚分服。

二诊：11月13日，服6剂后症状明显好转。服药后大便通畅，口唇干裂、口腔溃疡皆减。自感口略渴，鼻尚干，舌红，苔薄白，脉略数。上方加山栀子18g，继服6剂，嘱其常食养阴生津的水果，诸症悉除。

按：干燥综合征多发于中年女性患者，是以侵犯外分泌腺为主的，以口、眼干燥为常见表现的一种系统性结缔组织病。西医目前尚无根治疗法。根据辨证施治的原则，患者口腔、鼻黏膜、皮肤干燥、大便秘结，此乃燥热伤阴耗液，皮肤黏膜失润，阳明燥结，若单纯通风则更伤阴液，故不能单用承气攻下，而以增液承气汤增水行舟润下，并佐以沙参、石斛、玉竹、甘草养胃阴，增津液，润上窍，使津液得助，大便得行，黏膜滋润而诸症悉除。

［杨成虎，郭翌华．增液承气汤临床新用．陕西中医，2001，22（8）］

新加黄龙汤（《温病条辨》）

【药物组成】

细生地五钱，生甘草二钱，人参（另煎）一钱五分，生大黄三钱，芒硝一钱，玄参五钱，麦冬（连心）五钱，当归一钱五分海参（洗）二条，姜汁六匙。

【煎服方法与服用宜忌】

水八杯，煮取三杯。先用一杯，冲参汁五分，姜汁二匙，顿服之，如腹中有响声，或转矢气者。为欲便也；候一二时不便，再如前法服一杯；候二十四刻，不便，再服第三杯；如服一杯，即得便，止后服，酌服益胃汤一剂（益胃汤方见前），余参或可加入。服药期间忌食辛辣、生冷、油腻食物，并戒烟禁酒。孕妇禁用。

【主治病证】

阳明温病应下失下、热结里实、气阴大亏之证。便秘、腹痛、腹满，倦怠少气，下之不通，身热口燥、唇裂舌焦，舌苔黄燥或焦黑，撮空理线，肢体震颤，视物不清，脉沉弱或沉细。

【方歌】

黄龙汤枳朴硝黄，参归甘桔枣生姜，

阳明腑实气血弱，攻补兼施效力强。

【方证源流】

新加黄龙汤出自《温病条辨》，是吴鞠通仿明代陶节庵《伤寒六书》黄龙汤之意，攻补兼施，亦是由增液承气汤加海参、当归、人参、甘草、姜汁组成。用于治疗"阳明腑实证，应下失下，身热，腹满，口燥咽干唇裂，倦怠乏力，精神萎靡，舌苔黄燥，或焦黑，脉沉细无力"之阳明燥热内结、气血不足、阴液亏虚证。吴鞠通《温病条辨·中焦篇》第17条云"阳明温病，下之不通，其证有五，应下失下，正虚不能运药，不运药者死，新加黄龙汤主之。""其因正虚不运药者，正气既虚，邪气复实，勉拟黄龙法。"

黄龙汤是《伤寒六书》方，内含攻邪的大承气汤和扶正的人参、当归、甘草，另加桔梗、生姜、大枣，治热邪传里，心下硬痛，便秘谵语，身热口渴等。《温疫论·上卷》"补泻兼施"节也用到黄龙汤，但在陶氏方基础上去桔梗、生姜、甘草、大枣，加生地，治"精神殆尽，邪火独存，以致循衣摸床，撮空理线，筋惕肉瞤，肢体振战，目中不了了"。至吴鞠通，从"阴阳俱惫，尤重阴液消亡"的角度，把黄龙汤改为新加黄龙汤，即把攻邪药由大承气改为调胃承气，扶正药除人参、当归外，还加用了细生地、麦冬、玄参、海参，另加了姜汁。吴鞠通曰："此处方（指新加黄龙汤）以无可处之地，勉尽人力，不肯稍有遗憾之法也。旧方（指黄龙汤）用大承气加参、地、当归，须知正气久耗，而大便不下者，阴阳俱惫，尤重阴液消亡，不得再用枳、朴伤气而耗液。故改用调胃承气，取甘草之缓急，合人参补正；微点姜汁，宣通胃气，代枳、朴之用，合人参最宣胃气；加冬、地、玄参保津液之难保，而又去血结之积聚；姜汁为宣气分之用，当归为宣血中气分之用；再加海参者，海参咸能化坚，甘能补正，其液数倍于其身，其能补液可知，且蠕动之物，能走络中血分，病久者必入络，故以之为使也。"

【方义阐释】

本方功用在于泄热通便，滋阴益气。方以大黄、芒硝合甘草泻热通便、荡涤实热，寓有调胃承气汤缓下护正之意。增液汤滋阴增液，以救枯涸之真阴，配伍海参血肉有情之品、咸寒入肾，补液软坚、蠕动走络以通血分之结。当归养血行血，行血分之滞，合增液汤、海参补中有行，补而不滞，大补阴血以增水行舟。更以人参大补元气，健脾运药，合当归气血双补以扶正，姜汁宣通胃气，以代枳、朴之用，助硝、黄通降腑气，并合参、草健运脾土，运转药力，更可反佐止呕，以防病重格拒。全方气阴双补、补行结合，使补而不滞，行而不伤，攻补兼施，正邪合治，共成滋阴益气、泻下热结之剂。

【临床应用】

新加黄龙汤现代临床除广泛用于湿热病伤气阴的便秘治疗，也常用于体质虚弱者的便秘治疗。该方现今加减应用有以下几个方面：一者，偏气血虚者，去芒硝，以减缓泻下之力，适当增加人参、玄参、当归用量，以加强补虚扶正之力。二者，可配伍木香、厚朴、乌药、川楝子等宽中理气、除浊散结之品，加强行气之功效。三者，老年人偏肠燥津亏者，可配伍郁李仁、火麻仁、瓜蒌仁以润肠下结。四者，腹痛甚者，可加白芍缓急止痛。

新加黄龙汤近年来被广泛应用于消化系统疾病，如肠梗阻、肝硬化腹水、便秘等；肛肠科疾病，如肛裂等；五官科疾病，如麦粒肿、眶蜂窝组织炎、泪腺炎等。患者体质有强弱不同，体质弱者通过祛邪扶正、异病同治都取得了显著效果。此外，本方可用于流行性脑脊髓炎、乙型脑炎、伤寒、副伤寒等证属于阳明腑实，兼气血不足者。如燥火便秘型肛裂，可用该方去海参、人参，加炒地榆、炒槐花止血，枳壳行气。老年人习惯性便秘，属热结里实，气阴不足证，可用该方加减治疗，方中大黄苦寒泄热通便，芒硝咸寒软坚润燥，共以荡涤胃肠实热积滞，急下热结以存其正气，为主药。老年人易阴虚，故增加玄参、生地、麦冬、海参滋阴增液，人参、甘草、当归益气养血，两组药具有扶正救阴之功，共为辅药。姜汁和胃降药，既可防止呕逆，又能借其振奋胃气以助行药力，为佐药。可加瓜蒌仁、火麻仁以润下泻结。诸药合用，滋阴益气，泻结泄热，从而正气得运，大便畅通。

【医案精选】

案一：气阴两虚，热结里实（腹痛）

秦某，女，45岁。

一诊：因患腹痛伴消瘦2个月，曾诊断为结核性腹膜炎，给抗痨治疗1个月，腹痛不减。

二诊：腹痛，午后潮热，盗汗，神疲少气，面色苍黄，口干咽燥，不思饮食，大便秘结，多日一行。查体：形体消瘦，痛苦面容，腹部平坦，腹壁按之有柔韧感，压痛，未触及包块，腹水征阴性，舌红苔黄燥，脉细数。证属气阴两虚，热结里实。治当滋阴益气，泻热通腑。方以新加黄龙汤加味。生地黄15g，高丽参（冲服）10g，麦门冬15g，玄参15g，沙参15g，当归6g，生大黄（后下）9g，芒硝3g，生甘草6g，玉竹10g，生姜10g。每日1剂，水煎2次，对匀分早晚服，同时各加服海参1条。

三诊：3剂后腹痛明显减轻，大便清稀，精神好转。原方去芒硝，变高丽参为党参，生大黄同煎，继服10剂，腹痛消失，食量增加，面色红润，治疗2个月后复诊，诸症消失，痊愈。

按：本例患者系气阴两伤，阴虚火旺，阴津暗耗，燥热内结所致腹痛，虽患者以阴虚火旺，气阴两伤为其主要病机，但其舌红苔黄燥为有燥热之邪，唯恐单一滋补会助邪，故治以攻补兼施，新加黄龙汤正适其证，攻不伤正，补不助邪，滋阴益气与泻热通便并行为治，使大便得通，腹痛渐止，正气恢复。既避免了大量纤维增生，肠袢相互粘连致肠梗阻的发生，又能增强了人体免疫力，故使用本方甚效。

[宋鹏飞，余丽雅. 新加黄龙汤临床应用举隅. 甘肃中医，2008，21（4）]

案二：胃阴不足，燥屎内结（胃痛）

贾某，女，73岁，有慢性胃炎病史7年。7天前胃痛加重。诊见：胃脘隐痛，不思饮食，口干咽燥，恶心，神疲倦怠，少气懒言，大便多日不行，面色萎黄，倦卧于床，舌红苔黄燥，脉细数。胃镜诊断为：慢性萎缩性胃炎。中医辨证属胃阴不足，燥屎内结。治以滋阴养胃通便。方用新加黄龙汤加减。

玄参15g，麦门冬15g，玉竹10g，石斛10g，沙参15g，当归

9g，生地黄15g，高丽参（冲服）8g，生大黄8g，芒硝3g，生姜10g，生甘草6g。每日1剂，水煎2次兑匀分早晚服。2剂后大便得通，如羊屎状，3剂后大便溏薄，色黑，渐思饮食，胃痛明显减轻。去芒硝、生大黄、当归、高丽参，加党参15g，扁豆10g，山药15g，加冰糖适量继服5剂，原有症状消失。

按：本患者年老体衰，胃病日久，胃阴不足，脾失健运，气血生化无源，气血亏虚，虚火灼津，肠液干枯，燥屎内结而发胃脘隐痛、纳差、乏力、大便不通诸症。此为正虚而大便秘结者，攻实则正气更虚，不补则无以救虚，补虚则里实亦壅，唯有攻补兼施，攻不伤正，补不助邪，才为两全之策，新加黄龙汤正适其证，3剂后腹气得通，后治以滋胃养阴，方以益胃汤而诸症消失获全效。

［宋鹏飞，余丽雅．新加黄龙汤临床应用举隅．甘肃中医，2008，21（4）］

案三：热结里实，气阴两伤（肠结）

路某，男，73岁。

因腹部胀痛、呕吐2天入院。诊见：腹部胀满疼痛拒按，恶心，食入即吐，矢气不通，身热，头晕乏力，面色苍黄，神疲少气，口干咽燥。曾做过阑尾摘除术。体查：消瘦，急性重病面容，舌红苔焦躁，脉细弱。心肺正常，右下腹可见一纵行伤痕，下腹部压痛，可扪及一条索状物，肠鸣音活跃。腹部平片：下腹部可见3个液平面。诊断：粘连性肠梗阻。中医证属热结里实，气阴两伤，本虚标实之肠结。治以滋阴益气，泻结泄热。方以新加黄龙汤加减。

生地黄15g，高丽参（冲服）10g，麦门冬15g，玄参15g，当归6g，生大黄（后下）9g，芒硝6g，生甘草6g，生姜10g。每日1剂，水煎2次兑匀，同时给予胃肠减压、维持水电解质平衡等治疗，每间隔6小时胃管注入中药150mL，保留2小时，2剂后大便得通，停胃肠减压，患者少量进流食，原方去芒硝，继服3剂后，患者呕吐、腹痛消失，诸症好转。给服香砂六君子丸健脾益气，随访1年未复发。

按：本病属传统医学之肠结，多因饮食不节，热邪郁闭，燥屎内结，导致肠道通降功能失常，滞塞不通引起。患者虽热结于腹，但其年老体弱，不仅阴血将竭，亦精气大虚，故见神疲少气，口干咽燥，头晕乏力，面色苍黄，舌红苔焦躁，脉细弱，虽用承气辈攻下，亦不得通。此时唯有泻热通便与滋阴益气并行为治，或可一战成功。方中大黄、芒硝泻热通便，软坚润燥；生地黄、麦门冬、玄参滋阴增液；人参、当归、甘草补益气血。诸药合用使正气得运，阴血得复，则药力得行，大便得通，邪热自平获效。

[宋鹏飞，余丽雅. 新加黄龙汤临床应用举隅. 甘肃中医，2008，21（4）]

案四：脾胃实热证，兼气阴不足（胰瘅）

王某，男，57岁。

因饮酒后出现左上腹疼痛、恶心2天来诊。刻下诊见：左上腹部胀满疼痛，并向腰背部放射，恶心、呕吐，身热，咽干唇燥，倦怠乏力，大便秘结，面色苍黄。曾有胆囊炎病史。体查：体温38℃，急重病容，舌红苔黄燥，脉细数。心肺正常，腹平坦，左上腹微有压痛，无反跳痛，无腹肌紧张。实验室检查：白细胞13.5×10^9／L，血淀粉酶360IU／L，尿淀粉酶1350IU／L。腹部平片：未见异常。CT提示：胰腺轻度增大、边缘不规则，考虑急性胰腺炎。诊断为：急性轻症胰腺炎（MAP）。中医属脾胃实热证，兼气阴不足，标实本虚之胰瘅。治以通里攻下泄热，滋阴益气。方以新加黄龙汤加减。

生地黄15g，党参10g，麦门冬15g，玄参15g，当归6g，生大黄（后下）9g，芒硝3g，柴胡15g，莱菔子15g，白芍12g，山栀子10g，金银花15g，生甘草6g，生姜10g。1日1剂，水煎2次兑匀，同时给予抗生素、营养、支持等治疗。3剂后身热渐退，腹痛减轻，呕恶消失，大便得通，原方去芒硝、大黄同煎继服3剂后，患者腹痛消失，诸症好转。

按：本例患者由于饮食不节，以致肝胃不和，气机升降失司，实热内结，灼伤津液而见腹痛、恶心呕吐、身热、便秘诸症；气阴暗耗，津液不足，气阴不足而见倦怠乏力，咽干唇燥。面色苍黄，舌红苔黄燥，脉细数。治宜通里攻下泄热，同时予以滋阴益气。方以新加黄龙汤酌加柴胡、莱菔子行气和胃，消食导滞；山栀子、金银花清热解毒；白芍缓急止痛，攻补兼施，除邪扶正。其治则与现代医学的胰腺间质性炎症引起水、电解质丢失的病理变化相吻合。

［宋鹏飞，余丽雅. 新加黄龙汤临床应用举隅. 甘肃中医，

2008，21（4）］

导赤承气汤（《温病条辨》）

【药物组成】

赤芍三钱，细生地五钱，生大黄三钱，黄连二钱，黄柏二钱，芒硝一钱。

【煎服方法与服用宜忌】

水五杯，煮取二杯，先服一杯，不下，再服。服药期间忌食辛辣、生冷、油腻食物，并戒烟禁酒。孕妇禁用。中病即止，防伤阴液。

【主治病证】

阳明腑实兼小肠热盛。阳明温病，下之不通，腹满，小便赤痛，心烦渴甚，脉左尺牢坚者。

【方歌】

导赤承气汤赤芍，硝黄连柏地参入，

温邪下陷溺来疼，法取养阴通腑药。

【方证源流】

导赤承气汤由温病大家吴鞠通在《伤寒论》的基础上，结合温病特点加减化裁经方承气汤创制而成，变伤寒方为温病所用，实为导赤散合调胃承气化裁而来。

导赤散出自《小儿药证直诀·诸方》，"治小儿心热，视其睡，口中气温，或合面睡，及上窜咬牙，皆心热也。心气热则心胸亦热，欲言不能，而有就冷之意，故合面而睡"。本方在

《小儿药证直诀》原治仅有"小儿心热"，并不治疗心热下移小肠证，后世扩大了治疗范围，用其治疗小便赤涩淋痛等小肠热证。《医宗金鉴·删补名医方论》载："导赤散，治心热，口糜舌疮，小便黄赤，茎中作痛，热淋不利。"导赤承气汤方名也曰"导赤"，吴瑭自注云："以导赤去淡通之阳药，加连、柏之苦通火腑，大黄、芒硝承胃气而通大肠，此二肠同治法也。"其主治证中有"小便赤痛，时烦渴甚"等，据此可以认为，导赤承气汤是吴氏根据导赤散方证，结合调胃承气汤法而制定的。另外，导赤承气汤的核心药是生地、赤芍与大黄、芒硝相配伍，这一手法与吴有性的承气养荣汤组方有相似之处，因此，本方也与承气养荣汤有关。

导赤承气汤见于《温病条辨·中焦篇》第17条："阳明温病，下之不通，其证有五……左尺牢坚，小便赤痛，时烦渴甚，导赤承气汤主之。"吴氏以左尺为小肠之脉，原无差讹，然左尺之脉，亦与膀胱有关，以候下焦肾（水脏）与膀胱（水腑）之病变也。牢坚之脉，沉弦有力之谓也。左尺牢坚。主小肠热盛，下注膀胱，水热互结，气机不畅，小便不利之证。"导赤"之赤字，以代心与小肠。因小肠在五行属火，在五色与赤相应，故"导赤"即导小肠之别称。亦有导火外泄之义。

【方义阐释】

本方有攻下热结、清利小肠之功。

导赤承气汤以生地、赤芍滋阴清热，凉血活血。生地甘寒，凉血滋阴，润以消膀胱水液之黏滞，赤芍凉血活血止痛，兼有利尿之功，二药配伍清心经血分之燥热瘀滞，以通利小肠火腑之瘀热；黄连苦寒，清上、中焦之热，黄柏苦寒，清下焦之热，二药配伍清热燥湿，清泻心经之实火于上，苦通小肠火腑之湿热于下，小肠、膀胱之热可祛。黄连、黄柏、生地、赤芍四药合用，滋阴清热，泻火祛瘀，以通利小肠瘀热而"导赤"，共治膀胱水热互结。黄连、黄柏清其热，热祛则津液不耗，生地滋阴增液，液充则不黏不滞。三药相配，使热邪退而津液充，更用赤芍以助通利之功，则膀胱水热互结自解。更以大黄、芒硝泻热荡实，润燥散结，以攻下大肠热结而通腑。全方合用，大小肠同治，导赤通腑，共成攻下热结、清利小肠之剂，适用于热结津伤、二肠腑实、下之不通之证。

【临床应用】

导赤承气汤主治阳明温病，小肠热结、膀胱水热互结又有腑实之证，广泛用于泌尿系感染、淋病等的治疗，临床症见小便短赤而痛，烦热口渴，大便秘结等均用导赤承气汤加减，既攻下，又清利火腑。现今加减应用有以下四个方面，其一，加强通利小便之功。患者嗜肥甘，聚湿生热，蕴结下焦，大肠热结，小肠热盛，水热互结，壅阻水道，小腹拘急，可用此方加石韦、冬葵子、茯苓、泽泻、木通等清热利湿，利尿通淋。其二，若大便秘结，腹胀甚，可重用大黄，并加用行气通腑的枳实。其三，若热结伤阴甚者，加知母、滑石、小蓟、麦冬、丹皮等，加强养阴清热、凉血止血之功。其四，偏邪热亢盛者，可加栀子、车前子、滑石、赤小豆、冬瓜皮等清热利小便。

【医案精选】

案一：阳明温病，心火下移小肠（中暑发热）

刘某，女，40岁，盛夏劳作田间，发为中暑。症见发热汗出，烦渴，舌红苔少，脉浮虚而数。经服白虎汤发热得减，遂小便短赤涩痛，口舌生疮，腹部胀满，大便秘结，证属邪热扰于二肠之间，宜导赤承气汤。

处方：生地15g，大黄6g，芒硝6g，黄连5g，黄柏6g，赤芍6g。连进2剂，病告痊愈。

按：温病条辨指出："左尺牢坚，小便赤痛，时烦渴甚，导赤承气汤主之。"本方原治阳明温病，心火下移小肠，出现小便短赤涩痛，阳明热结，大便不通，故方中黄连、黄柏苦泄小肠之火；大黄、芒硝而通大肠之结，生地、赤芍入血分而凉血散瘀。大小肠同治，驱泄热邪于门户之中。

［龚振岭. 五加减承气汤的临床运用. 河北中医，1986，（2）］

案二：阳明腑实

王某，女性，43岁，2003年7月16日初诊。于数日前因感冒继而高热，体温39.5℃～40℃，无明显恶寒，即至我院就诊。予青霉素、氨苄青霉素、白霉素、庆大霉素、先锋霉素Ⅴ等多种抗生素配合激素静点，以及冰敷、酒精擦浴等对症治疗无效。辅助检查无异常发现。当时西医诊断：高热原因待查。刻诊：症见高热，体温40℃，面色稍潮红，口唇干燥，烦躁不安，口干引饮，夜不能寐，腹胀满纳呆，汗出而热不解，大便7日未解，小便短黄，舌质边黄稍红，苔黄而灰黑少津液，脉数。查体：神清，精神较差，急性病容，发育正常，营养一般，面色稍红，头颅五官端正，浅表淋巴结无肿大，咽充血（++），双扁桃体无肿大，颈软无抵抗，心肺无异常，肝脾肋下无触及，全腹平软无压痛及反跳痛，四肢活动正常，神经系统检查生理反射存在，病理反射未引出。中医诊断：温病；辨证为热在气分——阳明证及腑实证。治以清热通腑，急下存阴。

选用导赤承气汤加减：石膏50g，知母10g，淮山药10g，黄芩10g，大黄（后下）10g，枳实10g，杏仁10g，竹叶5g，甘草3g。1剂，水煎频服。药后约4小时，已解大便1次，热亦渐退。次日复诊，体温下降至38.4℃，余症改善。继守上方2剂，体温降至正常，余症消失。

按：此病现代医学诊断为高热原因待查，而中医学高热一证，以辨证为主，以证找因，明证论因，辨证论治。此患者初因外感，正值盛夏季节，持续高热，且汗出而热不退，大便日不解，说明外邪不在卫表，故不能用发汗治之，而是热邪循经传入阳明经，腑气不通，不得泄也。故治以清热通腑，急下存阴。方选导赤承气汤加减。方中大量石膏清气分热，黄芩清大肠热，大黄、枳实、杏仁通腑润下，知母、淮山药急下存阴，竹叶、甘草清热除烦。诸药合用，药证相符，热清便通，邪有出路，热邪从大便而解，故体温渐退。

[冷方德. 高热治验两则. 中国中医急症，2006，2（15）]

案三：急性肾盂肾炎

祁某，女，43岁，工人，1983年6月25日初诊。

尿频且急，溺时疼痛，尿色红赤，身热口渴，腹部胀满，大便干结5日不行，苔黄燥，脉弦数，左尺牢坚。尿液检查（+++），白细胞（+++），中段尿细菌培养：副大肠杆菌>10万/mL，此阳明腑实，小肠热盛之候也。法当通阳明之结，泻小肠之热，仿导赤承气汤之意。

细生地15g，京赤芍12g，黄连6g，黄柏9g，生大黄（后下）9g，芒硝（冲服）10g，石韦15g，凤尾草、白花蛇舌草各30g。

服上方2剂，腹痛，溲畅，痛解，后以养阴清利剂，调治半月，尿常规正常。尿培养2次均无菌生长。

按：此证属中医淋证范畴，小肠热盛，湿热下注膀胱，气化失司，故尿频且急，溺时疼痛，尿色红赤；热盛阳明，则口渴欲饮；肠道热结而致大便干燥难行。苔脉均为腑实兼小肠热盛之象，投以导赤承气汤，酌加清利之品，双管齐下，而收效佳。

［周宁.《温病条辨》五承气汤运用辨析.江苏中医杂志，1987，（8）］

牛黄承气汤（《温病条辨》）

【药物组成】

安宫牛黄丸二丸，生大黄（末）三钱。

【煎服方法与服用宜忌】

用安宫牛黄丸化开，调生大黄末，先服一半，不知再服。本方中安宫牛黄丸为中成药，若无此成药，可取安宫牛黄丸组方药物熬制成汤药再调用生大黄末服用。临证服用时，应注意随症化裁。服药期间忌服辛辣、滋腻、温补食品，以免加重病情。用药须及时，若神昏窍闭严重者，可通过鼻饲给药。对于神昏不兼腑实者，则不宜使用本方。

【主治病证】

阳明温病，邪闭心包，神昏舌短，内窍不通，饮不解渴者。

【方歌】

牛黄承气大黄研，更取安宫药两丸，

热陷心包腑有实，清上通下两功添。

【方证源流】

牛黄承气汤出自《温病条辨》卷二。吴鞠通在《温病条辨》中，将张仲景《伤寒论》攻下剂三承气汤（大承气汤、小承气汤、调胃承气汤）运用于温病，组创了新加黄龙汤、牛黄承气汤、导赤承气汤、宣白承气汤、增液承气汤等五个承气汤。诚如《温病条辨·中焦篇》第17条所说："阳明温病，下之不通，其证有五，应下失下，正虚不能运药，不运药者死，新加黄龙汤主之。喘促不宁，痰涎壅滞，右寸实大，肺气不降者，宣白承气汤主之。左尺牢坚，小便赤痛，时烦渴甚，导赤承气汤主之。邪闭心包，神昏舌短，内窍不通，饮不解渴者，牛黄承气汤主之。津液不足，无水舟停者，间服增液，再不下者，增液承气汤主之。"吴鞠通通过临床实践，总结认为温病阳明腑实病人使用下法，证不除者，大概有五种情形，其中之一便是腑实兼有邪闭心包，此时不可单纯使用攻下之法，当开窍与通下并举，方能解除病证。牛黄承气汤是用凉开之"安宫牛黄丸"伍承气汤之君药"大黄"而成，吴鞠通自评该方"以牛黄丸开手少阴之闭，以承气急泄阳明，救足少阴之消，此两少阴合治之法也"。

【方义阐释】

牛黄承气汤功能清心开窍，攻下热结。因本方证的病机特点为：上有痰热蒙闭心包，下有大肠燥结，是为上下同病。心包之邪不解，则下灼大肠，燥结愈甚；肠腑燥结不下，则浊气上蒸心包，而致痰热不除，并有消耗肾液之弊。故上下同治，方可两全。方中安宫牛黄丸清心豁痰开窍，生大黄泄热通便，攻下热结，是为釜底抽薪之法。诸药合用，共成开窍通腑之剂。

【临床应用】

因牛黄承气汤现代临床可用本方治疗肺炎、败血症、乙脑、流脑、肝昏迷、肺性脑病、脑血管卒中、高温中暑、慢性肾功能障碍、系统性红斑狼疮、颅脑损伤、精神分裂症等证属手厥阴心包与手阳明大肠同病，症见便秘神昏等，具有理想疗效。如赵绍琴在《温病纵横》中用本方治疗高热神昏1例，仿牛黄承气汤处方治疗，病人速愈（赵绍琴．温病纵横．北京：人民卫生出版社，2006）。刘普希等报道，用牛黄承气汤合加减黄龙汤治疗急性尿毒症1例，病人痊愈出院（张俊庭．中华名医高新诊疗通鉴．北京：中医古籍出版社，2000）。

临床运用本方时，需严守病机，随症加减方为适宜。若燥结津伤较重者，可酌情加芒硝、玄参软坚泻下生津；窍闭神昏较重者，可先予清心开窍，后再通腑攻下；若兼津伤口渴者，可酌情加天花粉、石斛等养阴生津；若兼痰涎多者，可加鲜竹沥、胆南星等清化热痰。

【医案精选】

案一：中风

赵某，男，53岁，1999年3月15日初诊。

患"急性脑血栓形成"月余，右半身不遂，神识时清时寐，有时不能正常表达思想，词不达意，善忘，语言不利，吐字不清楚，舌头难以伸出口外，烦躁，血压180/110mmHg，大便干结。舌红赤，苔黄，脉弦滑数。辨为火中动风闭窍证，用三黄泻心汤加味。

处方：大黄6g，黄连10g，黄芩10g，山栀子10g。7剂，每日1剂。安宫牛黄丸2丸，每日1丸，冲服。1999年3月23日二诊：服药后大便通畅，头脑突然清楚，烦躁消失，血压160/100mmHg，言语较前清楚。

守上法处方：大黄4g，黄连6g，黄芩10g，山栀子10g，白芍20g，生地20g，生石决明30g。7剂，每日1剂。安宫牛黄丸2丸，每日1丸，冲服。1999年3月29日三诊：服药后神识进一步清楚，言语障碍明显改善，血160/95mmHg，用二诊方去安宫牛黄丸进一步调理。

按：此案病人窍闭神昏兼有动风之证，首诊用三黄泻心汤加味，并冲服安宫牛黄丸。二诊根据病情，法同首诊，药物有所加减。三诊因神昏已解除，故去安宫牛黄丸进行调理。总观组方药物，可视为牛黄承气汤加味而来，少阴与阳明同治，疗效确切。

（张文选.温病方证与杂病辨治.北京：人民卫生出版社，

2006）

案二：高热神昏

陈某，男，80岁，1949年2月5日初诊。

发热时轻时重，曾经服用治疗感冒的药物，历时半月未能好转。昨日高烧昏迷，体温38.9℃，大便四五日未行，诊两脉弦滑而数，关尺有力，舌苔老黄根厚，一派温热内陷，阳明腑实之象。虽年事已高，而邪热内聚，肠腑燥结，且日久津液已伤，必须通腑泄热，开郁展气，佐以生津之法，仿牛黄承气汤。

处方：僵蚕9g，蝉蜕6g，姜黄6g，前胡3g，杏仁9g，竹叶3g，生大黄粉1.5g。分两次，药送下安宫牛黄丸，一丸分化，两付，以大便通畅即停药。（赵绍琴.温病纵横.北京：人民卫生出版社，2006）

按：此案病人高热神昏，大便秘结，为手少阴与手阳明同病。邪热内陷心包则高热神昏，阳明腑实则大便闭结不通。故治疗应上下同治，用牛黄承气汤为主方加味。

案三：风温

孙某，男，4岁，2004年3月26日，因高热1天，神志不清，持续抽搐30分钟入院。入院查：体温40℃，脉搏160次/分钟，律齐，无杂音，双肺有粗湿啰音，腹部胀气，左下腹部按之硬满，询其母，谓其三日已不大便。四肢冷，无病理性神经反射和脑膜刺激征，X光胸片示：双下肺炎症感染。入院西医诊断：支气管炎肺炎并发高热惊厥。

中医诊断：风温病，热入心包证。入院后用安宫牛黄丸1/2

丸，凉开水50mL溶化后胃管注入，苯巴比妥50mg肌注，地塞米松3mg静注，安定3mg静注，复方氨基比林1/2支肌注，选用先锋必、病毒唑等抗感染治疗，3小时后热有稍退，抽搐不止，仍神志不清。查：舌绛，苔黄燥，腹部按之硬满，考虑阳明腑实，加用大黄10g，水煎15分钟，取煎液40mL，再用安宫牛黄丸1/2丸凉开水20mL溶化后，一起由胃管注入。30分钟后，大便排出黑色粪便数枚，臭秽。15分钟后抽搐停止，1小时后体温降至39℃，3小时后体温降至38℃，神志转清，问答切题，精神转佳，第二天体温降至37℃，后调理而愈。

（张国骏.伤寒温病误案解析.北京：中国中医药出版社，2012）

按：患儿起病急，变化快，来势凶险，病情较重。因邪热内陷，闭阻包络，见神志不清。热邪燔灼肝经，经脉拘急抽搐。邪热内闭，阻滞气机，阳气不能外达，则四肢厥冷。此为热陷心包，燔灼肝经，热深厥深之候。按风温热入心包证予安宫牛黄丸清心开窍，配合西医抗生素、激素及抗惊厥治疗，热势稍退，但抽搐不止，仍神志不清。说明单纯使用清开之法未能使热邪消退。细查发现腹部胀气，左下腹部按之硬满，大便三日未行，苔黄燥，示阳明腑实。此为热闭心包兼阳明腑实证。立即通腑、开窍同施，选用牛黄承气汤，上下兼顾，使邪有出路，用之及时，很快神清、痉止、热退。

桃仁承气汤（《温病条辨》）

【药物组成】

桃仁、当归、芍药、牡丹皮各三钱，芒硝二线，大黄五钱。

【煎服方法与服用宜忌】

用水800mL，煮取300mL，先服100mL，候六时，得下黑血，下后神清渴减，止后服，不知渐进。因本方为破血下瘀之剂，故孕妇禁用，体虚者慎用。

【主治病证】

血热互结于下焦证。身热夜甚，少腹硬满，按之疼痛，小便自利，大便结或色黑，神志如狂，口干漱水不欲咽，舌紫绛或有瘀斑，脉沉实而涩。

【方歌】

桃仁承气用硝黄，归芍丹皮合成方，

下焦瘀热急煎服，解除夜热烦如狂。

【方证源流】

本方出自吴鞠通《温病条辨·下焦篇》风温温热第21条：“少腹坚满，小便自利，夜热昼凉，大便秘，脉沉实者，蓄血也，桃仁承气汤主之，甚则抵当汤。”张仲景拟桃核承气汤，《伤寒论》106条云：“太阳病不解，热结膀胱，其人如狂，血自下，下者愈。其外不解者，尚未可攻，当先解其外。外解已，但少腹急结者，乃可攻之。宜桃核承气汤。”此与吴鞠通所云之桃仁承气汤名近而实异。张氏之桃核承气汤方药组成为：桃仁（去皮尖）五十个，大黄四两，桂枝（去皮）二两，甘草（炙）二两，芒硝二两。吴有性在《温疫论》列蓄血篇，专论温疫蓄血的病机与治法。认为温疫"胃实失下"或"邪热久羁，无由以泄，血为热搏"，可致瘀血、蓄血。其临床表现有少腹硬满，至夜发热，甚或喜笑如狂，若瘀血下行则便色如漆等。治疗轻证用桃仁承气汤活血化瘀，重者用抵当汤消瘀破结。如用攻逐瘀血法，大势已去，余邪尚存者，用清热地黄汤调之。吴有性之桃仁承气汤由大黄四钱，芒硝二钱，桃仁十八粒，当归二钱，芍药二钱，丹皮二钱组成，即《伤寒论》桃核承气汤去桂枝、甘草，加当归、芍药、丹皮。

吴鞠通根据吴有性论治蓄血的经验，辑录《温疫论》桃仁承气汤，改变剂量，制定出了《温病条辨》桃仁承气汤，作为攻逐瘀热之剂，用于治疗温病下焦蓄血较重证。同时，仿照吴有性思路，以清热地黄汤作为攻逐瘀热轻剂，治疗温病下焦蓄血之轻证；以抵当汤作为攻逐瘀热重剂，治疗温病下焦蓄血之重证。

【方义阐释】

桃仁承气汤中大黄为君，泻热攻下，逐瘀通经；桃仁助大黄活血逐瘀，芒硝助大黄攻下泻热，软坚散结，共为臣药；芍药、丹皮活血化瘀，当归养血活血，共为佐药。六味相配，共奏攻下泻热、凉血逐瘀之效，适用于温邪久羁，入于下焦，与血相结之病证。

本方组方有两大特点：其一，大黄、芒硝为承气汤类方中的主要组成药物，所谓"承气汤功效俱在大黄"，二药相伍，泻下热结之力强，同时大黄还兼具活血逐瘀之功效；其二，桃仁、芍药、丹皮、当归均为活血化瘀之药，四药相伍，逐瘀之力互相促进。吴鞠通称此方为"苦辛咸寒法"。

【临床应用】

该方在临床运用中若大便秘结，加枳实、厚朴；烦躁口渴加黄连、黄芩；小便不利，加车前子、茯苓、木通；瘀血停滞加三七、赤芍；恶露不下，加蒲黄、五灵脂；鼻衄、齿衄，加生地、茅根；气滞胀痛，加香附、枳壳。

现代临床可用于急性湿疹，加入萆薢、蝉蜕、金银花、麻黄、土茯苓；痤疮、脂溢性皮炎，硝、黄减半，加入金银花、连翘、蝉蜕、麻黄；毛囊炎、酒渣鼻，加入怀牛膝、红花、生石膏、麻黄；风湿性结节性红斑，加入薏仁、茜草、麻黄；身痛，加入苏木、土元、三七治疗跌打损伤、瘀血内积。

因本方功在祛瘀通利，泻下热结，故在临床中可用于流行性出血热、细菌性痢疾、阴道血肿、宫外孕、粘连性肠梗阻、急性化脓性扁桃体炎、输尿管结石、肾盂肾炎、尿潴留、血尿、痛经、漏下等属瘀热内结者，每获较好效果。如毛振营用加味桃仁承气汤治疗胰岛素抵抗，有效率达76.2%。

［毛振营.加味桃仁承气汤治疗胰岛素抵抗临床研究.河南中医学院学报，2005，20（119）］

樊金鹏用桃仁承气汤加减治疗损伤后腹胀，总有效率达83.3%。

［樊金鹏.桃仁承气汤加减治疗损伤后腹胀.中医药论坛，

2007，28（13）〕

【医案精选】

案一：痛经

何某，女，27岁，2005年4月30日初诊。

每次月经来前腹痛，小腹坠胀，月经期间也腹痛不舒，月经推迟，40多天一次，经量少，色黑，涩滞不畅。长期大便干燥，二三日一次，有时大便带血，胃脘、腹部胀满，周身乏力，舌红赤苔白，脉缓滑。辨为桃仁承气汤证。处方：桃仁15g，生大黄10g，芒硝（分冲）6g，厚朴15g，枳实12g，赤、白芍各10g，当归15g，丹皮10g，生地20g。7剂。2005年5月7日二诊。服药后，大便通畅，适逢月经来潮，未出现痛经。改用小柴胡汤合当归芍药散调理。

（张文选.温病方证与杂病辨治.北京：人民卫生出版社，2010）

按：此例根据临床表现综合分析，月经推迟，经期腹痛，量少色黑，经行不畅，应有少腹血瘀；舌红赤，大便带血，为热盛灼伤肠络，热与血结。证属下焦蓄血证。故处方予桃仁承气汤加减治疗，药后病情减轻。二诊病人痛经消失，则改用小柴胡汤合当归芍药散，和解少阳，活血调经。

案二：流行性出血热

赵某，男，55岁，1986年11月16日初诊。

发热、腰痛4天，少尿2天。入院时发热，头痛，腰痛，恶心欲呕，口干，大便3日未解，昨日24小时尿量760mL。体检：体温37.6℃，脉搏96次/分钟，呼吸22次/分钟，血压130/84mmHg。

急性面容，面红目赤，口腔上腭见针尖样网状出血点，腰部叩击痛（＋＋），脉细滑，舌质红绛，干裂，苔黄燥，少津。实验室检查：血常规：白细胞8.6×10^9/L，中性粒细胞0.8，淋巴细胞0.12，异形淋巴细胞0.08。尿常规：尿蛋白（＋＋＋＋），见管型，红色膜状物；尿素氮18mmol/L。诊断：流行性出血热少尿期，证属瘀热水结，阴津耗伤证。治宜泻下通瘀，滋阴利水。方选桃仁承气汤合增液汤加减。药用：生大黄（后下）30g，芒硝（冲服）24g，桃仁12g，怀牛膝12g，生地30g，大麦冬20g，猪苓30g，泽泻12g，白茅根30g。每日1剂，煎服，配合支持疗法。

二诊：1986年11月17日。今晨5时患者突然如狂发狂，证属蓄血发狂。取抵当汤之意，原方加炙水蛭3g。每日1剂，水煎服。

三诊：1986年11月18日。患者上午8时精神转清，安静，纳差，腰痛，疲劳乏力，昨夜大便2次，溏薄，24小时尿量为890mL，脉细滑，舌质红绛，苔黄燥少津。复查血生化：尿素氮14mmol/L。尿常规：尿蛋白（＋＋＋），红细胞0～1/L。治守原法。药用生大黄（后下）30g，桃仁12g，怀牛膝12g，生地30g，大麦冬20g，猪苓30g，泽泻15g，白茅根30g，车前子15g。每日1剂，水煎服。4剂。

四诊：1986年11月22日。服上药4天后，大便日行三四次，尿量增多，24小时尿量为2200mL，食欲略增，能进食半流质，复查血常规、尿常规、尿素氮均恢复正常。转予滋阴固肾善后，1986年11月26日治愈出院。（周仲瑛，叶放.凉血化瘀四方治疗急难症病案选——国医大师周仲瑛瘀热新论实践经验录.北京：中国中医

药出版社，2011）

按：本例为温热疫毒，内伤营血，邪入下焦，热与血结，瘀热壅阻膀胱，血结水阻，由蓄血导致蓄水，因热盛而耗伤阴津，故治予泻下通瘀、滋阴增液。仿桃仁承气汤、抵当汤加减而获效。

案三：闭经

陈某，女，22岁，学生。初诊时间：2005年4月2日。

患者2个月未来月经，小便通利，大便干燥，二三日一次，腹胀，心烦，周身胀闷不舒，时时恶风。脉沉细滑略数，舌偏红，苔白略滑。辨为下焦蓄血证。处方：桃仁15g，酒大黄10g，芒硝（冲服）8g，当归15g，白芍15g，丹皮10g，丹参30g，炙麻黄8g。3剂。服药后，大便通畅，恶风消失，月经来潮而诸症告愈。（张文选.温病方证与杂病辨治.北京：人民卫生出版社，2010）

按：综观本案，证属下焦蓄血，热与血结，故月经2个月尚未来潮；热邪已伤津液，则大便干燥；因瘀热蓄结于下焦而非膀胱，故小便通利。治予桃仁承气汤加减而愈。

加减玉女煎（《温病条辨》）

【药物组成】

生石膏一两，知母四钱，玄参四钱，细生地六钱，麦冬六钱。

【煎服方法与服用宜忌】

水八杯，煮取三杯，分二次服，渣再煮一钟服。本方寒凉清泄，若大便溏泄者，忌用本方。

【主治病证】

温病，气营两燔者。高热口渴，心烦躁扰，肌肤发斑，或吐血，舌红绛，苔黄燥，脉数。

【方歌】

太阴温病已非轻，气血燔时两不平，

玉女煎方原可变，石膏知母地玄冬。

【方证源流】

加减玉女煎是由吴鞠通在张景岳玉女煎基础上变化而来。《温病条辨》曰："太阴温病，气血两燔者，玉女煎去牛膝加玄参主之。"吴鞠通曰："气血两燔，不可专治一边，故选用张景岳气血两治之玉女煎。去牛膝者，牛膝趋下，不合太阴证之用。改熟地为细生地者，亦取其轻而不重，凉而不温之义，且细生地能发血中之表也。加玄参者，取其壮水制火，预防咽痛失血等证也。玉女煎去牛膝熟地加细生地玄参方（辛凉合甘寒法）。"

张秉成曰："玉女煎，石膏、熟地各五钱，麦冬二钱，知母、牛膝各一钱半，治水亏火盛，六脉浮洪滑大，少阴不足，阳明有余。烦热、口渴、头痛、牙痛、失血等证。夫人之真阴充足，水火均平，绝不致有火盛之病，若肺肾真阴不足，不能濡润于胃，胃汁干枯，一受火邪，则燎原之势而为似白虎之证矣。方中熟地、牛膝滋肾水，麦冬以保肺金，知母上益肺阴，下滋肾水，能治阳明独胜之人，石膏甘寒质重，独入阳明，清胃中有余之热。虽然理虽如此，而其中熟地一味，若胃火炽盛者，尤宜斟酌用之，即虚火一证，亦宜改用生地为是。在用方者神而明之，变而通之可也"（《成方便读》）。

【方义阐述】

本方乃张景岳玉女煎加减化裁而成。方中生石膏重用，清肺胃之热，配知母呈白虎汤之义，有清热生津之功，清泄气分邪热，玄参、生地、麦冬三药相伍，即成增液汤，滋营阴而清营热。诸药合用共奏清气凉营、养阴生津之效。

【临床应用】

本方具有气营两清之功效，凡因温病病邪入里，气热未罢，而营热又起的两燔之证均可应用。若热毒炽盛者，可酌加金银花、连翘、黄连、黄芩、犀角等。出血者，合用犀角地黄汤或加蒲黄、侧柏叶、茜草、白茅根等增强凉血散血作用。

现代运用治疗牙周炎，加大黄、丹皮凉血消肿，泻火通便以釜底抽薪引火下行，助黄连、连翘清热散结消肿，泻大肠之热，淡竹叶清火利尿使火热之邪自小便而出；辅以白芷、细辛疏风止痛；白蒺藜疏肝郁，散肝风，平肝止痛；全蝎、蜈蚣息风解痉，通络止痛；白芍敛阴、缓急止痛；甘草调和诸药，与白芍相伍，缓急止痛用于治疗三叉神经痛等。

【医案精选】

案一：流行性脑脊髓膜炎

李某，男，12岁，1986年2月21日就诊。

主诉：高热，头痛，肌肤斑疹2天。

患者昨日无明显诱因突发高热（40.5℃），剧烈头痛，项强，全身皮肤多处红色斑疹隐现，心烦谵语，经物理降温而热不退，今来就诊。现症见：壮热（41.5℃），口渴喜冷饮，饮不解渴，头痛叫喊不休，躁扰不安，查：肌肤斑疹隐现，色暗红，咽扁桃体不红肿，脑膜刺激征阳性。舌红绛，苔黄，脉数。实验室检查：血常规：白细胞及中性粒细胞明显升高。脑脊液涂片和化验符合流行性脑脊髓膜炎之诊断。

本证为温热病邪入里，炽盛于气营。治法：清气凉营解毒。方药：玉女煎去牛膝熟地加细生地玄参方加味。

生石膏15g，知母10g，玄参15g，生地黄10g，麦冬10g，大青叶10g，丹参10g，紫草10g。3剂病愈。

按：本证为温热病邪入里，炽盛于气营。患者为2月即春季发病，初起即见里热证，病属春温。气分邪热炽盛则高热，头痛，口渴引饮，苔黄，脉数；邪热内迫营分则见斑疹隐现，躁扰不安，舌绛；总属邪热入里，气营两燔之证。

（牛阳，周波.精选温病医案解析110例.宁夏：宁夏人民出版社，2009）

案二：气营同病

鄂某，女性，19岁。

患者7天前曾有畏寒发烧，疲乏无力。3天前旅游回来，自觉口干苦，饮冷水后，当晚有寒战高烧，体温39.6℃不降，1976年10月23日以高烧待查收住院。查体温39.8℃，神清、皮肤及巩膜无黄染，全身皮肤未见皮疹及出血点，颈软，心界不大，心率120次/分钟，律整，未闻及病理性杂音，两肺呼吸音正常，腹部平软，右上腹有压痛，肝在右肋下可及，神经反射正常，舌苔白厚腻，脉象弦数。查：肝功能异常。

暑热伏于气营之证。治则：气营两清。方从《温病条辨》玉女煎去熟地牛膝加细生地玄参方加味治之，少佐苦寒以燥湿，药用：

生石膏二两，知母四钱，玄参四钱，细生地八钱，麦冬六钱，淡竹叶三钱，金银花一两，连翘四钱，黄芩四钱，黄连面（冲）一钱。

服药两剂后，体温退至38℃，汗出，口苦饮冷等症好转。乃投白虎汤加减，增入解肌之柴葛及辛凉之品，以图清泄气分之邪热。药用：

生石膏二两，知母四钱，葛根四钱，柴胡三钱，薄荷（后下）二钱，淡竹叶四钱，金银花一钱，连翘一两。

服上方3剂后，体温降至37℃，又投三剂，体温为36℃，病向告愈，虑及余邪未尽，尚有复发之变，辛凉之品应当酌情增入，药用：

金银花五两，连翘五钱，淡竹叶三钱，麦冬三钱，沙参三钱，细生地八钱，薏苡仁一两，山药五钱，扁豆四钱。

服上方五剂后，热未再发，纳谷大增，二便通畅，夜寐亦酣，精神舒畅。血培养（－）。住院共19天，肝功能恢复正常。

按：中医辨证，初起有寒热，舌苔白腻，脉象弦数，有湿热见症。继则寒战高热汗出，形如疟状。目前但热不寒，口干唇燥，大渴喜凉饮，面赤，口苦黏腻，胸腹扪之灼手，大便日行一次，黏滞不爽，溲黄而热，脉象滑数有力，苔根部黄腻，舌质红绛。证属伏暑。系夏令感暑湿之气，至秋夏加新凉而发。观其病程变化苔由白腻转为黄褐，乃暑热在气分之证。舌质红绛，则为热在营分，故用加减玉女煎。两剂后，小溲转清，大便通畅，精神转佳，苔由黄褐转为薄黄，舌质由红绛变为淡红，脉来细数，此属营热转气，病有缓解之势，乃投白虎汤加减，增入解肌之柴葛及辛凉之品。三剂后，唯伏暑之邪伤及胃阴，治当益胃养阴，虑及余邪未尽，尚有复发之变，辛凉之品应当酌情增入，故而病愈。

（牛阳，周波.精选温病医案解析110例.宁夏：宁夏人民出版社，2009）

案三：病毒性脑炎

朱某，女，1988年5月30日初诊。

患者3天前突发头痛，高热，面赤，烦躁不安，神昏抽搐，经检查确诊为病毒性脑炎，住院治疗效果不明显，特请中医会诊。

来诊时见高热少许，体温39.5℃，神昏肢厥，四肢抽搐，颈部硬，小便短赤，大便3日未下，腹部硬满，口干咽燥，舌红绛，苔干而厚黄，脉弦数。

辨为阳明热炽津伤，发为气营同病。拟以加减玉女煎合牛黄承气汤治之。

生石膏（先煎）45g，知母10g，玄参15g，生地黄20g，麦冬20g，大黄（后下）10g，水牛角（先下）30g。

（牛阳，周波.精选温病医案解析110例.宁夏：宁夏人民出版社，2009）

化斑汤（《温病条辨》）

【药物组成】

石膏一两，知母四钱，生甘草三钱，玄参三钱，犀角二钱，白粳米一合。

【煎服方法与服用宜忌】

水八杯，煮取三杯，日三服；滓再煮一盅，夜一服。水煎取汁昼日一服，夜一服。阴证发斑者不宜使用；素体阳虚者慎用；热在气分未入营、血分者，不可早用。

【主治病证】

壮热口渴，汗出过多，目赤头痛，呕吐，烦躁不宁，或神昏谵语，肌肤发斑，色赤，甚或吐血，衄血，口渴或不渴，舌质绛，苔黄燥，脉数等。

【方歌】

化斑汤用石膏玄，犀角知母草粳联，

气血两燔肤发斑，清气凉血病自痊。

【方证源流】

本方出自吴鞠通《温病条辨》卷一，"太阴温病，不可发汗，发汗而汗不出者，必发斑疹，汗出过多者，必神昏谵语。发斑者化斑汤主之。发疹者银翘散去豆豉，加细生地、丹皮、大青叶，倍玄参主之，禁升麻、柴胡、当归、防风、羌活、白芷、葛根、三春柳"，同时吴氏在上焦篇第16条自注说："温病忌汗……时医不知而误发之，若其人热甚血燥，不能蒸汗，温邪郁于肌表血分，故必发斑疹也。"这是对温病发斑机理的精辟解释，特别是"热甚血燥""郁于肌表血分"的认识，可谓吴氏独具一格的见解。化斑汤源于白虎汤，古人往往以白虎汤作为化斑汤，这是因为斑属阳明，阳明主肌肉的缘故，故用白虎汤清胃热。叶天士在卫气营血理论上谓："在卫汗之可也，到气才可清气，入营犹可透热转气……入血就恐耗血动血，直须凉血散血。"患者已出现烦躁、斑疹、吐血、衄血、舌绛等营（血）分证，邪不仅在气分，而已入血分，单用白虎是不能胜任的，因此，方用变通白虎汤清泻阳明火热，用犀角、玄参，即简化了的清热地黄汤（原犀角地黄汤）凉血滋阴，解毒化斑。吴氏自注认为，犀角咸寒，能"救肾水，以济心火，托斑外出，而又败毒避瘟"。可见本方最关键的药是犀角。因为斑虽与阳明有关，但是血热是其最根本的原因，故凉血解毒是治疗发斑的关键。石膏、知母与犀角、玄参配伍，清泄阳明与凉血解毒起协同作用而尤能治斑。

【方义阐释】

本方是治温热病，气分热炽，血热易盛，以致热毒壅盛发斑的主要方剂。

方用石膏、知母清泄气分之实热，以石膏清肺胃之热，知母清金保肺，而治阳明独胜之热；独加玄参、犀角者，以斑色正赤，木火太过，其变最速；但用燥金之品，清肃上焦，恐不胜任，故加玄参清热泻火，凉血养阴，启肾经之气，上交于肺，庶水天一气，上下循环，不致泉源暴绝也；犀角咸寒，解除血分热毒，清心宁神，禀水木火相生之气，为灵异之兽，具阳刚之体，主治血毒蛊注，邪鬼瘴气，取其咸寒，救肾水以济心火，托斑外出，而又败毒辟瘟也；再病至发斑，不独在气分矣，故加两味凉血之品；甘草、粳米调护胃气，不致因用大寒之药，而使胃气受害，同时甘草清热解毒和中，粳米清胃热而保胃液，白粳米阳明燥金之岁谷也。各药合用，两清气血，解除热毒，诸证自愈。

【临床应用】

临床常用于气分热炽，血热易盛，以致热毒壅盛发斑等症。

常随证加减，如热毒壅盛，病情较著者，加生地黄、金银花、大青叶以增强解毒凉血之功；见鼻衄，加白茅根、茜草根以清热止血；尿血加大蓟、小蓟以凉血止血；腹痛加白芍以缓急止痛，并防止胃肠出血。水痘，加牛蒡子、升麻、葛根、浮萍、紫草、牡丹皮以清热透疹，凉血解毒。主治气血两燔之发斑，发热，或身热夜甚，外透斑疹，色赤，口渴或不渴，脉数等，以及杂病中出现皮肤发斑，多由内伤火热，深入阳明血分，血燥络瘀所致者。另外，凡杂病中出现气（营）血两燔证者，均可用此方加减治疗。

现代疾病如过敏性紫癜，加生地黄、牡丹皮、赤芍、槐花、紫草、茜草以滋阴清热，凉血活血。

【医案精选】

案一：春温发斑案

温邪已逾一候，身不恶寒，蒸蒸发热，斑如锦纹，头面胸背四肢均有，色尚红活，大渴饮冷，头额汗多，烦躁气闷，甚则神昏谵语，溺赤如血，便闭三日，舌干绛，根苔黑，唇焦，前板齿燥。

诊断：脉来右洪数，左弦数，脉症合参，显是阳明热盛之候，上蒸包络，则时有谵语，熏蒸肌表，则灼热发斑，邪热方张，津液已伤，诚恐骤变痉厥，勿谓言之不豫也。

疗法：阳明经腑气血皆热，故用膏、知、地、斛双清气血生津救液为君，大青叶、生甘草化斑解毒为臣，竹叶清泄膈上之热，茅根清营血分之热，玄参专泻浮游之火，味咸色黑，且能养阴，以清心肾之热，合银翘清解为佐使。服一剂。

处方：生石膏二两，鲜生地二两，生甘草一钱，大青叶三钱，淡竹叶三钱，连翘四钱，肥知母四钱，鲜石斛八钱，润玄参四钱，金银花四钱，茅根肉（去心衣）五扎。

二诊：热灼较和，赤斑更多，昨夜谵语较少，寐亦稍安。醒后烦闷渴饮尚甚，舌根黑苔已化，干绛无津，唇焦便闭，溺赤茎痛，种种火盛劫津之象，未见少减。病已九日，右脉洪数，左脉弦数，仍防昏痉变端，再以大剂生津清热法治。

二方：生石膏二两，鲜生地二两，生甘草一钱，大青叶三钱，净连翘四钱，肥知母三钱，鲜石斛三钱，肥玄参四钱，天花粉四钱，金银花四钱，茅根肉（去心衣）五扎，鲜竹叶三钱，黑犀角（磨冲）四分。另用鲜石斛三钱炖汤代茶。

三诊：热势渐减，赤斑渐淡，有汗津津，谵语已止，舌绛有液，脉来洪数稍静，烦闷渴饮尚甚，大便未行，小溲赤痛，邪恋阳明，慎防昏痉变端，守原法治。

三方：生石膏一两五钱，鲜石斛八钱，京玄参四钱，净连翘四钱，焦山栀三钱，鲜生地一两五钱，生草梢一钱，天花粉四钱，金银花四钱，竹叶心三钱，茅根肉（去心）五扎，灯心三扎，犀角（磨冲）三分。另炖鲜石斛代茶。

四诊：斑渐回，热较退，烦躁气闷渴饮等亦有减无增，夜寐较安，谵语不作，脉右尚形浮数，左弦数，便畅不痛，色深黄，舌苔红润，胃纳渐展，病情已有转机。治再生津清化，然必须加意谨慎，勿变为上。

四方：生石膏一两，鲜石斛五钱，京玄参三钱，净连翘三钱，大竹叶三钱，鲜生地一两，天花粉四钱，焦山栀三钱，金银花三钱，嫩芦根（去节）一两，灯心三扎，鲜石斛汤代茶。

五诊：身热解而不彻，诸恙悉退，三部脉象，数而不大，舌质红润，微有薄苔，烦闷已平，渴饮渐和，赤斑循序而回，小溲黄，邪势已退六七，不生他变，可保无虞。

五方：鲜石斛四钱，净连翘三钱，绿豆皮四钱，鲜竹叶三钱，甘蔗皮（塘西产）五钱，冬桑叶钱半，金银花三钱，嫩芦根（去节）一两，生竹茹钱半，灯心三扎。

六诊：斑虽回净，肌热犹未解清，易汗口干，舌红润，根生薄苔，脉象弦数，右甚于左。今日频转矢气，大便欲解而未行，大邪虽退，余烬尚存，拟再清胃养津，参以润肠。

六方：西洋参一钱，生扁豆衣钱半，火麻仁（研）四钱，大竹叶三钱，绿豆衣四钱，鲜金斛四钱，净连翘三钱，瓜蒌仁

（研）四钱，嫩芦根（去节）八钱，甘蔗皮（塘西）五钱。

七诊：交两候热退身凉，脉来静软，大便亦行，干燥异常，温病后津虚肠燥，往往如此。

七方：西洋参一钱，生扁豆衣钱半，净连翘三钱，火麻仁（研）四钱，生谷芽三钱，鲜金斛三钱，稽豆衣三钱，嫩芦根（去节）八钱，松子仁（研）三钱，淡竹叶钱半。

八诊：胃纳颇旺，脉来濡而有神，溺长色淡，皆邪去正复之佳象也，前方既合，毋庸更章

八方：西洋参一钱，南沙参三钱，稽豆衣三钱，橘白一钱，淡竹叶钱半，川石斛三钱，扁豆衣钱半，生谷芽三钱，生竹茹钱半，灯心三扎。

九诊：大病之后，全恃胃气健旺。今寝食均安，大便又行不时，津液来复，即脾家运化之力亦健，所以神采颇好，脉象有神，治再和养，唯怡情静摄，调匀饮食，较服药尤为紧要。

九方：米炒洋参钱，半川石斛三钱，生谷芽三钱，水炒竹茹钱半，灯心三扎，南沙参钱半，稽豆衣三钱，橘白一钱，抱木茯神三钱，红枣三枚。

效果：服四剂痊愈。

按：肝胆为发温之源，阳明为成温之薮，诚以肝主回血，每从火化，故厥阴经最多伏火，每夹春温时气而暴发。其发也，阳明首当其冲，故身灼热而发斑，与新感风温病势，轻重悬殊。此案辨证有识，处方有胆，非学验兼优，确有把握不办，唯方中再加羚角尤妙。

（金香兰.近现代名老中医时病医案.中国中医药出版社，2010）

案二：紫癜（过敏性紫癜）

马某，女，46岁，2010年2月4日初诊。发现15年皮肤紫癜，10年前出现关节疼痛，时发时止，未予系统治疗。6个月前无明显诱因皮肤紫癜增多，呈持续性。遂于某皮肤病医院住院治疗，诊断为：过敏性紫癜。经治疗紫癜消退。1个月前紫癜再次复发。

现：双下肢、臀部、腹部再次发生黄豆、蚕豆大小紫红色较密集瘀斑，压之不退色，关节疼痛，小便色黄，质暗红，苔薄黄，脉弦数。

中医诊断：紫癜。治宜凉血消斑，舒筋通络。方选化斑汤：生石膏30g，知母15g，生薏苡仁15g，生甘草12g，玄参20g，水牛角粉25g，生地黄12g，炒麦芽20g，紫草25g，茜草25g，赤芍30g，地骨皮18g，乌贼骨18g，荷叶15g，蛇蜕6g，乌梢蛇8g，青风藤25g，鸡血藤30g。7剂。

二诊：患者紫癜明显消退，关节疼痛较前减轻。舌质暗红，苔薄，脉弦涩。故原方加地龙20g，全蝎3g，以活血止痛。

三诊：仅双下肢有少许紫癜，关节疼痛不明显。继予前方7剂。此后原方加减治疗2个月而愈。

按：王耀光教授以化斑汤为基础方，以生薏苡仁代替白粳米，加强固护脾胃之功；加入清热，凉血活血，祛风通络之品，使斑疹自消。

［路金英，王耀光.化斑汤治疗过敏性紫癜验案三则.吉林中医

药，2010，30（12）］

案三：瘾疹（荨麻疹）

周某，男13岁。曾患荨麻疹3次均需住院治疗。近日来荨麻疹复发，周身痒极，烦躁不安，伴有发烧，口苦纳少，大便2日未行，尿少色黄，前来求治中医。刻诊：面肤红赤，周身满布大块疹片，肤色红赤，唇红，舌较干苔深黄，脉洪数，体温38.5℃。

此为外邪侵袭，客于肌肤，由表及里，气血两燔，迫疹而出。治当清热凉血方选化斑汤：生石膏30g，玄参、知母、金银花各10g，大青叶15g，丹皮10g，生地15g，甘草5g。嘱进2剂。药后周身不痒，疹团消失，热已退尽，继原方增损3剂善后，至今多年未发。

按：本病的发生多属风热侵袭经络皮肤，可见周身红灼热，起成片疹块，焮红赤甚痒，心烦不宁，治宜清热凉血。

［邓启源.化斑汤验案举隅.辽宁中医杂志，1989，（6）］

清瘟败毒饮(《疫疹一得》)

【药物组成】

生石膏大剂六至八两，中剂二至四钱，小剂八钱至一两二钱，生地黄大剂六钱至一两，中剂三至五钱，小剂二至四钱犀角（磨冲）大剂六至八钱，中剂三至五钱，小剂一至一钱半真川连大剂四至六钱，中剂二至四钱，小剂一至一钱半，山栀、桔梗、黄芩、知母、赤芍、玄参、连翘、甘草、丹皮、鲜竹叶各取一般常用量。

【煎服方法与服用宜忌】

石膏先煎十余分钟后，再入余药同煎，犀角磨汁和服，或研末，或先煎兑入，分两次服。疫证初起，恶寒发热，头痛如劈，烦躁谵妄，身热肢冷，舌刺唇焦，上呕下泄，六脉沉细而数，即用大剂；沉而数者，用中剂；浮大而数者，用小剂。如斑一出，即用大青叶，量加升麻四五分，引毒外透。本方为大寒解毒、气血两清之剂，能损人阳气，故素体阳虚，或脾胃虚弱者忌用。

【主治病证】

瘟疫热毒，充斥内外，气血两燔证。大热渴饮，头痛如劈，干呕狂躁，谵语神昏，视物昏瞀，或发斑疹，或吐血、衄血，四肢或抽搐，舌绛唇焦，脉沉数，可沉细而数，或浮大而数。

【方歌】

清瘟败毒地连芩，丹石栀甘竹叶寻，

犀角玄翘知芍桔，清邪泻毒亦滋阴。

【方证源流】

清瘟败毒饮是清代著名温病学家余师愚所创制的名方，载于其所著的《疫疹一得》一书中。"瘟"即瘟疫，亦称温疫。是感受自然界疫疠之气而引发的、多种流行性急性传染病的总称。所谓"疫疠之气"，又称毒气、戾气或杂气，是指具有强烈传染性的致病邪气。古人认为，疫病之气的产生及其致病流行，与久旱、酷热等反常气候有关。因此，瘟疫也可以理解为就是"热疫"。余氏认为温疫乃感四时不正疠气为病，力主火毒致病说，故在治疗上，余氏强调清热解毒、凉血滋阴为主，余师愚根据

127

当时温疫特点采取相应治疗方法，取得成功，他在前人理论基础上，结合自己的实践经验，拟清瘟败毒饮为主方，融清热、解毒、护阴为一法。为暑燥疫的治疗开拓了新的境地，对此，王孟英誉之"独识淫热之疫，别开生面，洵补昔贤之未逮，堪为仲景之功臣"。清瘟败毒饮所主治的证候，便是因疫毒邪气内侵脏腑，外窜肌表，气血两燔，表里俱盛的火热实证，清瘟败毒饮是综合白虎汤、犀角地黄汤、黄连解毒汤三方加减而成，其清热泻火、凉血解毒的作用颇强。

【方义阐释】

方中重用生石膏直清胃热，石膏配知母、甘草是白虎汤法，有清热保津之功，加以连翘、竹叶，轻清宣透，驱热外达，可以清透气分表里之热毒；再加芩、连、栀子（即黄连解毒汤法）通泄三焦，可清泄气分上下之火邪。诸药合用，目的在大清气分之热。犀角、生地、赤芍、丹皮共用，为犀角地黄汤法，专于凉血解毒，养阴化瘀，以清血分之热。以上三方合用，则气血两清的作用尤强。此外，玄参、桔梗、甘草、连翘同用，还能清润咽喉，治咽于肿痛；竹叶、栀子同用则清心利尿，导热下行。综合本方诸药的配伍，对疫毒火邪，充斥内外，气血两燔的证候，确为有效的良方。

【临床应用】

若斑一出，加大青叶，并少佐升麻1.2~1.5g；大便不通，加大黄；大渴不已，加石膏、天花粉；胸膈遏郁，加川连、枳壳、桔梗、瓜蒌霜。临证应用依病情灵活加减：头痛倾侧，加石膏、玄参、甘菊花；骨节烦痛，腰如被杖，加石膏、玄参、黄柏；火扰不寐，加石膏、犀角、琥珀、川连；周身如冰，加石膏、川连、犀角、黄柏、丹皮；四肢逆冷，加石膏；筋抽脉惕，加石膏、丹皮、胆草；大渴不已，加石膏、天花粉；胃热不食，加石膏、枳壳；口秽喷人，加石膏、川连、犀角；咽喉肿痛，加石膏、桔梗、玄参；颈颌肿痛，加石膏、桔梗、牛蒡子、夏枯草、紫花地丁；斑疹色青紫，紧束有根，加紫草、红花、归尾以通络行瘀。斑疹外出不快，兼见腹满胀痛，大便秘结，合调胃承气法，祛气分之壅，畅血分之滞。津伤而筋肉抽动，去桔梗之开肺，轻则加菊花、龙胆草凉肝泻肝；重则入羚羊角、钩藤凉肝息风。斑疹显露，神昏谵语，选加"三宝"以清心开窍。

用本方共治疗78例乙型脑炎，其中轻型17例，中型28例，重型22例，暴发型11例。方法：卫、气分证明显者，本方去犀角、牡丹皮，加金银花、大青叶等，并重用连翘、竹叶；营、血分证为主者，去连翘、竹叶，加麦冬、羚羊角、钩藤、全蝎等，并配用安宫牛黄丸或至宝丹等。

目前对于乙脑、流脑、败血症、流行性出血热、产后高热手足口病、白血病等病见于上述气血两燔证候者，也常用本方治疗。

【医案精选】

案一：重症肝炎

李某，男27岁，发热1周，伴目黄、身黄、尿黄入院。纳呆，神疲体倦，间有躁动，日呕吐3～5次，为胃内容物及酸水，尿如浓茶样。检查：体温38℃～38.5℃，巩膜皮肤深度黄染，心肺无异常，腹软，无腹水征，肝脾肋下未触及，无浮肿。实验室检查：谷氨酰转肽酶236IU／L，丙氨酸转氨酶163IU／L，总胆红素312μmol／L，结合胆红素506μmol／L。B超提示：肝脏较正常缩小。病情危重，故请上级某医院传染科主任会诊，意见为重症肝炎。经用中西药治疗5天症状未见好转，黄疸继续加深，体温升高到39℃～40℃。渴喜饮，干呕，不思食，神昏躁动，皮肤斑疹隐现，伴有鼻衄，舌红绛，苔黄干，脉弦细数。此属热毒内蕴，灼伤营血，遂投清瘟败毒饮治之。

处方：石膏（先煎）60g，水牛角（先煎）30g，牡丹皮、黄芩、黄连、竹茹各10g，栀子、连翘各15g，知母、玄参各12g，生地黄25g，桔梗8g，甘草6g。每日2剂，早晚各煎服1剂。

用药2天后热退（38℃），呕吐止，可进稀粥。效不更方，续上方服5天，体温正常，皮肤斑疹明显减少，黄疸减退，能进食烂饭，舌红绛，苔薄黄，脉弦滑，照上方去石膏、竹茹，加麦冬12g，石斛10g，每日1剂，治疗2周，黄疸明显消退，皮肤斑疹消失，诸症明显减轻，舌淡红，苔薄白。病情明显好转，上方去知母、连翘，加太子参15g，白术10g，茯苓12g，再调治4周，诸症消失，黄疸全部消退，胃纳如常，复查肝功能全部正常，病愈，追访半年无复发。

按：本痛之发黄，高热，口渴，呕吐，斑疹隐现，舌红绛，脉弦细数等症，乃热毒内蕴，入营动血，伤营劫阴所致。盖肝胆热毒内蕴，肝失疏泄，胆汁外溢肌肤发黄；肝气犯胃而呕吐，纳呆，热入营血则斑疹隐现，舌红绛，脉细数。故投清瘟败毒饮清热解毒，凉血救阴，药症相符，故能奏效。

［吕淑湘.清瘟败毒饮治疗危重病举隅.新中医，1998，8（7）］

案二：产后败血症

谢某，女性，26岁，农民。高热、时而谵语2天。患者15天前足日顺产一小孩，因3天前外出感受风寒后，出现寒战、高热不退，时而谵语而来院。查：体温40.2℃，脉搏120次／分钟，呼吸30次／分钟，血压90／60mmHg，发育正常，营养中等，急性重病面容，昏睡，前胸皮肤有散在红色斑疹，浅表淋巴结轻度肿大；心肺（－），腹软无明显压痛；妇科检查：会阴有Ⅱ度裂伤，局部红肿，有压痛，并有少许脓性分泌物；血红蛋白9g／L，红细胞3.0×10^{12}／L，白细胞18.2×10^{9}／L，嗜中性粒细胞0.88，淋巴细胞0.12；尿蛋白（＋），白细胞（＋），红细胞（＋）。诊为产后败血症。

患者持续高热，昏睡时有谵语，时而呻吟，并见散在之红色斑疹，舌质红苔黄，脉弦细数，属产后体虚，产褥不洁，外邪乘虚侵入营血，血热互结，瘀于胞宫，毒热炽盛，蒙蔽清阳所致。急以清热解毒，凉血养阴。

方用清瘟败毒饮加减：生地黄12g，黄连12g，黄芩15g，生石膏100g，知母12g，丹皮12g，栀子12g，夏枯草30g，金银花30g，石菖蒲15g，蚤休30g，赤芍12g，地龙15g，羚羊角（磨汁冲服）10g。水煎取汁2000mL，鼻饲2剂后热势下降，体温38％，病情稳定，神志清醒，能进食、服药，去石菖蒲、羚羊角，加丹参30g，桃仁10g，2剂热退，精神状况较好。后改用竹叶石膏汤加人参善后而愈。

按语：败血症多为金黄色葡萄球菌所致，临床起病急骤，高热、神不清等症酷似中医瘟疫热毒，充斥表里，为气血两燔之证。病势甚为危急，故急投以清热解毒、凉血泻火之重剂。清瘟败毒饮中多为大寒解毒、清热凉血之品，有着明显的清热、解毒凉营的作用，金银花、连翘、黄连、黄芩、知母、丹皮、栀子、夏枯草、蚤休等对多种细菌有杀灭和抑制作用，尤其是对金黄色葡萄球菌效力最著。身热和神志紊乱是本病的关键，故降低体温当属首要。热清则神志易恢复正常。如余师愚说："此皆大寒解毒之剂，故重用石膏，先平甚者，而诸经之火，自无不安矣。"用药则需大剂量投入而治大症。

[邓启玉.清瘟败毒饮加减治疗败血症3例.中国中医急症，2008，17（4）]

案三：脓疱型银屑病

马某，男，48岁，1993年4月入院。全身红斑、脱屑，伴瘙痒8年，加重半月。入院时患者头皮、四肢见片状红斑，覆有白色鳞屑，薄膜现象及点状出血阳性，颈、胸背见弥漫性红斑，浸润肿胀，大片脱屑，满布针头大小脓疱，部分融合成块状，瘙痒、灼痛，伴发热，食欲不振，口干欲饮，夜寐不安，尿黄赤，舌红，苔薄黄，脉弦数。

查体：体温38℃，脉搏92次／分钟，呼吸20次／分钟，血压110／80mmHg。血常规：白细胞6.2×10^9／L，中性粒细胞0.74，红细胞3.67×10^{12}／L，血红蛋白112g／L；尿常规：脓细胞（++）；血生化检查无异常；皮损脓液培养：无细菌生长。西医诊断：脓疱型银屑病。

中医诊断：白疕，证属热毒入营。治以清热凉血，解毒除湿之法，方用清瘟败毒饮加减。

处方：水牛角、生地黄、白茅根、白鲜皮各15g，土茯苓、生石膏各30g，白花蛇舌草、金银花、黄芩、牡丹皮、淡竹叶、知母、桔梗各10g，甘草5g。每天1剂，水煎服。双黄连注射液3.6g，加入5%高锰酸钾500mL中，静脉滴注，每天1次。1周后患者身热除，脓疱、红肿消退，皮损色暗。继续巩固治疗，共住院44天，临床痊愈出院。随访2年无复发。

按：急性重症皮肤病，皮损可见红斑、斑丘疹、皮色鲜红、自觉灼热、瘙痒，伴发热畏寒，舌红、苔黄等症，此均为火热之象，热在营血。运用清瘟败毒饮加减，本方重用石膏、知母，取白虎汤之意，透气分热，清热保津；黄连、黄芩、栀子通泻三焦火热；水牛角、生地黄、赤芍、牡丹皮入营、血分，凉血散瘀；再合连翘、玄参散浮游之火；桔梗载药上行；淡竹叶引热邪从小便而去。诸药相合，共奏清热解毒、凉血泻火之功。切中急性重症皮肤病病机。

［单敏洁.清瘟败毒饮治疗急性重症皮肤病举隅.新中医，2007，39（12）：70–71］

清营汤（《温病条辨》）

【药物组成】

犀角三钱，生地五钱，玄参三钱，竹叶心一钱，麦冬三钱，丹参二钱，黄连一钱五分，银花三钱，连翘（连心用）二钱。

【煎服方法与服用宜忌】

水八杯，煮取三杯，每日三服。服药期间忌食葱、蒜、韭菜、生姜、酒、辣椒、花椒、胡椒、桂皮、八角、小茴香等辛辣类食物。

【主治病证】

暑温，脉细数，或脉虚无力，身热夜甚，斑疹隐隐，神烦少寐，时有谵语，目常开不闭，或常闭不开，烦渴舌赤，舌绛而干。

【方歌】

清营汤治热传营，身热燥渴眠不宁，
犀地银翘玄连竹，丹麦清热更护阴。

【方证源流】

叶天士在《临证指南医案》中选用犀角、生地黄、玄参、竹叶心、丹参、连翘等药治疗温病热在营分证，效果显著，后吴鞠通在其著作《温病条辨》中根据叶氏记载的方药，归纳整理命名为清营汤，并对其进行了专门论述。其后随着温病学的发展与完善，清营汤逐渐被尊为温病学治疗热在营分证的经典方。虽然《临证指南医案》中有类似清营汤处方用药的验案多例，但现代学者一般公认清营汤为吴鞠通所创。吴鞠通在《温病条辨》中论及清营汤及其加减应用的条文总共有5条，如《温病条辨·上焦篇》暑温"脉虚，夜寐不安，烦渴舌赤，时有谵语，目常开不闭，或喜闭不开，暑入厥阴也。手厥阴暑温，清营汤主之，舌滑者，不可与也。清营汤方（咸寒苦甘法）：犀角三钱，生地五钱，元（玄）参三钱，竹叶心一钱，麦冬三钱，丹参二钱，黄连一钱五分，银花三钱，连翘连心用二钱。水八杯，煮取三杯，日三服"（《温病条辨·上焦篇》）。从吴氏原文来看，清营汤的组成有以上9味中药，可用于治疗手太阴温病热在营分证、手厥阴暑温、阳明温病深入营分、暑痫等。清营汤的组方原则是根据《素问·至真要大论》"热淫于内，治以咸寒，佐以甘苦"而确定的"咸寒苦甘法"。

【方义阐释】

清营汤的功用在于清营解毒，透热养阴。

方中犀角咸寒，吴氏谓其"灵异味咸，辟秽解毒，所谓灵犀一点通，善通心气，色黑补水，亦能补离中之虚"，说明犀角既能解营分热毒，又能凉血散瘀，还能滋阴；玄参"味苦咸微寒，壮水制火，通二便，启肾水上潮于天，其能治液干，固不待言"，说明玄参既能降火解毒，又能滋阴凉营，二者为方中主药。温邪初入营分，又气分热邪未尽，故用黄连苦寒泄火解毒，竹叶清心透热，连翘泄络中之热，金银花以清热解毒，并透热于外，使邪热转出气分而解。叶天士在《外感温热篇》中提出入营尤可透热转气，此法是清营汤的一大特色；又因热伤阴津，故辅用生地黄甘寒凉血滋阴；麦冬甘寒养阴益胃生津；再加一味丹参协助主药以清热凉血，既可与黄连相配共奏清心之效，又可养血活络散瘀，以防血与热结，且引诸药入心而清热。诸药合用透热解毒，清营养阴。本方的配伍特点是以清营解毒为主，配以养阴生津和"透热转气"，使入营之邪透出气分而解，诸症自愈。

【临床应用】

本方主治温病热邪传入营分证。

现代清营汤常用于治疗乙型脑炎、流行性脑脊髓膜炎、脑出血、败血症、肠伤寒，或其他热性病证属热入营分者。若寸脉大，舌干较甚者，可去黄连，以免苦燥伤阴；若营阴受伤较重，舌干，可去黄连苦燥；若热陷心包而窍闭神昏者，可与安宫牛黄丸或至宝丹合用以清心开窍；若营热动风而见痉厥抽搐者，可配用紫雪丹，或方中直接配加羚羊角、钩藤、地龙这一类，以清热凉肝，息风止痉；若兼热痰，可加竹沥、天竺黄、川贝母之属，清热涤痰；营热多系由气分传入，初入营分，气分热还明显，气方热盛，可重用金银花、连翘、黄连，或更加石膏、知母，及大青叶、板蓝根、贯众之属，增强清热解毒之力，以气分热毒为主。还用于暑热之邪入心包，见高热烦渴、烦躁不眠、抽搐。是方有清热解毒、滋阴活血之功。

【医案精选】

案一：暑入心营（中暑）

某初病伏暑，伤于气分，微热渴饮，邪犯肺卫。失治邪张，逆走膻中，遂舌绛缩，小便忽闭，鼻眉爆裂，口疮耳聋，神呆。由气分之邪热，蔓延于血分矣。夫肺主卫，心主营，营卫二气，昼夜行于经络之间，与邪相遇或凉或热。今则入于络，津液被劫，必渐昏寐，所谓内闭外脱。

鲜生地、连翘、玄参、犀角、石菖蒲、金银花。

按：本证属暑入心营。犀角既能解营分热毒，又能凉血散瘀，还能滋阴；玄参既能降火解毒，又能滋阴凉营，二者为方中主药；连翘泄络中之热，金银花以清热解毒，并透热于外，使邪热转出气分而解；石菖蒲开窍醒神之功。各药同用则是证得解。

（刘更生.临证指南医案.北京：华夏出版社，1997）

案二：顽固性湿疹

姜某，男，75岁，2001年5月28日

一诊，症见：四肢、踝部及足背红斑、丘疹、抓痕、血痂等，以右踝部及足部为重，伴有渗出、黄色结痂，剧烈瘙痒，反复发作2年多，曾先后就诊于各大西医院等未获明显疗效，就诊前也曾就诊于中医院，亦收效不显，患者面部红赤，易手足心热，舌质红绛，有裂纹，舌苔薄黄，浮腻、剥落相间，脉弦数。诊断为：湿疹。药用玄参25g，麦冬20g，生地20g，白芍40g，川牛膝15g，茜草20g，紫草20g，丹皮15g，黄柏15g，竹叶10g，砂仁10g，生扁豆15g，生甘草10g，钩藤40g，珍珠母40g，炒泽泻15g，白芷10g，生姜7.5g。10付，250mL水煎日两次温服。

二诊：药后面红手足心热均减，四肢症状明显消退，右踝部及足背渗出亦明显减轻，瘙痒显著缓解，舌裂纹变浅。效不更方，原方10付。

三诊：四肢皮疹已完全消退，右踝部及足部已无渗出，结痂基本消退，现仅偶有瘙痒，舌质变淡、裂纹基本消失，苔薄。继续服用两个月，疗效稳定，皮疹完全消退，对运动、饮酒和局部刺激耐受增强。

按：本例为缠绵难愈的湿疹患者，属中医"斑疹"范畴。斑疹者，皆邪热内陷营分的征象。正如章虚谷所说："热闭营中，则多成斑疹。"该患症见："舌质红绛，有裂纹，舌苔薄黄，浮腻、剥落相间。"可知病机特点为气分湿热与血分虚热并存。阴虚生内热，邪热内迫营血；兼之气分湿热阻滞，营血分热邪不能外达，从肌肤血络而出，则发湿疹。面部红赤，手足心热，皆为营热阴伤的表现。治疗此类患者，应以养阴和血，祛湿透热为主，切不可过用寒凉，以防冰伏湿邪，热更不解。方用清营汤清营热、养营阴、透营热，加黄柏、砂仁、生扁豆、炒泽泻、白芷清利气分湿热，紫草、茜草清血分热，一诊方即收到明显疗效，两月后病灶基本痊愈。

[肖倩倩，张晓光，张吉芳，等.温病经方清营汤辨证论治疑难杂病四则.中医药通报，2011，10（2）]

案三：癌症术后发热

鲍某，男，74岁，2009年12月3日一诊。结肠癌术后3周，伴持续发热，激素控制效果不理想，就诊时症见低热，体温37.3℃；食欲不振，食后恶心欲呕，舌质红绛，苔薄而干裂，脉弦数。

方用：玄参25g，麦冬20g，生地20g，白芍40g，川牛膝15g，生鳖甲25g，青蒿10g，丹皮15g，知母15g，竹叶10g，鱼腥草15g，苏子10g，旋覆花10g，砂仁10g，赭石40g，生扁豆15g，珍珠母40g，钩藤40g，生姜10g。5付后，体温即降至正常。

丛某，男，82岁，2009年12月14日一诊。胃癌术后一个半月。症见：低热，恶心、呕吐、腹泻，身体消瘦。舌质暗红，少量浮腻黑苔，脉沉弦滑，左脉更甚。

方用：玄参25g，生地20g，麦冬20g，白芍40g，生鳖甲25g，青蒿10g，竹茹10g，苏子10g，旋覆花10g，赭石40g，生白术10g，炒神曲20g，白芷10g，丹皮15g，珍珠母40g，生牡蛎40g，生龙骨40g，生姜10g。8付之后，发热、恶心、呕吐、腹泻症状均消失。

按：本组病例均为癌症术后发热患者。癌症术后发热，主要有以下两方面原因：①癌瘤为患最易伤阴耗气，导致阴液不足；或患者素为阴虚之体，病后导致阴虚症状渐加重。手术疗法虽能解除局部"标实"，却不能改善全身的"本虚"。所以，术前的阴虚状况得不到解除是癌症术后发热的第一原因。②手术切除中，体液丢失过多，术后没及时补充；或放射治疗引起"热毒伤阴"，都可以导致阴虚内热。"初为气结在经，久则血伤入络"，癌症发病本为痰浊、瘀血阻滞经络，气血运行受阻，病邪久罹，必入血络。而手术治疗又直接伤营动血。故而，营热阴伤是癌症术后发热的主要病机特点。

鲍案症见夜热早凉，咽干，舌红，脉细数，证属阴虚内热，治法本着解肌透邪、清营养阴除热而设。方用清营汤合青蒿鳖甲汤加减，以清营汤清营、养阴、透热，合以青蒿鳖甲汤方之鳖甲滋阴清热、入络搜邪，青蒿清热透络，引邪外出，达到清营热、养营阴、透邪热的治疗效果，辨证准确，切中病机，5剂而愈。

丛案从"舌质暗红，浮腻黑苔"的舌象分析，可知病入营血，兼有气分湿热。老年久病，又经术后，身体消瘦，正气较虚，阴伤较重；阴不制阳，阳气蒸动则为湿热；脾胃虚弱，失于健运，亦生湿热；湿热注于下焦，表现为腹泻不止。故治宜养阴清热并举：滋养营阴，清利湿热。处方以清营汤养阴清热，合以青蒿鳖甲汤方之鳖甲滋阴清热、入络搜邪；青蒿清热透络，引邪外出；白术、白芷燥湿止泻；生牡蛎滋阴潜阳止泻；生龙骨涩肠止泻。一诊方服完第3付后，左臂皮肤出现紫红色皮疹的有效透邪反应；8付之后，腹泻停止。

［肖倩倩，张晓光，张吉芳，等.温病经方清营汤辨证论治疑难杂病四则.中医药通报，2011，10（2）］

犀角地黄汤（引《温病条辨》）

【药物组成】

犀角一两，生地黄八两，芍药三两，牡丹皮二两。

【煎服方法与服用宜忌】

上药，以水九升，煮取三升，分三次服。本方寒凉清滋，对于阳虚失血，脾胃虚弱者忌用。

【主治病证】

热灼血分。身灼热，躁扰不安，昏狂谵妄，斑疹显露，或斑色紫黑，或吐、衄、便、尿血，舌质深绛，脉细数。

【方歌】

犀角地黄芍药丹，清热凉血散瘀专，

热入血分服之安，蓄血伤络吐衄斑。

【方证源流】

本方原名芍药地黄汤，系东晋陈延之《小品方》所制。因《小品方》原书已佚，今见于《外台秘要》卷二引《小品方》中。用于治疗伤寒和温病，应发汗而不发之，内有蓄血，其人脉大来迟，腹不满，自言腹满，及鼻衄、吐血不尽，内余瘀血，面黄，大便黑者。《备急千金要方》卷十二载本方，始名犀角地黄汤，主治病同《小品方》。清代温病学派创立"卫气营血"学说，认为热邪"入血就恐耗血动血，直须凉血散血"，主张用犀角地黄汤治疗热入血分证。吴瑭在其著作《温病条辨》卷一中用犀角地黄汤合银翘散治疗"太阴温病，血从上溢"。认为"血从上溢，温邪逼迫血液上走清道，循清窍而出，故以银翘散败温毒，以犀角地黄汤清血分伏热。"又《温病条辨》卷三曰："时欲漱口不欲咽，大便黑而易者，有瘀血也，犀角地黄汤主之。"并解释曰："邪在血分，不欲饮水，热邪燥液口干，又欲求救于水，故但欲漱口，不欲咽也。瘀血溢于肠间，血色久瘀则黑，血性柔润，故大便黑而欲解也。犀角味咸，入下焦血分以清热，地黄去积聚而补阴，故用此清剂以调之也。"后世医家根据该方具有清热解毒、凉血散血的功效，将其作为治疗温热之邪燔于血分的代表方剂。

【方义阐释】

本方功用在于清热解毒，凉血散瘀。

叶桂曰："入血就恐耗血动血，直须凉血散血"（《外感温热篇》）。本方正是以凉血散瘀为治疗大法。方用犀角为君，具有苦咸寒之效，归心、肝经，清心肝而解热毒，且寒而不遏，直入血分而凉血。血热得清，其血自宁。热盛伤阴又加失血，若不滋阴则阴液难以自复，故臣以生地甘苦性寒，入心、肝、肾经，清热凉血，养阴生津，一可复已失之阴血，二可助犀角解血分之热，又能止血。芍药酸苦微寒，"酸，收也，泄也，芍药之酸，收阴气而泄邪气"，牡丹皮"其味苦而微辛，其气寒而无毒……辛以散结聚，苦寒除血热，入血分，凉血热之要药也……热去则血凉，凉则新血生，阴气复，阴气复则火不炎而无因热生风之证矣"，又以其能活血散瘀，可收化斑之效，两味用以佐药。四药合用，共成清热解毒、凉血散瘀之剂。

本方的配伍特点：一是于清热之中兼以养阴，使热清血宁而无耗血动血之虑；二是凉血散血并用，凉血止血而又无冰伏留瘀之弊。

【临床应用】

本方主治热毒深陷血分的耗血、动血证。以各种失血，斑色紫黑，神昏谵语，身热舌绛为证治要点。失血甚者可加藕节、白茅根等，神昏者配合安宫牛黄丸、苏合香丸等开窍醒神之剂联合使用，斑疹严重者，可加茜草、红花、三七、化斑汤等，热毒炽盛者可加大黄、虎杖、蒲公英、黄芩、大黄、栀子等，伴有痰者，加夏枯草、菖蒲等。吐血不尽，内有瘀血、大便黑，喜妄如狂者加大黄二两，黄芩三两。

亦可用于现代血小板减少性紫癜，加当归补血汤补气生血，加太子参、麦冬、知母益气养阴；免疫性溶血性贫血，配以大、小蓟凉血止血，石膏、木通清热利湿，鸡血藤补血活血，王不留行祛瘀生新；过敏性紫癜，多配伍防风、乌梅，见有齿衄、鼻衄者加炒栀子、白茅根，高热、口渴、汗出者加白虎加人参汤，血尿、蛋白尿者加大小蓟等。

【医案精选】

案一：邪热入血（惊厥）

顾幼。病甫3日，壮热口噤，角弓反张，舌尖红绛；无论触动转侧，皆能引起痉之发作，睡梦中时时叫唤，直其两腿有抵抗感。其病灶在脑，勉拟下方，聊尽人谋。乌犀尖（磨冲）1.5g，鲜生地32g，粉丹皮9g，赤芍9g，地龙9g，蚤休5g，钩藤9g，明天麻5g，蝎尾（研冲）0.9g，当归芦荟丸（包）5g。

按：惊厥是儿科临床常见症状，中医称为惊风，有急惊、慢惊之别，顾案高热、神昏、舌绛，为温邪入于营血，药以犀角地黄汤凉血清营为主，佐以天麻、蝎尾、钩藤等平肝息风。陈案病程较长，抽搐不止，则取附子理中汤加蝎尾等味。同为惊厥而有寒热虚实之异。

（章次公.章次公医案.南京：江苏科学技术出版社，1980）

案二：健忘瘀血内阻（记忆力减退）

周某，男，41岁，公务员。其妻代诉，病发于3年前，病初容易忘记事物，约半年后，所做之事基本上在较短时间内全部忘掉，犹如痴呆，几经住院治疗，可治疗效果不够理想，曾多次检查，也未发现异常，诊断结果不明。刻诊，肌肤粗糙，口干舌燥，且不欲饮水，强欲饮水则不欲下咽，舌质红比较明显，苔薄略黄，脉细。诊为瘀血内阻证，以犀角地黄汤加味：水牛角30g，赤芍18g，丹皮12g，生地18g，桂枝10g，怀牛膝20g，水蛭8g，虻虫8g。6剂，1日1剂，水煎分3次服。之后，以前方服用60余剂，记忆力基本恢复正常。

按：记忆力减退，从中医辨治多补肾养心，笔者在诊断时根据病证表现，参阅张仲景所论"口燥，但欲漱水不欲咽……为有瘀血"。以此而抓住审证要点，用犀角地黄汤清热凉血散瘀，加桂枝通经散瘀，怀牛膝以引血下行，水蛭、虻虫破血逐瘀，诸药相互为用，以达治疗目的。

（王付.用方临证指要.北京：学苑出版社，2005）

案三：肺胃风热内迫（鼻衄）

李左。鼻衄如注，脉象弦大，肺胃风热内迫，恐致厥脱。

犀角尖五分，细生地三钱，炒丹皮一钱五分，生赤芍一钱五分，绿豆衣五钱，麦冬三钱，黑山栀三钱，大黄（酒蒸）二钱，藕汁一杯，玄参肉三钱，白茅花一两五钱。

按：鼻衄如注乃热迫血妄行，故以犀角地黄汤为主清血分热治其本，又以藕汁、白茅根、黑山栀止血治其标，从而标本兼顾。

（张聿青.张聿青医案.北京：人民卫生出版社，2006）

清宫汤（《温病条辨》）

【药物组成】

玄参心三钱，莲子心二钱五分，竹叶卷心二钱，连翘心二钱，犀角（水牛角代，磨冲）二钱，连心麦冬三钱。

【煎服方法与服用宜忌】

水煎服，日两次温服。勿再过食寒凉、生冷、油腻、甜食等助湿之品。

【主治病证】

主治外感温病，发汗而汗出过多，耗伤心液，以致邪陷心包。发热心烦，舌赤或绛，舌蹇，脉细数者，神昏谵语。

【方歌】

清宫汤用莲子心，犀角麦冬与玄参，

竹叶连翘透心热，或加沥胆菖郁金。

【方证源流】

清宫汤治太阴温病之属，用咸寒甘苦治法以清膻中，谓之清宫者，以膻中为心之宫城也。清宫汤即清营汤去生地、丹参、金银花、黄连，加莲子组成的。主清透心营之热而育养心阴。因心包卫护心脏，为心主之宫墙，所以清心包之热称为"清宫"。本方出自《温病条辨·上焦篇》第十六条："太阴温病，不可发汗，发汗而汗不出者，必发斑疹，汗出过多者，必神昏谵语……神昏谵语者，清宫汤主之。""太阴温病，不可发汗。""汗出过多者，必神昏谵语。"原书用药特点是犀角取尖，余皆用心，凡心有生生不已之意，俱用心者，意取同类相投，心能入心，即以清心包之热，补肾中之水，且以解毒辟秽，救性命于微芒，自古以来并无明文去心，张隐庵说："不知始自何人，相沿已外，而不可改。"据吴瑭考证，可能自陶弘景"诸心入心，能令人烦"之一语起，殊不知麦冬无毒载在上品，久服身轻，又怎会能令人烦。陶氏之去麦冬心，智者千虑之失。

【方义阐释】

清宫汤功用在于清心解毒，养阴生津。

清宫汤即清营汤去生地、丹参、金银花、黄连，加莲子组成的。是以咸寒甘苦法，清膻中之方。犀角取尖，灵异味咸，辟秽解毒，方中玄参，味苦属水补虚，二药清心解毒养阴为君；连翘像心能退心热，竹叶心锐而中空，能通窍清火为臣；莲子心，甘苦咸，倒生根，由心走肾，能使心火下通于肾，又回环上升，能使肾水上潮于心，莲子心、连心麦冬补养心肾之阴，共为佐使药。此方独取其心，以散心中秽浊之结气。诸药合用，共成清热养阴之功。用于上证，可使心营热清，水火交融，热毒清解，心神得安。

若与清营汤相较，则本方重在清心包之热，兼以养阴辟秽解毒；清营汤重在清营中之热，兼以透热转气，故所治各有不同。

【临床应用】

清宫汤主治温病热陷心包。

若痰热盛，加竹沥、梨汁各五匙以清热化痰，润肺生津；若咯痰不清，加瓜蒌皮一钱五分以清热化痰宽胸；若热毒盛，加金汁、人中黄以清热解毒；若渐欲神昏，加金银花三钱，荷叶二钱，石菖蒲一钱以宣热化痰，芳香开窍；若湿温邪入心包，神昏肢厥，则清宫汤去莲子心、麦冬，加金银花、赤小豆皮，煎送至宝丹；若暑温弥散三焦，久留气分，用清宫汤加知母、金银花、竹沥以清心热，护心阴。

本方现代临床可用来治疗崩漏以及产后阴道异常出血，血虚加枸杞子10g，当归10g；气虚加太子参15g，白术10g；血热加地榆炭10g等。急慢性心衰，可加郁金、小青叶、石菖蒲等。急慢性重症肝炎，可加莲子心、石菖蒲、郁金等，并合安宫牛黄丸。

【医案精选】

案一：邪闭心包

顾饮酒又能纳谷，是内风主乎消烁。当春尽夏初，阳气弛张，遂致偏中，诊脉左弦且坚，肌腠隐约斑点，面色光亮而赤，舌苔灰黄。其中必夹伏温邪，内闭神昏。治法以清络宣窍，勿以攻风截痰，扶助温邪。平定廓清，冀其带病久延而已。

犀角、生地、玄参、连翘心、郁金、小青叶、竹叶心、石菖蒲。

又目瞑舌缩，神昏如辟，邪入心包络中，心神为蒙，为之内闭。前已经论及，温邪郁热，乃无形质，而医药都是性质气味，正如隔靴搔痒。近代喻嘉言议谓芳香逐秽宣窍，颇为合理。绝症难挽天机，用意聊尽人工。至宝丹四丸，均四服，凉开水调化。

按：本案为温邪所致神昏窍闭，治当清络宣窍。方中玄参，味苦属水补虚，犀角，善通心气，色黑补水，二药清心解毒养阴；连翘像心能退心热；竹叶心锐而中空，能通窍清火；石菖蒲、至宝丹芳香醒神开窍。

（叶天士.临证指南医案.北京：华夏出版社，1997）

案二：痰蒙心包（黄疸重症）

田某，男，20岁。1961年5月9日初诊。全身乏力、食欲不振已有两周，双眼巩膜发黄4天。全身皮肤有明显黄染，无皮疹及蜘蛛痣。西医诊断为"黄疸型传染性肝炎"，予以保肝治疗。5月8日病情恶化而收入住院。

诊见：患者神志不清，时有谵语，舌质红，苔薄黄，脉弦滑。

立法：予千金犀角散、清宫汤加减，加安宫牛黄丸。

方药：犀角粉（分冲）3g，升麻10g，茵陈3g，山栀10g，连翘15g，莲子心9g，竹叶心1g，玄参15g，麦冬15g，甘草10g。安宫牛黄丸1丸，日2次。

二诊：5月10日。神志昏迷，肝上界于第5肋间，肝下界第10为肋间。仍于原方加广郁金15g，石菖蒲15g，益元散（包煎）10g。

三诊：5月11日。患者神志已清醒。舌红苔灰黑而润，脉数无力。效不更方。

四诊：5月12日。神志完全清醒，且能说话，仍宗原方。

按：黄疸重症，湿热痰浊内陷心包，急则治标，当以清心辟秽，开窍醒神为要，故选犀角散合清宫汤，方中犀角辟秽解毒，莲子心、竹叶心等以心达心，开窍醒神，更以安宫牛黄丸清心开窍，辅以连翘、升麻清热解毒，茵陈、山栀清热利湿，玄参、麦冬养阴生津，乃溯本求源之治。标本兼顾，则起死回生有望也。

（董建华.中国现代名中医医案精华.北京：北京出版社，1990）

案三：风火痰热内闭心包（中风）

张某，男，62岁，于1992年5月20日突然昏倒，中风不语，请医生到家诊治。

诊见：患者不省人事，面赤身热，气粗口臭，牙关紧闭，口合眼闭，肢体强痉，呼之不醒，脉弦滑数。

辨证：中风闭证之阳闭。

立法：清心开窍，化痰息风。

方药：玄参129，莲子心6g，竹叶6g，连翘6g，麦冬9g，石菖蒲9g，山羊角15g，菊花9g，夏枯草g9，石决明129，栀子9g，丹皮9g，生地12g，全蝎3g。水煎服。

因患者牙关紧闭，以鼻饲法给药。1剂后，口开目眵，神已清醒，继则2剂，诸证骤然大减。

按：患者系风火痰热之邪，内闭经络，侵袭膻中，膻中系心脏之外卫，则心窍即迷；而肝阳暴张，阳开风动，气血上逆，夹痰火上蒙清窍，故脑亦失灵。清宫汤专清包络邪热，连翘、竹叶清心泄热；玄参、莲子心、麦冬清心滋液；石菖蒲豁痰透窍；

山羊角平肝息风；配菊花、夏枯草使火降风息，气血下归；石决明育阴潜阳；栀子、丹皮、生地凉血清热。众药合用共奏清心开窍、化痰息风之效。

［王福林.清宫汤加减治疗急症临证举隅.中国社区医师，1997，（6）］

加减复脉汤（《温病条辨》）

【药物组成】

炙甘草六钱，干地黄六钱，生白芍六钱，麦冬（不去心）五钱，阿胶三钱，麻仁三钱。

【煎服方法与服用宜忌】

水八杯，煮取三杯，分三次服。剧者加甘草至一两，地黄、白芍八钱，麦冬七钱，日三夜一服。若邪热尚盛者，则不宜用，以防恋邪。

【主治病证】

温热邪在阳明久羁，或已下，或未下。身热面赤，口干舌燥，甚则齿干唇裂，脉虚大，手足心热甚于手足背者。或温病误用升散，脉结代，甚者脉两至者；或汗下后，口燥咽干，神倦欲眠，舌赤苔老者。

【方歌】

炙甘草参枣地胶，麻仁麦桂姜酒熬，

益气养血温通脉，结代心悸肺痿疗，

加芍去参枣桂姜，加减复脉滋阴饶。

【方证源流】

加减复脉汤源于《伤寒论》炙甘草汤，炙甘草汤又名复脉汤。《伤寒论》第177条谓："伤寒脉结代，心动悸，炙甘草汤主之。"其方为：炙甘草（炙）四两，生姜（切）三两，人参二两，生地黄一斤，桂枝（去皮）三两，生白芍六钱，麦门冬（去心）半升，阿胶二两，麻仁半升，大枣三十枚。上九味，以清酒七升，水八升，先煮八味，取三升，去滓，内胶烊消尽。温服一升，日三服。本方具有益气滋阴、复阳通脉的功效。其证是由伤寒汗、吐、下或失血后，或杂病气血不足，阳气不振所致。因之炙甘草用量大，有益气补心、缓急定悸之功，故方名曰炙甘草汤，又有复脉之效，而名复脉汤。叶天士推崇张仲景的炙甘草汤并灵活变通，临证中广泛运用于内科杂病和温病的治疗中，取得了极佳的临床疗效。吴鞠通选择《临证指南医案》中应用复脉汤的医案，整理出了加减复脉汤证。如他在《温病条辨·下焦篇》中说："在仲景当日，治伤于寒者之结代，自有取于参、桂、姜、枣，浮脉中之阳。今治伤于温者之阳亢阴竭，不得再补其阳也。用古法而不拘用古方，医者之化裁也。"全方共奏滋阴退热、养液润燥之功，为治疗温邪深入下焦，肝肾阴伤之主方。吴瑭先生在仲景复脉汤之前，冠以"加减"二字，仍用复脉之名，是便于后学对脉结代之象究属伤寒或温热之因，能予明析。不仅伤寒阳之不足会出现脉象结代，而温热病阴之不足亦能出现。然二者的病因是根本不同的。

【方义阐释】

加减复脉汤功用在于滋阴养血，生津润燥。

吴瑭先生在仲景复脉汤原方基础上，去人参、生姜、桂枝、大枣，加白芍治疗温热病之脉虚大或迟缓结代，乃阴亏血涩使然。用加减复脉汤，重在复脉中之阴，而不可再用阳药以伤阴。方中炙甘草配白芍，即酸甘化阴以滋养阴液；生地、麦冬、阿胶滋阴补血；麻仁甘能益气、润能去燥。白芍、生地、麦冬皆寒凉之品，阿胶、麻仁、炙甘草均属平性之物。诸药配伍法属甘润存津、功专救阴，可清虚热。唯其药性滋润，必真阴耗损，热由虚生者方可用之。往往温热病后期，要使阴复则阳留，庶可不至于死者，非此莫救。

【临床应用】

吴氏改炙甘草汤温阳复脉为养阴复脉，指出加减复脉汤的适应证有五：一是，阳明病，温邪久羁中焦，伤少阴癸水者，或已下，或未下而阴竭者，若中无结粪，邪热少而虚热多，其人脉必虚，手足心热甚于手足背，以复脉汤复其津液，阴复则阳留，庶可不至于死也；二是，温病误表，津液被劫，心之气液受伤，而心中震震，舌绛神昏者，以复脉汤复其津液；三是，温病精脱耳聋者，初则阳火三闭，阴津不得上承，清窍不通，继则阳亢阴竭，故温病六七日以外，壮火少减，阴火内炽，耳聋者，悉以复脉复其肾精，阴精足能养诸窍耶；四是，汗下后，口燥咽干，神倦欲眠，舌赤苔老，与复脉汤，滋养少阴之阴精，少阴精足而后能生；五是，温病误用升散，伤及心阴，而脉结代，甚则脉两至者，重与复脉，以养心肾之阴，先治心疾，后治他病。可见，加减复脉汤是滋养心血复脉的主方，为临床治疗各种阴液亏虚所致的病证，提供了借鉴，扩大了临床应用范围。

一甲、二甲、三甲复脉汤适用于温病热在下焦，出现阴虚热炽，阴液下泄，症见便溏者，则宜滋阴固摄，当选一甲复脉汤，方由加减复脉汤去麻仁加牡蛎而成。若真阴欲竭，虚风将起，证见手指蠕动者，治宜滋阴潜阳，以加减复脉汤加生牡蛎五钱，生鳖甲八钱，以滋阴潜阳息风，名二甲复脉汤。若兼心中憺憺大动，甚则心中痛，脉象细促，此乃温热伤阴，阴亏已甚，虚风内动，治宜滋阴息风，用三甲复脉汤主之，即在二甲复脉汤中加生龟板一两以助滋阴息风之力。临证若见神倦瘛疭，脉气虚弱，舌绛苔少，有时时欲脱之势者，为真阴大亏，虚风内动，急宜味厚滋补之品以滋阴养液，柔肝息风，用大定风珠主之，即三甲复脉汤基础加五味子。

本方现代常用于功能性心律不齐、期外收缩、冠心病、风湿性心脏病、病毒性心肌炎、甲状腺功能亢进等而有心悸、气短、脉结代等属阴血不足，阳气虚弱者。

【医案精选】

案一：心神气阴亏虚

刘某，男，65岁，退休干部，2006年10月17日就诊。

患者确诊为冠心病已有8年，近年来时常出现胸闷不适、时有心悸烦热、口干咽燥、大便秘结、西药无法改善其阴虚燥热症状，遂来就诊。查其舌质光绛无苔，边有瘀点，脉沉细缓。辨证为心肾阴虚，气滞血瘀。治宜滋养心肾阴液，理气通络。方用加减复脉汤加味。处方：

炙甘草10g，干地黄24g，生白芍15g，麦冬15g，阿胶（烊化冲服）10g，麻仁10g，丹参15g，全瓜蒌24g。5剂，常法煎服。

药后口干咽燥症状明显好转，大便通畅，胸闷得以舒缓，原方再进5剂，患者感觉舒适，诸症缓解，嘱其注意饮食清淡，适当运动，不定期服用本方，1年多来症状基本得以解除。

按：本例患者见胸闷不适，心悸烦热，乃阴血不足，心脉失养所致；口干咽燥，大便秘结，舌光绛无苔，脉沉细缓，乃阴液亏虚，无津上乘，无液润肠见症；胸闷，舌边有瘀点，乃久病入络之症状。用炙甘草补益心脾之气，干地黄滋补肾阴，麦冬、阿胶滋心阴养心血，麻仁润肠通便，丹参活血通络，祛瘀止痛，全瓜蒌宽胸散结，润肠通便。切中病机，故能获得良效。

［陈锦芳.加减复脉汤的临床应用.江苏中医药，2008，40（3）］

案二：蝮蛇咬伤至心肌损害

潘某，男，15岁，1995年8月16日入院。2日前在田埂边捉螃蟹时不慎右手中指被蝮蛇咬伤。咬伤后29小时入院，曾在当地医院经局部清创排毒，经脉注射抗蝮蛇毒血清等治疗。入院时患者右上肢肿胀、疼痛，心悸，胸闷，乏力，动辄气急。查体：体温37.3℃，脉搏96次/分钟，呼吸25次/分钟，血压14/10kPa。面色淡白，精神软弱，口唇轻度紫绀，右上肢肿胀至肩关节下方，有片状皮下出血；心浊音界向左扩大，心前区第一心音减低，闻及3级收缩期杂音，早搏3～5次/分钟。实验室检查：血常规：血红蛋白

10g/L，红细胞2.8×10^{12}/L，白细胞10.2×10^9/L（中性粒细胞0.75，淋巴细胞0.1254），尿常规：潜血（+++），蛋白（+）；心电图检查ST-T改变，早搏4次/分钟。胸片显示：左心室肥大。诊断：蝮蛇咬伤并发心肌损害重型。治疗：治以清解余毒、益气补血、滋阴复脉法。

处方：炙甘草15g，炒党参10g，炙黄芪15g，麦冬10g，阿胶珠10g，赤、白芍各15g，炒生地10g，半边莲30g，半枝莲30g，白花蛇舌草15g，车前子（包）15g，苦参15g。2剂，水煎服。2天后，早搏减少，心悸、气急等明显减轻，前方去苦参，4剂。住院治疗17天痊愈出院。

按：江浙短尾蝮蛇是以血循毒为主的混合毒类蛇种，且含心脏毒素。心脏毒素能使心肌细胞膜损坏，抑制细胞膜的酶，改变膜的通透性，抑制细胞膜的主动转运过程，影响心肌代谢，导致心肌坏死。蝮蛇咬伤后引起的心悸损害比率较高，我院不完全统计，发生率在20%～30%，文献报告较高的达53%。在观察过程中，心肌损害较轻者，随病情好转而逐渐恢复，无需特殊治疗。而严重的心肌损害，如果治疗不及时，病变进一步加重，则将造成严重后果，甚至导致患者死亡。加减复脉汤具有益气滋阴、补血复脉的功效，能有效改善心肌代谢，加速心肌细胞的修复；配合半边莲、半枝莲、白花蛇舌草等具有较强清热解毒作用的药物以解蛇毒，阻止蛇毒的进一步损害，临床实践证明，蝮蛇咬伤引起的心肌损害，采用复脉汤加减为主的治疗方法，不失为一种合理、有效的治疗方法。

［赵炎，许增宝，庄连奎.加减复脉汤治疗蝮蛇咬伤致心肌损害96例.实用中西医结合临床，2003，3（5）］

案三：冠心病

曾某，女，70岁，退休教师。2007年12月14日诊。

患冠心病近15年，近年来时常发生心前区憋闷疼痛，经冠状动脉造影确诊为冠状动脉右侧支管腔狭窄直径缩小达95％，严重影响血供。3天前在南京军区福州总医院做经皮冠状动脉支架置入手术，术后第2天极度疲乏，汗出淋漓，患者有糖尿病，要求中药配合治疗就诊时见，精神疲惫，自汗多，渴不欲饮，胸微闷，大便偏干，舌质光红无苔，脉细弱。辨证为心肾气阴亏虚，气不敛津。治宜益气养阴，敛阴止汗。方用加减复脉汤合生脉散加减。处方：炙甘草10g，干地黄24g，生白芍15g，麦冬15g，人参15g，五味子10g。3剂。常法煎服。药后汗止，诸症好转，夜寐稍差，舌苔薄白，脉细缓。照上方去五味子，加茯苓10g，再服5剂，症状基本消除。

按：本例患者有糖尿病病史，素体气阴不足，术后气阴更加亏虚。临床上阴液亏虚心肾失养则神疲倦怠，口渴不欲饮，舌质光红无苔，脉细弱；心气虚则胸微闷，脉弱无力，气虚不能敛津液则自汗多；阴虚肠道失润则大便干。方用加减复脉汤滋养阴液，生脉散益气生津、敛阴止汗，阴复气升则诸症得以消除。

［陈锦芳.加减复脉汤的临床应用.江苏中医药，2008，40（3）］

三甲复脉汤（《温病条辨》）

【药物组成】

炙甘草六钱，干地黄六钱，生白芍六钱，麦冬（不去心）五钱，阿胶三钱，麻仁三钱，生牡蛎五钱，生鳖甲八钱，生龟板一两。

【煎服方法与服用宜忌】

水八杯，煮取八分三杯，分三次服。邪热尚盛者，则不宜用，以防恋邪。

【主治病证】

手足蠕动或瘈疭，心中憺憺大动，甚则时时欲脱，形消神倦，齿黑唇裂，舌干绛或光绛无苔，脉虚。

【方歌】

三甲五味鸡子黄，麦地胶芍炒麻桑，

阴液亏虚又动风，滋阴息风是妙方。

【方证源流】

三甲复脉汤是吴鞠通在加减复脉汤的基础上加味而创制的具有滋阴复脉、潜阳息风的方剂，加减复脉汤化裁于张仲景的炙甘草汤，为临床治疗各种阴液亏虚所致的病证提供了借鉴，扩大了临床应用范围。

《温病条辨·下焦篇》云："下焦温病，热深厥甚，脉细促，心中憺憺大动，甚则心中痛者，三甲复脉汤主之。"

前二甲复脉，防痉厥之渐；即痉厥已作，亦可以二甲复脉止厥。兹又加龟板三甲者，以心中大动，甚则痛而然也。心中动者，火以水为体，肝风鸱张，立刻有吸尽西江之势，肾水本虚，不能济肝而后发痉，既痉而水难猝补，心之本体欲失，故憺憺然大动也。甚则痛者，"阴维为病主心痛"，此证热久伤阴，八脉丽于肝肾，肝肾虚而累及阴维故心痛，非如寒气客于心胸之心痛可用温通。故以镇肾气、补任脉、通阴维之龟板止心痛，合入肝搜邪之二甲，相济成功也。

【方义阐释】

三甲复脉汤功用在于滋阴清热，潜阳息风。

吴瑭先生在仲景复脉汤原方基础上，去人参、生姜、桂枝、大枣，加白芍治疗温热病之脉虚大或迟缓结代，乃阴亏血涩使然。用加减复脉汤，重在复脉中之阴，而不可再用阳药以伤阴。方中炙甘草配白芍，即酸甘化阴以滋养阴液；生地、麦冬、阿胶滋阴补血；麻仁甘能益气，润能去燥。白芍、生地、麦冬皆寒凉之品，阿胶、麻仁、炙甘草均属平性之物。本方加生牡蛎、生龟板、生鳖甲，因而有良好的软坚散结作用及滋阴潜阳作用，诸药配伍滋阴清热，潜阳息风。

【临床应用】

三甲复脉汤、大定风珠等一系列复脉辈方剂，用于温病后期肝肾阴亏之证，更好地发挥了临床疗效。温病热在下焦，出现阴虚热炽，阴液下泄，症见便溏者，则宜滋阴固摄，当选一甲复脉汤，方由加减复脉汤去麻仁加牡蛎而成。若真阴欲竭，虚风将起，症见手指蠕动者，治宜滋阴潜阳，以加减复脉汤加生牡蛎五钱，生鳖甲八钱，以滋阴潜阳息风，名二甲复脉汤。

三甲复脉汤在临床上运用广泛，凡证属阴虚风动者皆可以本方施治。尤其是对因缺钙所引起的病变有较好疗效。因本方除对人体有直接补益作用外，尚可增加血钙。如牡蛎、龟板、鳖甲均含大量钙质，口服阿胶又可促进钙的吸收，使血钙浓度显著地增高，这不仅可纠正人体钙质的平衡，且能抑制横纹肌的兴奋性及降低血管壁的通透性。另外，芍药、甘草对肌肉，特别是平滑肌有解痉作用。地黄、芍药尚有镇静之功。

【医案精选】

案一：老年性皮肤瘙痒症

患者，男，71岁，2006年10月9日初诊。患者周身皮肤瘙痒半年，加剧1个月。昼轻夜甚，夜难安卧，伴头晕目胀，心烦易怒，咽干便结。曾服西药抗过敏、复合维生素及葡萄糖酸钙之剂，收效虽捷，但停药复作，遂要求服中药治疗。有高血压病史20年，素服依那普利，血压多能控制在正常范围内，近因身痒少眠，血压波动较大，又加服天海力，以助降压。

查：形体消瘦，皮肤干燥，搔痕明显，鳞屑可见，血痂累累。舌质暗红，苔少，脉细弦。血压150／90mmHg。诊断：①老年性皮肤瘙痒症；②高血压病。证属阴虚血弱，肝阳上扰，虚风内动。治宜滋阴养血，潜阳息风，活血凉血。

方用三甲复脉汤加减：甘草6g，生地黄12g，白芍15g，赤芍15g，麦门冬、阿胶（烊化）各9g，火麻仁、生牡蛎（先煎）、生鳖甲（先煎）、生龟板（先煎）各24g，菊花（后下）、白蒺藜各10g。药服5剂，皮肤瘙痒及咽干减轻，头晕目胀症除，大便通畅，情绪稳定，血压正常，但夜寐仍不实，上方去菊花，加炒酸枣仁30g，继服7剂，皮肤瘙痒基本消除，已能安卧，唯饮食欠佳，上方加陈皮9g，炒麦芽24g。5剂后，诸症悉除。再遣原方5剂，隔日1剂，以资巩固。

按：老年性皮肤瘙痒症秋冬易患。多由于阴血不足，皮肤失养，肝风内生，风胜则痒。临证多用《医宗金鉴》的当归饮子加减治疗，多能收效。因本案发病既有阴血不足、皮肤失养、虚风内作之表现，如皮肤干燥，周身瘙痒，昼轻夜重，舌暗红，苔少，脉细；又有水不涵木，肝阳上亢之候，如头晕目胀，心烦易怒，脉弦。故选用三甲复脉汤加减，方证更为相符。方中生地黄、白芍、麦门冬、阿胶、火麻仁滋阴养血润肤；且生地黄之清热凉血，与赤芍的凉血活血相伍，充分体现了"治风先治血，血行风自灭"之理；生牡蛎、生鳖甲、生龟板共伍既可育阴潜阳，又可镇肝安神，加菊花、白蒺藜以清利头目，平肝息风；甘草清热和中，调和诸药。诸药相伍，标本兼治，自当收功。

［南晋生.三甲复脉汤新用.中国民间疗法，2008，（12）］

案二：慢性荨麻疹

患者，女，26岁，2003年7月12日初诊。全身反复发作风团4年。患者4年前夏季未服过任何药物和特殊饮食而突发风团，周身发痒，经服中药而愈，以后每至夏季或遇热则作，曾先后用中药及抗过敏药物等，效果不著。查：全身可见散在大小不等风团，色红而不甚。舌尖红赤，苔薄白，中心剥脱，脉细弦数。诊断：慢性荨麻疹。证属阴虚生风，心火炽盛。治宜滋阴凉血，清热息风。

方用三甲复脉汤加减：生甘草6g，生地30g，赤芍、牡丹皮各15g，阿胶（烊化）、火麻仁各9g，生牡蛎（先煎）、生鳖甲（先煎）、生龟板（先煎）各20g，白蒺藜10g，炒栀子、黄连各6g。药服5剂，风团渐退，瘙痒不甚，继服7剂，风团消除。次年夏季，又发作一次，但病轻势缓，经用上方调治6剂而愈。后随访2年未作。

按：慢性荨麻疹多顽固难愈，必须详审细辨，求因而治。本案虽病发时长，但发病特点显著，夏季而作，遇热易发，舌尖红赤，此心火炽盛之征，而心既主火，心主血脉，天人相应，外诱里发，理当清心凉血消风，但结合患者舌苔中心剥脱，说明素体阴虚，或内火炽盛灼阴所为，故血热生风与阴虚生风病机共见，治当滋阴凉血、清热息风并举。故以三甲复脉汤加白蒺藜、牡丹皮滋阴凉血，活血息风；伍炒栀子、黄连以清心泻火。全方补泻兼施，标本同治，收效当捷。

［南晋生.三甲复脉汤新用.中国民间疗法，2008，（12）］

案三：女阴瘙痒症

患者，女，72岁，2007年3月12日初诊。患者阴部瘙痒3个月。3个月前无明显诱因出现阴部瘙痒，伴咽干口渴，腰困，双膝关节疼痛，着风后尤剧。妇科检查除阴部可见搔痕和血痂外，余未见异常。空腹血糖及餐后2小时血糖亦正常，双膝关节正侧位片示"退行性病变"，风湿性疾患经某院检查已排除，舌质红，无苔，脉细数。诊断：①女阴瘙痒症；②双膝关节骨质增生。证属肝肾阴亏，虚风内生。治宜滋补肝肾，息风止痒。

方用三甲复脉汤加减：甘草6g，生地黄24g，赤芍、麦门冬各15g，阿胶（烊化）、火麻仁各9g，生牡蛎（先煎）、生鳖甲（先煎）、生龟板（先煎）各15g，白蒺藜、独活各9g，怀牛膝30g，知母6g。5剂，日1剂分3次煎，头煎、二煎混匀分早晚各服1次。三煎取汁半盆，半温时熏洗患处，每日2次，每次15分钟。5日后复诊，自诉瘙痒及口渴减轻，余症如故，舌红象减。上方加桑寄生15g，继服7剂，阴痒、口渴症除，腰困及双膝关节疼痛亦减轻，舌淡红，中心苔薄白，脉细。上方去麦门冬、知母、赤芍，加炒杜仲10g，延胡索15g，威灵仙12g，继服7剂，以治腰膝困痛。

按：阴部为肝肾两经循行之处，患者舌红、无苔、脉细数，又见咽干口渴及腰膝困痛之症，属肾阴不足、肝失涵养、虚风内生无疑。故用三甲复脉汤加白蒺藜、独活滋阴息风，标本兼顾；配知母清热润燥，使其耗阴无由；伍怀牛膝补肝肾，引诸药直达病所。药证合拍，内服外洗，内外合治，功宏效速。

［南晋生.三甲复脉汤新用.中国民间疗法，2008，（10）］

大定风珠（《温病条辨》）

【药物组成】

生白芍六钱，阿胶三钱，生龟板四钱，干地黄六钱，麻仁二

钱，五味子二钱，生牡蛎四钱，麦冬（连心）六钱，炙甘草四钱
鸡子黄（生）二枚，鳖甲（生）四钱。

【煎服方法与服用宜忌】

水八杯，煮取三杯，去滓，再入鸡子黄，搅令相得，分3次
服。在服药期间宜食鸭肉、猪肉、鸡蛋、甲鱼等，忌吃辛辣温燥
之物如辣椒、胡椒、白酒、荔枝、桂圆、狗肉、羊肉等。

【主治病证】

阴虚动风证。温病后期，神倦瘛疭，脉气虚弱，舌绛苔少，
有时时欲脱之势者。

【方歌】

　大定风珠鸡子黄，再合加减复脉汤，

　三甲并同五味子，滋阴息风是妙方。

【方证源流】

大定风珠出自《温病条辨·下焦篇》第十六条："热邪久
羁，吸烁真阴，或因误表，或因妄攻，神倦瘛疭，脉气虚弱，舌
绛苔少，时时欲脱者，大定风珠主之。"吴鞠通曰："名定风珠
者，以鸡子黄宛如珠形，得巽木之精，而能息肝风。肝为巽木，
巽为风也。龟亦有珠，具真武之德而镇震木，震为雷，在人为
胆，雷动而未有无风者，雷静而风亦静矣。元阳真上巅顶，龙上
于天也。制龙者，龟也。古有豢龙御龙之法，失传已久，其大要
不出乎此。"本方为治风之剂，方中多用甘润救阴之药，尤添鸡
子黄其形如珠，功在滋阴液，息风阳，因作用较"小定风珠"为
强，故称"大定风珠"。本方组成原则遵以下二家之意：其一，

163

《医原》卷下用药大要论："若夫水族，如龟板、鳖甲诸品，禀干刚之气，得坎水之精，体刚质柔，味咸而淡，能攻坚软坚，能燥湿清热，能滋阴潜阳，一药三用，阴虚夹湿热者、血燥结块者，用之尤宜。"其二：叶氏在《叶天士医案精华》虚劳案中提到："阳外泄为汗，阴下注则遗，二气造偏，阴虚热胜。脑为髓海，腹是至阴。皆阳乘于阴，然阳气有余。益见阴弱，无以交恋其阳。因病致偏，偏久致损，坐功运气，阴阳未协，损不肯复。"由于阴阳不和，所以阴虚而不复，所以本方用滋阴潜阳之品，调和阴阳。同时叶氏在《临证指南医案》卷一肝风中也提到"某内风，乃身中阳气之动变，甘酸之属宜之。（肝阴虚）生地、阿胶、牡蛎、炙草、萸肉炭，王阳挟内风上巅。"本方用甘酸之品敛阴正合其意。

【方义阐释】

大定风珠功用在于滋阴息风，本方证乃温病后期，邪热久羁，灼伤真阴；或因误汗、妄攻，重伤阴液所致。本方的配伍特点有三：其一，本方用血肉有情之品鸡子黄、阿胶为君，吴鞠通自释鸡子黄"为血肉有情，生生不已，乃奠安中焦之圣品……能上通心气，下达肾气……其气焦臭，故上补心，其味咸寒，故下补肾"，阿胶甘平滋润，入肝补血，入肾滋阴。二药合用，为滋阴息风的主要配伍。其二，以大队滋阴养液药为主，配以介类潜阳之品，重用生白芍、干地黄、麦冬壮水涵木，滋阴柔肝，麻仁养阴润燥，阴虚则阳浮，故以龟板、鳖甲、牡蛎介类潜镇之品，以滋阴潜阳，重镇息风。其三，运用甘酸化阴法，五味子酸收，与滋阴药相伍，而能收敛真阴；白芍、甘草相配，又具酸甘化阴之功。本方寓息风于滋养之中，使真阴得复，浮阳得潜，则虚风自息。

【临床应用】

现代临床在应用此方的基础上向两个方向发展：一是加强滋阴息风之效，适宜肾精亏虚较甚而伴有时时欲脱者如加人参、麦冬、枸杞等；二是本方加入敛津止汗之药可以治疗气虚自汗，如龙骨、人参、小麦等。

临床上治疗小儿高热不退伴抽搐时，多用大定风珠加减，可酌加天麻、地龙等止痉息风。报道指出帕金森病主要临床表现为肢体震颤肌强直，运动减少，姿势异常。由于本病西医学治疗需终身服药，但随服药时间的延长，可出现许多副作用如口干，心悸等，可在西药治疗的基础上用大定风珠加减，临床证明大定风珠能明显提高西药疗效，降低副作用。在治疗病毒性脑炎时，见高热，头痛，抽搐，神昏，舌绛无苔，脉细虚数，昭示温毒内陷心包，耗竭真阴之机，用大定风珠填补真阴以益脑补髓，柔肝息风，加西洋参生津清火，紫雪丹、菖蒲、远志清心开窍，全方扶正却邪，既有醒脑镇痉之功，又可抑制病毒对大脑中枢的损害，防止后遗症的形成。大定风珠可用于乙脑后遗症、放疗后舌萎缩、甲亢、神经性震颤、病毒性脑炎、佝偻病、维生素D缺乏性手足抽搐等阴虚动风证。

现代临床上本方也有用于内科杂病中的心力衰竭、间歇性抽搐、放疗后的舌萎缩、急性肾衰伴有精神障碍者、慢性肝炎、肝纤维化、慢性肾衰、癥病等。

【医案精选】

案一：肝厥

三兄夫人二十二岁除夕日亥时先是产后受寒痹痛，医用桂附等极刚热之品，服之大效。医见其效也，以为此人非此不可，用之一年有余。不知温燥与温养不同，可以治病，不可以养生，以致少阳津液被劫无余，厥阴头痛，单巅顶一点，痛不可忍，畏明，至于窗间有豆大微光，即大叫，必室如黑漆而后少安，一日厥去四五次。脉弦细数，按之无力，危急已极，勉与定风珠潜阳育阴，以息肝风。

真大生地八钱，麻仁四钱，生白芍四钱，麦冬（带心）四钱，海参二条，生阿胶四钱，生龟板六钱，炙甘草五钱，生牡蛎六钱，生鳖甲六钱，鸡子黄（二枚，去渣后化入搅匀）煮成八杯，去渣，上火煎成四杯，不时频服。

正月初一日微见小效，加鲍鱼片一两，煮成十杯，去渣，煎至五杯，频服。

初四日腰以上发热，腰以下冰凉，上下浑如两截；身左半有汗，身右半无汗，左右浑如两畔。自古方书未见是症，窃思古人云：琴瑟不调，必改弦而更张之，此症当令其复厥，厥后再安则愈。照前方定风珠减半，加青蒿八分，当夜即厥二三次。

初五日照前方定风珠原分量一帖，服后厥止神安。

初七日仍照前方。

初八日方皆如前，渐不畏明，至正月二十日外，撤去帏帐，汤药服至二月春分后，与专翁大生膏一料痊愈。

按：本例是由于用桂附等极刚热之品，灼伤阴液导致肝失所养出现的肝厥，用大定风珠潜阳育阴，以熄肝风，初一加入鲍鱼加强养阴之效，后加入青蒿治疗阴虚发热。本案用大定风珠再根据其他症状适当加减，辨证论治。

（吴瑭.吴鞠通医案.上海：上海科学技术出版社，2010）

案二：甲状腺功能亢进症

患者，女性，22岁，1991年8月15日初诊。患者6个月前因工作操劳过度并连续几天睡眠不足，渐觉口干舌燥，咽喉微痛，继而出现头晕目眩，心悸怔忡，情绪不稳，容易激动和失眠梦多，遂到当地医院就诊，诊为神经症和窦性心动过速（心电图心率115次/分钟），给予普萘洛尔、谷维素、地西泮、苯巴比妥等药物治疗，病情无明显改善，经朋友介绍而来找余诊治。

患者就诊时可见头晕目眩，心悸怔忡，失眠多梦，消瘦乏力症状外，还兼见面色潮红，汗多，双手颤抖（闭眼时更甚），双眼珠突出，明亮有神，颈项肿大，质软，可随吞咽上下移动，口苦咽干，苔薄黄，脉弦细数。予检查甲状腺功能，确诊为甲状腺功能亢进症，遂投大定风珠加夏枯草、海藻、昆布、栀子，水煎服，日1剂。服药10剂后，患者自觉症状逐渐减轻，然后去山栀子，再进20剂，诸症俱消，体重增加，颈项肿物消失，复查甲状腺功能均正常，随访多次未见复发。

按：甲状腺功能亢进症，多属中医"瘿气"范畴，常发病于青、中年。多属气滞、虚火、痰凝所致，气滞则肝郁，郁而化火，或扰心神则心悸怔忡，失眠多梦，火灼阴液，阴液亏损，筋脉失养则虚风内动，表现为双手抖动，头晕目眩，舌红少苔，脉象细数。阴虚则火旺，火炼津液成痰，痰气相搏而致颈项肿大，因此治疗本病应以滋阴息风、化痰软坚为治疗大法。拟大定风珠加减，滋阴养液，填补亏损之真阴，平息内动之虚风。加夏枯草、海藻、昆布化痰软坚，加栀子清泻肝火。

[何秀明.大定风珠治疗甲状腺机能亢进症举隅.按摩与导引，1995，（1）]

案三：耳聋

胡某，男，8岁。1966年8月5日初诊。

患儿1个月前罹患重症乙脑，经当地卫生院用中西药物治疗12天，基本治愈出院，刻下耳聋不能闻声，语言迟缓，声音不清，面色萎黄，饮食减少，精神疲乏，小便黄短，大便干结，舌质红，舌白干，脉细无力。

辨证：肝肾阴亏，耳窍失养。

治法：滋补肝肾，兼以益气。拟大定风珠加减：生地黄18g，生白芍12g，阿胶（另蒸化兑）9g，龟板9g，鳖甲9g，火麻仁6g，五味子3g，生牡蛎12g，麦冬12g，生甘草3g，党参15g，煅磁石12g，鸡子黄2个。将药煎好后，取汁，加入阿胶汁及鸡子黄1个，搅匀，徐徐服下。每日1剂，分两次服。取8剂后，听力略有进步，能于近处辨音，宗原方再服。25剂后听力恢复正常。

按：本例是温病久热伤阴之乙脑后遗症，耳聋，由于辨证为肝肾阴亏，耳窍失养。所以方用大定风珠加减，大定风珠为滋阴息风的主方，其中加入煅磁石能聪耳明目，由于其精神疲乏，脉细无力加入党参益气。诸药配合滋补肝肾，兼以益气。

［罗道揆.大定风珠加减治疗流行性乙脑后遗症.上海中医药杂志，1986，（9）］

黄连阿胶汤（引《温病条辨》）

【药物组成】

黄连四钱，黄芩二钱，芍药二钱，鸡子黄二枚，阿胶三钱。

【煎服方法与服用宜忌】

以上五味，以水八杯，先煮三物，取三杯，去滓，内胶烊尽，小冷，内鸡子黄，搅令相得，日三服。忌服辛辣、刺激、油腻饮食。

【主治病证】

少阴温病，真阴欲竭，状火复炽，心中烦，不得卧；邪火内攻，热伤阴血，下利脓血。

【方歌】

黄连阿胶治少阴，不眠脉细烦在心，

鸡卵白芍与黄芩，水升火降法可钦。

【方证源流】

本方出自《伤寒论》第30条，治疗少阴病，清·吴鞠通的《温病条辨》下焦篇第11条，只是用量上作了变化，谓："少阴温病，真阴欲竭，壮火复炽，心烦，不得卧者，黄连阿胶汤主之。"并注释曰："此证阴阳各自为道不相交互，去死不远。故以黄芩从黄连，外泻壮火而内坚真阴；以芍药从阿胶，内护真阴而外捍亢阳。其交关变化全在一鸡子黄。盖鸡子黄有地球之象为血肉有情，生生不已，乃奠安中焦之圣品。有甘草之功能而灵于甘草。其正中有孔，故能上通心气，下达肾气，居中以达两头……通彻上下，合阿胶能预熄内风之震动也。"

《医学衷中参西录》：黄连味苦入心，性凉解热，故重用之以解心中发烦，辅以黄芩，恐心中之热扰及肺也，又肺为肾之上源，清肺亦所以清肾也。芍药味兼苦酸，其苦也善降，其酸也善收，能收降浮越之阳，使之下归其宅，而性凉又能滋阴，兼能利便，故善滋补肾阴，更能引肾中外感之热自小便出也。阿胶其性善滋阴，又善潜伏，能直入肾中以生肾水。鸡子黄中含有副肾髓质之分泌素，推以同气相求之理，更能直入肾中以益肾水，肾水充足，自能胜热逐邪以上镇心火之妄动，而心中发烦自愈矣。

【方义阐释】

黄连味苦入心，性凉解热，故重用之以解心中发烦，辅以黄芩，恐心中之热扰及于肺也，又肺为肾之上源，清肺亦所以清肾也。芍药味兼苦酸，其苦也善降，其酸也善收，能收降浮越之阳，使之下归其宅，而性凉又能滋阴，兼能利便，故善滋补肾阴，更能引肾中外感之热自小便出也。阿胶其性善滋阴，又善潜伏，能直入肾中以生肾水。鸡子黄能直入肾中以益肾水，肾水充足，自能胜热逐邪以上镇心火之妄动，而心中发烦自愈矣。

【临床应用】

本方可用于怔忡，加五味子敛心气之耗散，珍珠末安神定惊。不寐，更用龟板、五味子养阴敛阴；羚羊骨、珍珠末清肝镇惊，泽泻泻肝火；酸枣仁、夜交藤养心安神。盗汗，加女贞子、旱莲草、菟丝子、生地黄、枸杞子调护肝肾，浮小麦止汗。

现代临床用于治疗顽固性失眠，用黄连阿胶汤加生地治疗；脑神经衰弱失眠症，以黄连阿胶汤加肉桂；舌苔剥落不生，黄连阿胶汤去芩，加大生地；伏暑酿痫，黄连阿胶汤加建神曲、南楂炭、广橘白；产后发热，黄连阿胶汤加肉桂。

【医案精选】

案一：不寐

患者，女，58岁。于2000年12月16日初诊。患者心烦不寐3年余，近半年病情加重，入睡困难，睡则易惊醒，且胆怯害怕。刻诊，颜面潮红，手足心热，腰膝酸困，神疲乏力，舌红苔少，脉细弦。据此辨为肾水不足，心火上炎，心肾不交之失眠证。治宜清心火，滋肾阴，重镇安神。处方：

第一方：黄连10g，黄芩10g，生白芍10g，阿胶（烊化）10g，鸡子黄（兑服）2枚，炙甘草10g，茯神20g，炒枣仁20g，煅龙骨（先煎）20g，煅牡蛎（先煎）20g，磁石30g（先煎），朱砂（冲服）8g。

第二方：柴胡10g，黄芩10g，半夏10g，党参6g，茯神20g，炒枣仁20g，煅龙骨（先煎）20g，生铁落（先煎）30g，桂枝10g，生大黄（后下）3g，朱砂（冲服）8g。上两方各3剂交替服用。

12月23日，药后心烦失眠，颜面潮红均有减轻，现症见全身乏力，手足心热，胆怯害怕，舌红苔少，脉细。治以养血安神，清热除烦，处方：炒枣仁30g，川芎10g，茯神20g，知母10g，炙甘草10g，龙齿（先煎）30g，煅龙骨（先煎）20g，煅牡蛎（先煎）20g，生铁落（先煎）30g，黄芩10g，丹皮10g，生大黄（后下）3g，朱砂（冲服）8g。服药5剂后痊愈。

按：《医效秘传·不得眠》曰"夜以阴为主，阴气盛则目闭而安卧，若阴虚为阳所胜，则终夜烦扰而不眠也。"该患者因肾水亏虚不能上济心火而致阴虚火旺故不寐也；颜面潮红，手足心热，舌红苔少，脉细弦为阴虚火旺之故；神疲乏力，胆怯害怕则因心胆气虚所致。故针对阴虚火旺证处第一方，方中以黄连阿胶汤清心火，滋肾阴；并配以茯神、酸枣仁，加强养心安神之力，加入煅龙牡、磁石、朱砂重镇安神。同时针对患者心胆气虚证又处第二方，方中柴胡、黄芩疏散退热；党参益心胆之气；半夏、茯神化痰宁心安神；龙齿、生铁落镇惊开窍宁神；炒枣仁养肝安神宁心；桂枝引火归原；大黄少量引火下行；煅龙骨、煅牡蛎、朱砂重镇安神，全方诸药共奏益气镇惊、安神定志之功。6剂后阴虚之证缓解，患者又表现出以心胆气虚证为主，故改用酸枣仁汤为主方，用以养血安神，清热除烦；并配以重镇安神之品而告愈。

［陈宝明.黄连阿胶汤.基层医学论坛，2005，9（6）］

案二：舌痛

患者，女，63岁。就诊于2002年3月10日。患者舌疼痛难忍9月余，每于夜间12时后加重，伴两目干涩，口唇干裂，大便秘结，舌红苔少欠津，脉弦细。当地医院诊断为舌炎。余在初诊时辨为心火内盛之证，拟导赤散加减，药后前证未消，二、三诊又以莲子清心饮为主方加减化裁治疗，收效甚微。四诊时前述症状未变，又细问其病情，得知患者自发病以来，经常心烦失眠，头晕耳鸣，于是辨为肾阴不足，心火亢盛，心肾不交之证，治以滋阴清热降火。

处方：黄连10g，黄芩10g，生白芍10g，阿胶（烊化）10g，鸡子黄（兑服）2枚、肉桂6g，生地10g，炙甘草6g。6剂水煎服。五诊，服上药后舌痛顿减，其他症状均有所缓解，故继服上方10余剂而愈。

按：经曰"舌为心之苗窍"，心阴虚，阴不制阳而致心火炽盛，心火上炎则见舌痛；火为阳邪，易耗津液，故见两目干涩，口唇干裂，大便秘结等津液不足之症；舌红苔少欠津，脉弦细亦为阴虚火旺之症。初诊及二、三诊中患者均以上述症状为主，故以导赤散、莲子清心饮为主方加减治疗，只因补肾水之力不足而致疗效不佳。四诊中余根据心烦失眠、头晕耳鸣等肾阴亏虚之症，辨证为心肾不交证，改方用黄连阿胶汤清心火、滋肾水以交通心肾；方中又入肉桂为引火归原，与黄连共用以取交泰丸之意，使心神得安；生地增强滋阴之力；炙甘草调和诸药。诸药共用使水火既济，心肾相交，诸证减轻，五诊时守方6剂以巩固疗效而见愈。

［陈宝明.黄连阿胶汤.基层医学论坛，2005，9（6）］

案三：盗汗

常某，女，45岁，2003年9月初诊。以夜间阵发性出汗伴心悸2周为主诉就诊，诉近半年来月经量少，易烦躁，经前乳房胀痛，近2周来出现夜间阵发性盗汗，伴心悸，自觉时冷时热，但体温正常，舌偏红，苔薄白，脉细数。

处方：黄连、甘草各6g；阿胶（烊冲）、白芍、菟丝子、枸杞子、麦冬、女贞子、旱莲草各15g，生地黄20g，浮小麦30g。

服药1周自觉症状明显减轻，效不更方，再进6剂，盗汗心悸等症基本消失，此后隔日服中药1剂，并于行经期进补雪蛤，调治2个月，随访半年未再发。

按：该患者属更年期综合征，盗汗是其中的一症，根据舌脉症综合辨证，属阴血不足，阴虚火旺。病证涉及心肝肾三脏，本例除用黄连阿胶汤泻火坚阴外，更调护肾阴、肝阴，黄连清心除烦，阿胶养阴补血，女贞子、旱莲草、菟丝子、生地黄、枸杞子调护肝肾；浮小麦止汗。诸药合用，诸证俱消。

［王小萍.黄连阿胶汤治验3则.河南中医，2004，24（6）］

青蒿鳖甲汤（《温病条辨》）

【药物组成】

青蒿三钱，知母二钱，细生地四钱，鳖甲五钱，丹皮二钱。

【煎服方法与服用宜忌】

水五杯，煮取二杯，日再服（现代用法：水煎服）。阴虚欲抽搐者，不宜用本方。

【主治病证】

温病后期，邪伏阴分证。表现为夜热早凉，热退无汗，能食形瘦，舌红少苔，脉数。

174

【方歌】

青蒿鳖甲地知丹，热自阴来仔细辨，

夜热早凉无汗出，养阴透热服之安。

【方证源流】

青蒿鳖甲汤出自清代温病学家吴鞠通所著《温病条辨》一书，该书两处见有青蒿鳖甲汤：①《温病条辨·卷二·中焦篇·湿温》：条文：脉左弦，暮热早凉，汗解渴饮，少阳疟偏于热重者，青蒿鳖甲汤主之。方剂：青蒿鳖甲汤方（苦辛咸寒法）。青蒿三钱，知母二钱，桑叶二钱，鳖甲五钱，丹皮二钱，天花粉二钱。水五杯，煮取二杯，疟来前分两次温服。②《温病条辨·卷三·下焦篇·风温》：条文：夜热早凉，热退无汗，热自阴来者，青蒿鳖甲汤主之。方剂：青蒿鳖甲汤方（辛凉合甘寒法）。青蒿二钱，鳖甲五钱，细生地四钱，知母二钱，丹皮三钱。水五杯，煮取二杯，日再服。两方同名，但药物组成和主治证稍有差异，与下焦篇的青蒿鳖甲汤相比，中焦篇方有桑叶、天花粉而无生地。中焦篇用青蒿鳖甲汤治疗少阳疟之偏于热重者，下焦篇用青蒿鳖甲汤治温病后期邪热深入下焦，夜热早凉，热退无汗之证。相比之下，中焦篇方清热之力较重，兼透少阳气分之热；下焦篇方养阴之力较强，侧重透达伏阴之热。而叶天士的《临证指南医案·温热》王案中载有："夜热早凉，热退无汗，其热从阴来，故能食、形瘦、脉数左盛。二月不解，治在血分，生鳖甲、青蒿、细生地、知母、丹皮、淡竹叶。"吴氏在叶氏用药基础上去淡竹叶，创青蒿鳖甲汤。

由此可见，青蒿鳖甲汤源自于叶天士之验方，经吴鞠通精心化裁，冠以方名，作出方论，而创立的传世名方。用于温病后期，津液已伤，邪热未净，深伏阴分之证。

【方义阐释】

青蒿鳖甲汤功用在养阴透热。

青蒿鳖甲汤治温病后期邪热深入下焦，夜热早凉，热退无汗之证。因"热自阴来"为本证的病机，法当滋阴透热。吴氏在叶氏用药基础上去淡竹叶，创青蒿鳖甲汤。吴氏认为："邪气深伏阴分，混处于气血之中，不能纯用养阴，又非壮火，更不得任用枯燥，故以鳖甲蠕动之物入肝经至阴之分，既能养阴，又能入经搜邪，以青蒿芳香逐秽开络，从少阳领邪外出。细生地清阴络之热，丹皮泻血中之伏火，知母者，知病之母也，佐鳖甲、青蒿而搜剔之功焉，再此方有先入后出之妙。青蒿不能自入阴分，有鳖甲领之入也；鳖甲不能独出阴分，有青蒿领之出也"古大抵阴虚邪伏之热。必须"滋阴"透邪并进，亦即标本兼治之法，方能有效。

吴氏在领悟和继承叶氏遣药组方规律的基础上，灵活化裁，使青蒿鳖甲汤方证更为切合，配伍更为严谨。养阴不留邪，祛邪而不伤正。共成滋阴清热、透邪外出之功。

【临床应用】

若暮热早凉，汗解渴饮，可去生地，加天花粉以清热生津止渴。

现代临床用于病毒性心肌炎后遗症，加黄连、橘红、炒枳实清热和胃化痰；治疗神经衰弱，阴液足则热可伏，加用交泰丸；失眠加酸枣仁养心安神；高血压病加知母滋阴，黄柏泻火；加肉桂温肾，以利湿浊之气化，小便短少，加白茅根滋阴利尿，杭菊花清肝明目，茺蔚子祛瘀导滞，并有利于血压之稳定。

临床可用于治疗热性病后期、小儿夏季热、肺结核、肾结核、肾盂肾炎等病而有上述病证者。

【医案精选】

案一：邪伏阴分（变应性疾患）

患者女性，53岁，主诉身痒7年。患者7年前出现身痒，先起于足部，后发展至全身，痒时全身出现红色风团，大小不一，形态各异，位置不定，出没迅速，痒退后不留痕迹，此证每年冬天稍轻，夏天加重，早晨稍轻，午后加重，与饮食、休息无关，但大便干，排便时间较长，近两年来时感潮热。查体未见异常体征，舌红，苔薄白，舌上有裂纹，脉弦细。

处方：青蒿9g，鳖甲15g，生地12g，知母6g，丹皮9g，麻黄3g，白芥子6g。3剂，每日1剂，水煎，分2次服。

二诊：患者诉身痒较前缓解，继续给前方加银柴胡10g，胡黄连10g，再予3剂，水煎服。嘱少食辛辣。以清淡饮食为主，调情志，并冲服蜂蜜，随访4个月不再身痒。

按：西医认为身痒是一种变态反应性疾患，为临床多发病。中医认为"痒自风来"，本例患者发作时身上出现红色风团，出没迅速，符合风邪善行而数变的特点。中医认为，人与自然密切相关，人体的生理活动和病理变化是随着四时气候变化而相应变化的。根据本案患者症状和舌、脉象属于阴虚，按照阴阳学说午后阳有入阴之势，故阴相对不足，故身痒加重；夏为阳、冬为阴，故夏季相对阴更不足，身痒症状更加明显，且夏季主邪为暑，属易耗气伤津，使阴更虚。青蒿鳖甲汤切中病机，故能获效。

[张军瑞，姚福东.青蒿鳖甲汤新用.湖南中医杂志，2008，24（6）]

案二：邪伏阴分（低热）

患者女，37岁，工人，1977年8月因低热一年零四个月，经西药退烧、抗菌和中药治疗无效，而来我院就诊。发烧一年多来，体温很少恢复正常，最低37.3℃（腋下），最高37.8℃~37.9℃。体温降至37.3℃~37.4℃时，无任何自觉症状。上升至37.8℃~37.9℃时，则周身酸懒、乏力、不欲食、口渴等。

查：体温37.7℃，自觉发热口渴，上午轻，下午重，严重时有恶寒头疼。舌苔黄而微薄，质红。脉象沉细而数。X光胸部透视：心肺正常。血象检查：白细胞7.4×10^9/L，中性粒细胞0.62，淋巴细胞0.38，血沉：5毫米/小时。

处方：青蒿12g，鳖甲15g，知母8g，生地15g，丹皮9g。水煎服，每晚一剂。上方连服两剂，体温恢复正常。随即复诊，令其再进两剂，以巩固疗效。半年后追访，发烧未曾再作。

按：分析此证，发热上午轻，下午重，为病在阴分，口渴、舌红为有热，脉沉细而数，病程长，为邪深伏而化热，邪伏阴分。《温病条辨》曰：热自阴来者，青蒿鳖甲汤主之。吾采用青蒿鳖甲汤原方治疗。

［付治，顾春生.青蒿鳖甲汤治疗低热的体会.河北中医，2008，（1）］

案三：神经衰弱

蔡某，男，23岁。于2005年4月就诊。蔡因考研而夜以继日地奔波、学习，考研后失眠、健忘，曾用镇静安神药睡眠好转，但因怕引起副作用而停用，致使失眠更严重，每夜仅能入睡2～3小时，并时有五心烦热，汗出。

刻诊：精神憔悴，欲语又止，舌质红紫，舌面无苔、少津，脉象沉细带数。脉证合参，显系肾阴不足，虚火上越。治以滋阴补肾，潜阳安神。方取青蒿鳖甲汤合交泰丸加味。

青蒿、生龙骨、生牡蛎各15g，鳖甲（先煎30分钟）30g，干生地、知母、牡丹皮、川牛膝、生甘草各10g，黄连8g，肉桂4g。水煎服。

二诊：上方服用5剂，可入睡5～6小时，精神略有好转，舌面似有津液，加酸枣仁30g。

三诊：继服7剂，睡眠可保持在6小时，心情亦较稳定，表情有乐意。上方继服。

四诊：继服7剂，睡眠可达7小时左右，但仍有夜汗出，上方加霜桑叶30g。

五诊：汗止病愈。为巩固疗效，予天王补心丹服之。

按：此例神经衰弱乃系劳心过度，耗伤肾阴所致。故取青蒿鳖甲汤滋肾养阴，清解内热，阴液足则热可伏。加用交泰丸，可使心火下降，肾水上腾，水火交济，神魂自宁。川牛膝与龙骨、牡蛎配伍，可使上浮之阳下潜于肾，加上酸枣仁的养心安神，全方以青蒿鳖甲汤滋阴清热为本，交泰丸等镇静安神为佐。阴液足则虚火可潜，水火济则神魂不浮。在应用交泰丸时，黄连与肉桂的用量比例一般是2：1，苦寒大于辛温，反之，会使火旺而神浮。

〔毛峥嵘.青蒿鳖甲汤治验3则.陕西中医，2008，29（10）〕

神犀丹（《温热经纬》）

【药物组成】

犀尖六两，生地（熬膏）一斤，香豉（熬膏）八两，连翘十两，黄芩六两，板蓝根九两，银花一斤，金汁十两，玄参七两，天花粉四两，石菖蒲六两，紫草四两。

【煎服方法与服用宜忌】

以上11味，水牛角劈碎，加水煎煮7～10小时，加入忍冬藤继续煎煮2小时，滤过，药汁备用，其余石菖蒲等九味，粉碎成细粉，过筛，混匀，用上述药汁泛小丸，干燥，即得。凉开水化服，1日2次，小儿减半。忌服辛辣、刺激、油腻饮食。

【主治病证】

温热暑疫，热深毒重，耗液伤营。灼热躁扰，斑疹密布，色呈紫黑，吐血、衄血、神昏谵妄，甚或四肢抽搐，角弓反张，喉间痰声辘辘，舌绛苔焦。

【方歌】

神犀丹中犀玄参，芩蒲地银板蓝根，

翘豉金汁天花粉，紫草合治热毒甚。

【方证源流】

该方出自《温热经纬》：乌犀角尖（磨汁）、石菖蒲、黄芩各六两，真怀生地（冷水洗净，浸透，捣搅汁）、金银花（如有鲜者，捣汁用）各一斤。优良粪清、连翘各十两，板蓝根（无则以飞净青黛代之）九两，香豉八两，玄参七两，天花粉、紫草各四两。各生晒研细，忌用火炒。以犀角、地黄汁、粪清和捣为丸，切勿加蜜，如难丸，可将香豉煮烂。每重三钱。凉开水化服，日二次，小儿减半。如无粪清，可加人中黄四两，研入。

神犀丹由犀角、生地、玄参、金汁、黄芩、连翘、金银花、板蓝根、香豆豉、天花粉、石菖蒲12味药组成，具有清热解毒、凉血开窍之功，深为历代医家所推崇。1963年版药典一部曾收载神犀丹方（去金汁），1977年版《江西省药品标准》亦收载此方，改名为解毒清心丸（去金汁，水牛角代犀角、忍冬藤代金银花），1至5版教材《方剂学》也收载此方。注："神犀丹"为《温热经纬》引叶天士方。

实际在《温热经纬》早年（1782）刊行的《续名医类案》书中就已有关于这个方的记载。据清·魏之琇（《续名医类案·卷五·疫》记载："雍正癸丑（1733），疫气流行，抚吴使者，嘱叶天士制方救之，叶曰，时毒疠气，必应司天，癸丑湿土气化运行，后天太阳寒水湿寒合德，挟中运之火流行，气交阳光不治，疫气大行，故凡人之脾胃虚者，乃应其疠气，邪从口鼻皮毛而入。病从湿化者，发热目黄，胸满丹疹泄泻。当察其舌色，或淡白，或舌心干焦者，湿邪犹在气分，甘露消毒丹治之。或壮热旬日不解，神昏谵语斑疹，当察其舌绛干光圆硬，津干液枯，是寒从火化，邪入营矣，用神犀丹治之。神犀丹方：犀角尖300g，生地（熬膏）500g，香豆豉（熬膏）400g，连翘500g，黄芩300g，板蓝根450g，金银花500g，金汁500g，玄参350g，天花粉200g，石菖蒲300g，紫草200g，即用生地、香豉、金汁捣丸，每15g重，开水磨服。二方活人甚众。时比之普济消毒饮云。"

从这段文字可看出，王氏所载神犀丹方及其主治运用，与原书所载大同小异，并未指出此方源于叶天士或其著作。

王孟英所著《温热经纬》比《续名医类案》要晚70年，我们可以推测他看过叶天士的真迹，但尚无直接证据证明《温热经纬》引叶天士方。而是通过魏氏所载才知道神犀丹之出处。考叶天士（1667—1746）为康熙、乾隆年间人，其创神犀丹方的时间又在雍正癸丑（1733），而魏之琇（1722—1772）亦是康熙、乾隆年间人，与叶天士所处年代相近，叶天士是江苏吴县人，魏之琇是浙江杭州人，相距不过300里，雍正癸丑，疫气流行，杭州一带必受其影响，此时魏之琇应已记事，所著《续名医类案》是乾隆钦定的《四库全书》本，有一定的权威性，故有认为神犀丹方的出处以《续名医类案》引叶天士方较为合适。

【方义阐释】

犀角清心凉血解毒，是本方的主药。紫草、金银花、板蓝根助主药清热解毒，黄芩、连翘泻火，生地、玄参、天花粉养阴生津，更用菖蒲开窍，豆豉宣郁，引内陷之邪热外透。所以本方是清热凉血、辟秽解毒的大剂，若上述证候而见舌色干光，或紫绛，或舌质肿大圆硬，或苔色焦黑，都是邪毒已经内陷的现象，急用此丹救治，往往可以转危为安。如制作丹时，单用药汁和药，不易粘合，切勿加蜜，免甘缓延迟药力的发挥，可用豆豉煮烂捣和做丹。

【临床应用】

临床用于温热暑疫之壮热，神昏，谵语发斑，痉厥昏狂，舌色干光或紫绛，或圆硬，或黑苔可加石膏、知母等。酷暑之时，阴虚之体及新产妇人，初病即觉神情躁乱而舌赤口干者，可加黄连、黄芩、竹叶等物。痘麻毒重，夹带紫斑等危证或痘疹后余毒内炽，口糜咽痛，目赤神烦，麻疯等症可加薄荷、大青叶、丹皮等。

现代临床用于治疗化脓性扁桃体炎，热盛者加黄连、黄芩；用于治疗小儿发热，可加青蒿、竹茹等；治疗痛风，加防己、赤小豆、姜黄、海桐皮等物。

【医案精选】

案一：化脓性扁桃腺炎

张某，男，2.5岁，1984年11月27日初诊。体温39℃，西医检查诊断为化脓性扁桃腺炎。因用青霉素、庆大霉素、洁霉素治疗无效而来我院中医门诊治疗。患儿呈高烧面容，烦躁，食欲不振，精神欠佳，咽部红肿，大便干，口唇红，舌质红无苔，脉象弦数。曾服用清热解毒中药治疗，效果不显，第3天开始服用神犀丹半丸，体温下降至正常而痊愈。

按：本方以犀角为君，味苦，性寒，清营热凉血解毒，配菖蒲、玄参、黄芩、粪清，增强其清热疗效，配生地以凉血脉，又加入金银花、连翘、板蓝根、香豉用以散热解毒使热邪速解，天花粉、玄参养阴清热。妙在本方配紫草，味甘咸，微寒，主凉包络之血而解毒。故此临床遇热入营血的高烧等症用此丹皆获良效。

[谢务栋.神犀丹治疗小儿发烧.河北中医，1986，（2）]

案二：银屑病继发红皮症

韩某，女，岁，1996年5月16日初诊。患者春节前后发现头、肘部有散在红斑，表面有少量银白色皮屑，略痒，未予重视。2个月后逐渐扩展、加重，遂去某医院就诊，诊断为银屑病，口服强的松，并外用药（药名不详），两天后全身泛发潮红肿胀，其痒难忍。刻诊：全身皮肤弥漫潮红，轻度肿胀，皮疹上附多层白屑，左髋一较大皮损处有少量淡黄色浆液渗出，患者自觉全身烧灼，尤以夜间为甚，心烦躁动，坐卧不宁，大便干结数日未行，小便黄赤，舌红，苔黄滑腻，脉弦数。诊断：银屑病继发红皮病。中医辨证：血分热毒，湿热内蕴。治法：凉血解毒，清热利湿。

拟方：生地30g，丹皮10g，紫草15g，白茅根10g，黄芩10g，龙胆草10g，泽泻10g，生大黄10g，豨莶草10g，大青叶20g，土茯苓25g，苦参15g，白鲜皮20g，刺蒺藜10g，金银花15g，乌梢蛇10g，秦艽10g，生甘草6g。上方服3剂后，皮损发红好转，四肢浮肿开始消退，瘙痒大减，上方去大黄、泽泻继服12剂。

二诊：皮损多数呈色素沉着，全身一般情况良好，舌红，脉弦细。继以养血润肤利湿法服12剂：当归10g，丹参20g，鸡血藤

30g，生地20g，赤芍10g，紫草10g，土茯苓20g，泽泻10g，白鲜皮20g。经善后，皮损全部消退，除局部遗有少量色素沉着外，均已恢复正常，随访5个月未见复发。

按：本例虽为新病，但因误治，致使湿热蕴毒，侵入血分，灼伤血络外发肌肤，酿成重证，急以凉血解毒，清利湿热。方用加减神犀丹。方中生地、紫草、白茅根、丹皮凉血化斑，金银花、大青叶、土茯苓清热解毒，龙胆草、黄芩、大黄、秦艽、豨莶草、泽泻清热利湿，白鲜皮、苦参、刺蒺藜、乌梢蛇祛毒除湿止痒。后期湿热火毒渐退，阴亏血少较为突出，故以熟地、赤白芍、当归、丹参、鸡血藤养血润肤，生地、紫草清热凉血，土茯苓、白鲜皮、地肤子清利余湿。

［周语平.温病神犀丹治疗红斑类皮肤病的体会.甘肃中医学院学报，1996，13（4）］

案三：小儿发热

孙某，男，9个月，住院号7286。1983年9月10日因发烧（39.5℃）、咳嗽、吐黄痰而住院。西医检查：患儿呈高烧面容，呼吸急促，咽部充血，扁桃体Ⅱ度肿大，两肺可闻及哮鸣音，心率150次/分钟，白细胞7.6×10^9/L，嗜中性粒细胞0.37，淋巴细胞0.63。诊断为上呼吸道感染肺炎。先后用氨苄青霉素、卡那霉素、红霉素、激素等药物治疗和冬眠疗法，效果不显，体温始终在38℃~40℃之间波动。患者家长求中医诊治。患儿呈急性痛苦面容、咳嗽、呼吸急促、面色红、舌质紫绛、舌尖无苔、皮肤灼热，脉细数。根据患儿临床表现，脉症合参，属表邪未解，热邪侵入营血。治疗遵医圣仲景"观其脉证，知犯何逆，随证治之"的原则，急以清心营除热邪，拟用神犀丹，上午灌服1/3丸。服药前体温39.5℃，下午降至正常，次日体温又回升至38.5℃，再次服1/3丸，体温恢复正常。随后以增液汤养阴增液病获痊愈。

按：本方以犀角为君，味苦，性寒，清营热凉血解毒，配菖蒲、玄参、黄芩、粪清，增强其清热疗效，配生地以凉血脉，又加入银花、连翘、板蓝根、香豉用以散热解毒使热邪速解，天花粉、玄参养阴清热。妙在本方配紫草，味甘咸，微寒，主凉包络之血而解毒。故此临床遇有热入营血的高烧等症用此丹皆获良效。

［谢务栋.神犀丹治疗小儿发烧.河北中医，1986，（2）］

连梅汤（《温病条辨》）

【药物组成】

黄连二钱，乌梅（去核）三钱，麦门冬（连心）三钱，生地黄三钱，阿胶（烊化）二钱。

【煎服方法与服用宜忌】

用水1L，煮取400mL，分两次服。脉虚大而芤者，加人参。服药期间不宜食用辣椒、大葱、姜、海产品、蛋类等高脂、辛辣食物，应多食蔬菜等食物。

【主治病证】

暑邪深入少阴。症见心中烦热，消渴不已，肢体麻痹，舌红绛，苔黄燥，脉细数者。

【方歌】

连梅可使少阴调，暑入厥阴麻痹疗，

麦地阿胶先紫雪，神迷心热燥烦消。

【方证源流】

连梅汤是吴瑭根据《临证指南医案·暑》顾案整理而成，叶案如下。顾，右脉空大，左脉小芤。寒热麻痹，腰痛冷汗。平素积劳内虚，秋暑客邪，遂干脏阴，致神迷心热烦躁，刮痧似乎略爽，病不肯解。此非经络间病，颇虑热深劫阴，而为痉厥。张司农集诸贤论暑病，谓入肝则麻痹，入肾为消渴，此其明征。议清阴分之邪，仍以养正辅之。阿胶、小生地、麦冬、人参、小川连、乌梅肉。本案心营热盛、肝肾阴亏、心气不足并见，病位虽重在少阴心肾，却又涉及厥阴肝与心包，可谓错综复杂。但叶氏处方简单明了，耐人寻味，仿仲景乌梅丸，用黄连苦寒清暑热、泻心火，合乌梅酸苦泻肝，合生地甘苦清营热。伤寒为寒邪伤阴，病入阴，阳虚寒盛，故乌梅丸用附子、干姜、桂枝、细辛、蜀椒温阳散寒。温病暑邪伤阴，邪入少阴厥阴，必伤真阴，故改用阿胶、生地、麦冬滋肝肾，合乌梅酸甘敛阴。暑伤元气，心气亦虚，故仍留乌梅丸中人参补益元气。另取加减复脉汤意如麦冬、生地、阿胶，全方上清心营暑热，下补肝肾之阴，兼益元气，堪称乌梅丸化裁之一绝。吴瑭遵照此案，将叶氏处方中的人参移于方后加减法，命名为连梅汤。

【方义阐释】

方中黄连清心热，阿胶、生地滋肾液，麦冬养肺阴，以滋水之上源；乌梅与黄连相合，有酸苦泄热之效，与生地、麦冬相合，有酸甘化阴之功。且黄连得乌梅之生津止渴，则苦寒不伤阴；乌梅得黄连之清热去湿，则敛涩而不留。心火清，肾水复，肝阴充，则消渴、麻痹均可愈。其组方之义与诸方大致相同，所不同者，下焦温病一般重在育阴潜阳，兼以祛邪的药物多属于甘寒或咸寒，而本方兼以祛邪的药物是苦寒清火燥湿的黄连，这是因为"暑必夹湿"。"暑温"虽属暑之偏于热者，但是总是兼有湿邪，所以必须合用黄连以清火燥湿。

【临床应用】

连梅汤的临床运用，本条提出三种情况，其一是"消渴"甚者加生地、天花粉；其二是"麻痹"甚者合黄芪桂枝五物汤；其三是"烦躁"甚者加白芍、"神迷"甚者加鸡子黄等物。

如连梅汤加炮姜、党参、牡蛎、丹参治疗心悸，治疗之中，不宜过分重镇滋腻，一味寒凉，再损其已伤之中土，故选连梅汤加党参、炮姜为主方，乌梅酸敛息风而能开胃，酸甘化阴而不碍阳，稍佐甘温的炮姜而能扶脾，则养阴息风与扶土抑木，互相兼顾各得其所，取效方能有益而无弊。连梅汤加石斛、木瓜、太子参治疗肝风夹热下迫而伤阴耗液的急性细菌性痢疾，黄连泄热燥湿，配乌梅酸甘化阴，麦冬、石斛益胃生津，养阴清热，佐以木瓜和胃化湿，旨在清热燥湿，养阴生津。

【医案精选】

案一：心悸（病毒性心肌炎）

周某，男，49岁，1992年9月18号初诊。1周前曾患感冒，现胸闷、心悸、心前区隐痛来诊。心电图T波低平，频发室早，西医诊断为病毒性心肌炎、室早。刻下：心悸，胸闷隐痛，口干苦，神疲，夜寐多梦，手足心热，舌红质有紫气，苔少黄，脉细结代。证属邪热伤阴，扰动心神，心脉瘀阻之候。宜清热滋阴，活血宁心安神。予连梅汤加减。

药用：黄连8g，生地25g，麦冬20g，乌梅12g，丹皮10g，丹参20g，川芎15g，炙甘草6g，5剂，水煎服。

药后诸症悉减，舌红苔薄，脉细无结代，效不更方，原方5剂继服。诉无自觉不适，复查心电图正常，嘱服用天王补心丹2周巩固之。

按：本病多由毒邪（病毒）侵袭心肌引起，临床较为常见，且多继发于流感，急性热病后期本例亦然，方中黄连、丹皮清心泄火，乌梅合生地、麦冬、甘草酸甘化阴，宁心安神，丹参，川芎活血行气止痛，俾阴复热清，络和痛止，故收效快捷。

［乔玉卓.连梅汤临床运用举隅.实用中医药杂志，1997，（1）］

案二：肝肾阴虚，郁热内结（糖尿病酮症）

张某，男，58岁。初诊：2000年7月4日。主因口渴多饮、口苦咽干15年，加重伴便秘、视物模糊1年余来诊。患者发现糖尿病15年，长期服用降糖药格列本脲、二甲双胍、阿卡波糖（拜糖平）等，均为最大用量，血糖控制仍非常不好。查餐后血糖30mmol／L，尿糖（+++），尿酮体（+），为糖尿病视网膜病变、自主神经病变、糖尿病酮症。拒绝应用胰岛素。遂求中医诊治。刻下：口渴欲饮，口甜口干，头晕目眩，双目视物不清，心胸烦热，神疲乏力，大便数日一行。查体形消瘦，舌质暗红，苔腻黄少津液，脉象细而弦。

赵进喜教授辨证为肝肾阴虚，郁热内结。治拟清泄结热，滋补肝肾，益气养阴。

处方：黄连9g，乌梅12g，黄芩9g，生地黄25g，玄参25g，白芍25g，丹参15g，葛根25g，鬼箭羽15g，地骨皮25g，夏枯草15，荔枝核15g，仙鹤草30g，生黄芪18g，苍术15g，泽兰15g，大黄粉（冲服）3g，三七粉（冲服）5g。7剂。嘱其多饮水，严格控制进食量。

二诊：2000年7月11日。服药7剂，大便通畅，口渴、眼花等症状略有好转，精神状态好。查餐后血糖28mmol／L，尿糖（+++），尿酮体阴性，效不更方，7剂。

三诊：2000年7月18日。口甜症状也减，查餐后血糖26mmol／L，尿糖（+++），尿酮体阴性，精神状态良好。继续守方。14剂。

四诊：2000年8月2日。服药14剂，诸症均减，但复查餐后血糖仍为26mmol／L，尿糖（+++），再次议应用胰岛素皮下注射。配合大黄粉3g，三七粉5g等，冲服。

初胰岛素日用量28单位，后逐渐增至42单位。血糖化验正常。1个月后频频出现低血糖，遂减少胰岛素用量，每日30单位胰岛素就可使血糖得到良好控制。半年后随访，精神体力均佳，视力好转，多次化验血糖均正常。

按：此病例三类口服降糖药大剂量联合用药，血糖仍居高不下，提示患者胰岛B细胞分泌胰岛素的功能已严重损害。以中医辨证存在肝肾阴虚、郁热内结之机，时更有气阴受损，所以治以清泄结热，滋补肝肾，益气养阴，选用连梅汤药方加味。服药后，还是取得了一定疗效，但终归未能使患者摆脱险境。所以最后还是采取了胰岛疗法，结果血糖很快就得到了控制。其后胰岛素用量又逐渐少者，乃是因为高血糖毒性损害，使胰岛B细胞分泌胰岛素功能大伤，而接受胰岛素治疗血糖控制后，胰岛B细胞分泌岛素的功能又逐渐得到恢复，此种情况不可不知。

（赵进喜，张金宝，吴书君.温病学与中医现代临床.北京：人民军医出版社，2007）

案三：胃痛（慢性萎缩性胃炎）

冯某，男，52岁，职工。患者胃痛半年，经纤维胃镜检查为慢性萎缩性胃炎。诊见：胃脘隐痛有灼热感，口干作苦，嘈杂似饥，大便干结。舌红，苔黄燥，脉细数。证属胃阴不足，胃火内郁。治宜滋阴养胃，清泻胃火。用连梅汤加味。

处方：生地、麦冬各15g，黄连3g，阿胶、乌梅、徐长卿、木蝴蝶、白芍各10g，怀芍药20g。

二诊：服15剂后，胃痛基本好转，口干嘈杂大减，大便仍不畅，原方加全瓜蒌、制首乌各15g，养阴润肠。经治2月，诸证消失，继用沙参、白芍、麦冬各15g，泡茶饮，以善其后。

按：临床所见慢性萎缩性胃炎病变在胃，"实则阳明，虚则太阴"，胃病多热，多阴虚，所以用连梅汤加减可以取得疗效，二诊大便仍然不畅，故加制首乌养阴润肠。

［岳泽民.慢性萎缩性胃炎案.浙江中医杂志，1987，（9）］

三甲散(《温疫论》)

【药物组成】

鳖甲、龟甲（并用酥炙黄为末，如无酥，各以醋炙代之）各一钱，穿山甲（土炒黄为末）五分，蝉蜕、䗪虫（干者擘碎，鲜者捣烂和酒少许，取汁入汤药同服，其渣入诸药同煎）各三个，白芍药（酒炒）七分，当归五分，甘草三分。

【煎服方法与服用宜忌】

水二钟，煎八分，沥渣温服。孕妇忌用。

【主治病证】

温病后期患者气血呆滞、灵机不运所致身热，肢体时疼，脉数的病证。

【方歌】

三甲散治儿内伤，蝉蜕僵蚕芍药甘，

乳食痞块停中焦，牡蛎䗪虫当归除。

【方证源流】

《温疫论·主客交》原文曰："向有他病尪羸，或久疟，或内伤瘀血，或吐血、便血、咳血，男子遗精、白浊、精气枯涸，女子崩中带下、血枯经闭之类，以至肌肉消烁，邪火独存……此际稍感疫气……见其谷食暴绝，更加胸膈满闷，身疼发热，彻夜不寐……补之则邪火愈炽，泄之则损脾坏胃，滋之则胶邪愈固，散之则经络益虚，疏之则精气愈耗，守之则日消近死……所谓客邪胶固于血脉，主客交浑，最难得解，且愈久愈固，治法当乘其大肉未消，真元未败，急用三甲散，多有得生者。"《温热经纬》中评论三甲散称："此方从《金匮》鳖甲煎丸脱胎。"薛生白《湿热病篇》第34条曰："湿热证七八日，口不渴，声不出，与饮食亦不却，默默不语，神识昏迷，进辛香凉泄，芳香逐秽俱不效，此邪入厥阴，主客浑受，宜仿吴又可三甲散，醉地鳖虫、醋炒鳖甲、土炒穿山甲、生僵蚕、柴胡、桃仁泥等味。"并在自注中指出："暑湿先伤阳分，然病久不解，必及于阴，阴阳两困。"薛氏"主客浑受"与吴又可"主客交"同中有异，二者均系正虚且客邪胶固，但"主客浑受"为湿邪郁阻化热，余邪未尽，深入营血，灼伤营阴，瘀热交结，气钝血滞，脉络凝瘀，邪复难散，逼入厥阴心主，灵机不运所致。王孟英对薛氏三甲散有精辟的阐释："鳖甲入厥阴，用柴胡引之，俾阴中之邪尽达于表；虫入血，用桃仁引之，俾血中之邪尽泄于下；山甲入络，用僵蚕引之，俾络中之邪从风化而散。"

【方义分析】

三甲散是治疗"主客交"的主方，由鳖甲、龟甲、穿山甲、地鳖虫、生牡蛎、僵蚕、白芍、当归、甘草组成。该方中鳖甲、龟甲等血肉有情之品，既逐阴分之邪，又可滋养精血；合穿山甲、地鳖虫、牡蛎、僵蚕以通络、搜邪、散结；当归、白芍、甘草以益气养血，共奏祛邪扶正之功。《瘟疫论评注》：方中以鳖甲、龟甲、穿山甲三甲为主，扶正不恋邪，达邪不伤正；蝉蜕、僵蚕祛邪息风；牡蛎平肝，归、芍和血，甘草和中，加虫诸药入血脉，搜剔血中之邪。立意新颖，用药独特。方中鳖甲养阴清热，软坚散结，滋阴而不腻膈，消积而不伤正。王孟英对薛氏三甲散有精辟的阐释："鳖甲入厥阴，用柴胡引之，俾阴中之邪尽达于表；䗪虫入血，用桃仁引之，俾血中之邪尽泄于下；山甲入络，用僵蚕引之，俾络中之邪从风化而散。"

【临床运用】

若素有老疟或痹疟者，加牛膝一钱，何首乌一钱；胃弱欲作泻者，宜九蒸九晒；若素有郁痰者，加贝母一钱；有老痰者，加瓜蒌霜五分；善呕者，勿用；若咽干作痒者，加天花粉、知母各五分；若素燥咳者，加杏仁（捣烂）一钱五分；若素有内伤瘀血者，倍䗪虫，如无䗪虫，以干漆（炒烟尽为度，研末）五分，及桃仁（捣烂）一钱代之，服后病减半勿服，当尽调理法。

另本方消积滞，健脾胃。主要用于小儿乳食不化，脾虚夹积，运化失职，宿食内停所致之积滞。乳食内积其脉症为面黄肌瘦，烦躁多啼，夜卧不安，食欲不振，或呕吐酸馊乳食，腹部胀实，或时有疼痛，小便短黄或如米泔，大便酸臭或溏薄，或兼发低热，舌红苔腻，脉象滑数，指纹紫滞，加神曲、山楂、麦芽等。

治疗神经系统疾病加龙骨、牡蛎、地龙等；治疗慢性肝病，肝气郁滞可加柴胡、郁金、白芍；湿热浸淫加藿香、佩兰、石菖蒲；瘀血阻络加丹参、赤芍、桃仁；久病体虚加黄芪。

【医案精选】

案一：厌食

患儿，张某，男，6岁，2001年12月4日初诊。于半年前因进食过多而出现食欲不振，见食不贪，伴脘腹胀满，食后嗳腐，喜俯卧，夜间龂齿，烦躁不安，舌尖红，苔白腻，脉滑数。证属饮食积滞，食积化热。治宜消积导滞，和胃清热，方以三甲散20g，消积散10g，清导散6g，分9包，每次1包，以芦根5g煎汤送服，每日3次。服药后，食欲增，腹胀消，龂齿除，夜寐宁，便微溏，后去清导散加白术散调理半月，诸症悉除。

按：经云："饮食自倍，肠胃乃伤。"此例因饮食不节，损伤脾胃，脾失运化，胃失受纳，纳运失司，故厌食；升降失调，气滞于中，故脘腹胀满；食积化热，"胃不和则卧不安"，故夜卧不宁，俯卧龂齿。故以三甲散、消积散消食化积，行气宽中；清导散、芦根荡积导滞，清热和胃。脏腑娇嫩，不耐攻伐，故积去之后，又当以白术散健脾助运而收功。

[林宁.温病名方三甲散的源流探析.中医研究，2007，20（1）]

案二：肝郁失舒，痰热内阻（胁痛）

黄某，男，63岁，退休干部，1995年3月13日初诊。自1993年行食道下段肿瘤切除术后。食眠均安，感觉良好但近3个月来，夜间左胁疼痛，隐痛绵绵或如虫咬，致夜不安寐。曾到深圳、广州等医院作CT扫描及钡餐食道，胃肠透视等多项检查未见异常。前来就诊，舌下静脉紫暗粗胀曲张，舌淡红，苔薄白，脉弦涩，肋间神经痛，症乃术后瘀血渐积，脉络瘀滞所致，拟三甲散加味。

处方：柴胡、桃仁、炒穿山甲、炒鳖甲、僵蚕各10g，土鳖虫5g，丹参30g，生甘草3g。服3剂疼痛大减，睡眠渐安，精神好转。

再服3剂，疼痛消失，继投益气养阴法5剂善后而愈。

按：肝之经脉布于两胁，《灵枢·五邪》谓："邪在肝，则两胁中痛"。上海名医张赞臣云："舌下静脉粗胀，呈青色，甚则带紫褐者，多为肝郁失舒，痰热内阻，或瘀血郁积之症。"此例夜间胁痛舌下静脉紫暗曲张，脉涩，症乃肝经脉络瘀阻，以柴胡、桃仁、丹参疏肝行血，诸虫走窜通络，逐瘀破滞。药证合拍，则络通胁痛止。

［都修波.黄明志教授运用三甲散的经验.陕西中医，2003，24（6）］

案三：痹证

陈某，女，58岁，退休教师，1992年9月2日初诊。反复右肩疼痛1年余。缘由1年前搬运家具用力过猛所致，自用追风膏及跌打药酒，可取一时之效。近2个月来，疼痛逐渐加重，夜卧尤著，体位不当，其痛犹如切肤穿骨。诊为肩周炎。曾服中西药及穴位封闭治疗，当日痛减，越宿痛复如故而前来就诊。查右肩部压痛，主动、被动运动均障碍，舌红，舌下静脉粗胀，苔薄白，脉沉弦。症因负物过重，复感外邪，留着肩部脉络，导致局部气血凝滞成瘀，时已逾载，恐非一般草木之品速能奏功，拟三甲散治之。

处方：柴胡、桃仁、炒穿山甲、僵蚕、白芥子、姜黄各10g，土鳖虫、炒鳖甲各5g，生甘草3g。5剂。药尽痛减，上举、外旋、外展等受阻见症均改善，守方续服5剂，诸症若失而愈，再以桂加黄芪合四物汤4剂善后，至今时已三载，其痛未做。

按：肩周炎又称漏肩风。多因积损或受外邪所致，接痹证投以祛风散寒通瘀止痛之药常可邪去气通血行而愈。本案未以传统遣方用药的习惯，另辟蹊径，投三甲散治之乃愈。乃为鳖甲、穿山甲、土鳖虫、僵蚕等动物药善于走窜攻利，经络瘀阻得通之故。叶桂云："日久则邪正混处其间，草木不能见救。当虫蚁疏通逐邪，其效确如斯言"。

［陈培城.三甲散验案3则.新中医，1996，（10）］

沙参麦冬汤（《温病条辨》）

【药物组成】

沙参三钱，玉竹二钱，生甘草一钱，冬桑叶一钱五分，麦冬三钱，生扁豆一钱五分，天花粉一钱五分。

【煎服方法】

水五杯，煮取二杯，日再服。少吃辛辣刺激性食物。

【主治病证】

风温恢复期，肺胃阴伤，余邪未净。低热不退或不发热，口干舌燥而渴，身疲乏力，或干咳，或燥伤肺胃阴分，或热或咳者。燥干呕食少，舌苔薄而干，脉细数。

【方歌】

沙参麦冬汤，玉花豆草桑，

甘寒生津液，清养肺胃方。

【方证源流】

沙参麦冬汤出自《温病条辨·卷一·上焦篇·秋燥》第56条。叶天士在《三时伏气外感篇》中云："此证初因发热咳嗽，首用清凉清肃上焦……若色苍，热胜烦渴，用石膏竹叶辛寒清散，痧症亦当宗此；若日数渐多，邪不得解，芩连凉膈亦可选用；至热邪逆传膻中，神昏目瞑，鼻窍无涕泪，诸窍欲闭。其势危急，必用至宝丹或牛黄清心丸；病减后余热，只敢寒清养胃阴足矣。"而吴鞠通在叶天士指引下先云："秋感燥气，右脉数大，伤于太阴气分者，桑杏汤主之。""感燥而咳者，桑菊饮主之。"然后云："燥伤肺胃阴分，或热或咳者，沙参麦冬汤主之。"并自注："此条较上二条，则病深一层矣，故以甘寒救其津液。"说明秋燥初起，邪在于肺，治疗可用桑杏汤、桑菊饮，若秋燥进一步发展，不仅燥伤肺津，还损伤了胃阴，治疗当用沙参麦冬汤。沙参麦冬汤的立法配伍用药，系化裁于麦门冬汤，溯源于仲景《金匮要略·肺痿肺痈咳嗽上气病脉证治》，原治肺胃津枯之虚热肺痿，有滋润肺胃，培土生金之功。叶氏以沙参易人参，以生扁豆代半夏、粳米、大枣，并加入玉竹、天花粉、冬桑叶。吴氏将方中地骨皮移于方后加减中，称为"甘寒法"，组成为：沙参、麦冬、玉竹、天花粉、生甘草、冬桑叶、生扁豆。沙参麦冬汤之麦冬、甘草、生扁豆，即仿麦门冬汤之麦冬、甘草、粳米、大枣之配伍意义。在上述药物的基础上，再加玉竹、天花粉，以加强清热养阴生津之力。

【方义阐释】

本方证的病机为燥热伤津，肺胃受损，故治当清养肺胃，甘寒生津。方用沙参、麦冬与桑叶共为君药，其中沙参味甘微苦而性寒，有养阴清肺之功，麦冬亦系甘寒之品，入肺胃经，可滋养肺胃津液，和沙参则生津液而清燥热之功益彰。然燥热为病，终属外邪，故又用桑叶专清燥热，并辛凉宣散以祛之。如此，沙参、麦冬与桑叶相伍，则扶正与祛邪兼顾，用药十分周到。玉竹、天花粉为臣，玉竹平甘，养阴润燥，滋而不腻，天花粉清热生津，此两药相配可加强君药养阴润燥之功。胃液既耗，运化必受影响，而且养阴清热药物亦有滋腻损伤脾胃之弊，故又用生扁豆健脾胃而助运化，同时又寓培土生金之义，是为佐药。生甘草清热和中，调和诸药，用作使药。诸药相配，共成清养肺胃、育阴生津之效。

本方在配伍特点上，是以甘寒养阴药为主，配伍辛凉清润和甘平培土药品，全方药性平和，清不过寒，润不呆滞，而清养肺胃之功甚宏，真乃王道之制。

【临床应用】

原书曰："久热久咳者，加地骨皮三钱。"久热久咳，说明病久不愈，阴虚而生内热，且虚热灼肺，失其清肃，故加地骨皮以清虚热。现临床尚可作如下加减：咳嗽较重者，加贝母、杏仁等；伴咳血者，加仙鹤草、白及、阿胶等；大便燥结者，加全瓜蒌、火麻仁；胃津伤而口渴甚者，可兑入梨汁而服。

现代广泛用于温病乃至杂病中肺胃阴伤、肝肾阴虚所致的病证。以咽干口渴、舌红少苔、脉象细数为证治要点。

沙参麦冬汤加减用于治疗放射性口腔干燥症，基本方：沙参15g，麦冬15g，玉竹15g，天花粉10g，金银花20g，连翘15g，山豆根10g，胖大海10g，10天为1个疗程，治疗1~3个疗程。

［宋丹，董昕东.沙参麦冬汤治疗放射性口腔干燥症.山西中医，2001，17（5）］

治疗慢性萎缩性胃炎，方药：沙参15~30g，麦冬10g，天花粉10g，竹茹10g，山药15~20g，生麦芽18g，丹参15~30g，香橼皮9g，郁李仁6~9g。日1剂，水煎服。

［许自诚，等.中医治疗慢性萎缩性胃炎88例疗效观察.中西医结合杂志，1986］

治疗小儿肺炎，治疗用药：沙参、麦冬、百合各8~12g，桑叶、白扁豆、杏仁、桔梗、地骨皮各6~10g，百部6~8g，甘草3~6g。若热重阴伤者，加石膏、竹叶；久病阴伤气耗者，加太子参、山药、白术；痰多者，加桑白皮、炙枇杷叶。

［张洁，郭登洲.沙参麦冬汤加减治疗小儿肺炎25例.河北中医，1998，20（1）］

治疗慢性咽炎，药用：沙参、麦冬、玉竹、玄参、黄连、黄柏、知母、天花粉、桔梗各10g，甘草6g。10剂为1个疗程。加减法：咽干口燥者加石斛、生地；大便干结者加大黄、芒硝；阴火上浮者加肉桂；咽痛甚者加射干、马勃；痰甚加鹅不食草、百部、黄药子；风热外感加大青叶、车前子、连翘、薄荷。

［顾爱善，刘清本.沙参麦冬汤加减治疗慢性咽炎80例.中国中

西医结合杂志，1994，（1）]

还可以治疗燥咳、支气管炎、肺结核、肺癌、小儿口疮、小儿咳喘及腰腿痛、糖尿病、银屑病、心动过速、长期低热、阴虚黄疸、手掌脱皮等。

【医案精选】

案一：咳嗽

吴，二十岁，甲子四月二十四日，六脉弦劲，有阴无阳，但嗽无痰，且清上焦气分。

桑叶三钱，生扁豆三钱，玉竹三钱，冰糖三钱，麦冬三钱，沙参三钱，杏仁三钱，连翘钱半，茶菊三钱。四帖。

二十六日于前方内，去连翘，加丹皮二钱，地骨皮三钱。

（吴瑭.吴鞠通医案.上海科学技术出版社，2010）

案二：石瘿术后——气阴两伤证（甲状腺癌术后）

姜某，女，58岁，2006年7月25日初诊。患者体检时发现左甲状腺肿瘤，于同年7月13日行左甲状腺切除术，病理诊断：左甲状腺微小癌。术后其来余处诊治。

诊见：患者精神萎靡，头晕乏力，声音稍哑，口干咽燥，夜间多汗，纳食欠佳，大便干结。舌红，少苔，脉细数。

治拟健脾益气，软坚散结。处方：太子参、浙贝、露蜂房、炮山甲、白花蛇舌草、猫爪草、夏枯草、牡蛎、女贞子、旱莲草各15g，炒白术、茯苓、白芍各12g，米仁30g，黄芩10g，甘草3g。每日1剂，水煎服。

7剂后，患者仍觉睡眠欠安，心悸乏力，咽干，干咳，舌红、少苔，脉结代。上方合沙参麦冬汤加减。处方：北沙参、浙贝、夏枯草、白花蛇舌草、猫爪草、炮山甲、怀山药、百合各15g，太子参、炒白术各10g，牡蛎20g，薏苡仁30g，茯苓、麦冬、川贝各12g，玄参6g。

14剂后，患者食欲增加，睡眠转安，干咳缓解，舌脉正常，继续守法治疗，同时服用优甲乐等补充甲状腺激素，适当补充钙剂，定期复查甲状腺激素和颈部B超均正常。患者至今生活正常。

按：甲状腺癌是近年来世界上发病率上升最快的恶性肿瘤之一。其对放射化疗均不敏感，所以治疗以外科手术为主。术后可辅助内分泌治疗，口服甲状腺素片或优甲乐，使TSH处于低水平，T_3、T_4轻度增高为宜。同时采用中医药治疗，改善病人体质，提高免疫功能，减少肿瘤复发，从而取得较好的疗效。

［龚人爱.沙参麦冬汤加减治疗癌症验案举隅.浙江中医杂志，2011，46（7）］

案三：肺积—肺阴亏损证（非小细胞肺癌）

王某，男，71岁。2009年5月26日初诊。患者2个月前因反复痰中带血1年余而入住某院。CT检查提示：左上肺见一肿块影，约8.1cm×5.1cm，呈分叶状，病灶内见泥沙样钙化影。4月15日行肺穿刺，病理诊断：鳞状细胞癌。4月23日及5月13日行吉西他滨1.6g化疗后，来笔者处求治。

诊见：患者咳嗽不多，痰少，纳呆乏力，大便干结难解，面色灰暗，眼圈发黑。舌红，少苔，脉细数。

治拟养阴益气，健脾助运。沙参麦冬汤加减：北沙参、麦冬、党参、山药、仙鹤草、鸡血藤、焦山楂、焦神曲、炒谷芽、炒麦芽各15g，黄芪20g，姜半夏、火麻仁、陈皮、柏子仁各10g。鲜石斛、川贝各12g，薏苡仁30g。每日1剂，水煎服。之后每次化疗后均口服沙参麦冬汤加减。

2010年5月11日CT复查：左肺上叶见一约3.0cm×2.6cm肿块影，呈分叶状，病灶内见点状钙化影；增强扫描示病灶轻度强化，病灶后方可见片状模糊影，余肺实质内未见渗出及占位性病变，气管支气管通畅，纵隔未见肿大淋巴结。患者病情稳定，能外出旅游。

按：临床上大多数肺癌患者确诊时已属中晚期，从而失去手术切除的机会，综合治疗肺癌是今后的发展趋向。笔者采用沙参麦冬汤联合化疗治疗晚期肺癌，可使患者改善症状、延长生存期、提高生存质量，甚至可以使癌灶得到控制或缩小。

［龚人爱.沙参麦冬汤加减治疗癌症验案举隅.浙江中医杂志，2011，46（7）］

安宫牛黄丸（《温病条辨》）

【药物组成】

牛黄一两，郁金一两，犀角（水牛角代）一两，黄连一两，朱砂一两，梅片二钱五分，麝香二钱五分，真珠五钱，山栀一两，雄黄一两，黄芩一两。

【煎服方法及服用宜忌】

上为极细末，炼老蜜为丸，金箔为衣蜡护，脉虚者用人参汤下，脉实者用金银花薄荷汤下，每服一丸，大人病重体实者，日再服甚至日三服；小儿服半丸，再服半丸现代用法：以水牛角浓缩粉50g代替犀角，珍珠水飞或粉碎成细末，朱砂、雄黄分别水飞成极细粉末；黄连、黄芩、栀子、郁金粉碎成细粉末；将牛黄、水牛角浓缩粉及麝香、冰片研细。将上述粉末过筛混匀，加适量蜜炼制成大蜜丸。期间应忌食辛辣厚味食品，以免助火生痰。肝肾功能障碍者慎用。

【主治病证】

温病邪在上焦，邪热内陷心包证。症见高热烦躁、神昏谵语，舌蹇肢厥，舌红或绛，脉数有力。

【方歌】

安宫牛黄开窍方，芩连栀郁朱雄黄，

犀角真珠冰麝箔，热闭心包功用良。

【方药源流】

安宫牛黄丸来源于《温病条辨》，系万氏牛黄清心丸加味而成，用于营热内闭心包且热毒炽盛之证。叶天士善于运用万氏牛黄清心丸治疗瘟病或者杂病的窍闭证。吴鞠通根据叶氏经验将局方至宝丹简化，并与万氏牛黄清心丸合并制成安宫牛黄丸，既具有万氏牛黄清心丸的清热泻火解毒的特点，又有局方至宝丹凉血化浊开窍的作用。吴氏在方证中说"此芳香化浊而利诸窍，咸寒保肾水而安心体，苦寒通火腑而泻之方也。"《温病条辨》中第

53条：热多，烦渴，舌赤中黄，脉弱而数，名为心疟，加减银翘散主之，兼秽舌浊，口气重者，安宫牛黄丸主之。因为安宫牛黄丸以牛黄、犀角、麝香为主要成分，其他成分也以寒凉药为主，所以它清心豁痰开窍的力量最强，治疗痰热蒙蔽心包而致的窍闭神昏证，它为首选之药。安宫牛黄丸的寒凉之性最大，长于清热解毒，适用于热毒偏甚而身热较重者。故热势重者，安宫牛黄丸主之，以开窍为主。

【方义阐释】

本方证因温热邪毒内闭心包所致，其中牛黄苦凉，清心解毒辟秽开窍；水牛角咸寒，清心凉血解毒；麝香芳香开窍醒神，三药相配是清心开窍、凉血解毒的常用组合，共为君药。臣以大苦大寒之黄连、黄芩、山栀子清热泻火解毒，合牛黄、犀角则清解心包热毒之力颇强；冰片、郁金香芳香辟秽化浊通窍，以增麝香开窍醒神之功。佐以牛黄辟秽解毒；朱砂、真珠镇心安神，以除烦躁不安。用炼蜜为丸，和胃调中为使药，本方清热泻火、凉血解毒与芳香开窍并用，但以清热解毒为主。《温病条辨》中说："使邪火与诸香一齐俱散也。"

【临床应用】

用清宫汤煎服，加强清心解毒之力；温病初起，邪在肺卫，逆传心包者，用金银花、薄荷或者银翘散加减煎汤送服，增强清热透解邪热作用；若邪陷心包兼有腑实，症见神昏舌蹇，大便秘结，饮水不解渴者，宜开窍与攻下并用，将安宫牛黄丸2粒化开调入生大黄末内服，称为牛黄承气汤；热闭症见脉虚有内闭外脱之势者，急用人参汤送服安宫牛黄丸。

现代常运用于治疗流行性乙型脑炎、小儿急惊风、流行性脑脊髓膜炎、中毒性痢疾、尿毒症、脑血管意外、中毒性肝炎、肝昏迷等病属于热毒内陷心包者。上述疾病，若非燥屎而谵语者，犹系心包络证也，与牛黄丸以开内窍；若兼有腑实内结，与调胃承气汤；若由湿热所致，先宜芳香通神利窍，急以牛黄丸宣窍清热而护神明，续用茯苓皮汤以淡渗分消浊湿。若是夏月小儿急惊风，兼风寒者，宜新加香薷饮；有汗则仍用银翘散，重加桑叶；咳嗽则用桑菊饮；汗多则用白虎；脉芤而喘，则用人参白虎；身重汗少，则用苍术白虎；脉芤面赤多言，喘喝欲脱者，即用生脉散；神识不清者，即用清营汤加钩藤、丹皮、羚羊角；神昏者，兼用紫雪丹、牛黄丸等；病热轻微者，用清络饮之类。但分量或用四之一，或用四之二，量儿之壮弱大小加减之。

【医案精选】

案一：冬温

丙寅年（1806）十一月初一日，张某，脉沉细至极，舌赤面赤，谵语，大便闭。

初诊：此为邪机纯然在血分之里，与润下之法

细生地八钱，玄参六钱，粉丹皮三钱，生大黄五钱，麦冬（不去心）六钱，生甘草二钱，玄明粉一钱。煮三杯，先服一杯，得便快，止后服，外服安宫牛黄丸两丸。

二诊：润下之法未通，则用攻下之法，大承气汤主之，生大黄八钱，玄参八钱，老厚朴二钱，玄明粉三钱，丹皮五钱，枳实

四钱。煮三杯，先服一杯，得便即止，不便再服。

按：冬温神昏谵语，皆误表之故，邪在心包，宜速开膻中，不然则内闭外脱矣，大便闭，面正赤，昨因润下未通，经谓下不通者死，非细故也，得药则呕，忌甘也。先与安宫牛黄丸二三丸，以开膻中，继以大承气汤攻阳明之实。

（李刘坤.吴鞠通医学全书.北京：中国中医药出版社，1999）

案二：伏暑

乙丑年（1805）八月二十日，蕲，十九岁，不兼湿气之伏暑误治，精液消亡以致热不肯退。

舌燥四十余日不解，咳嗽胶痰，谵语，口渴。

初诊：可先服安宫牛黄丸清包络而搜伏邪。汤药与存阴退热法。

细生地八钱，麦冬（不去心）五钱，生扁豆三钱，生鳖甲五钱，沙参三钱，生甘草一钱，生牡蛎五钱，炒白芍三钱。

二诊：诸症减轻，伴见小便赤甚而短。

二甲复脉汤加黄芩三钱，如有谵语，安宫牛黄丸仍服。

三诊：大见凉汗，兹热以除，脉减，舌苔尽退，但六脉重按全无，舌仍干燥，二甲复脉汤重加鳖甲、甘草。八帖。

按：暑之偏于热者，误以伤寒足经药治之，以致精液消亡。昨用存阴法兼芳香开络中伏闭之邪，以见大效。而所见小便赤甚而短，皆因热虽减而未除。议用甘苦合化阴气法，用过甘苦合化阴气法之后，出现诸症为热之所过其阴必伤，甘苦化阴则重用鳖甲、甘草。

（李刘坤.吴鞠通医学全书.北京：中国中医药出版社，1999）

案三：暑热动风（脑炎）

李姓男孩，9岁，受感头痛颈强发热呕吐后，即神识昏迷，谵妄抽搐。经注射消炎针剂及内服磺胺类药物，无效。邀诊：愚视其舌黑干燥少津，脉来弦数有力。急令用安宫牛黄丸两粒，分两次服下，以宣窍醒脑，息风止痉。随仿吴鞠通清心营、息肝风法，以清营汤（犀角、黄连、丹皮、生地、玄参、麦冬、竹叶、银花、连翘）加钩藤、全蝎、地龙，石决明、桑枝与服。二剂后，神识渐清，抽搐渐止。去安宫牛黄丸，前方改用小剂。又服五剂，病势缓和而愈。

按：取其清心凉肝，解暑宣窍，并导浊热下行之意，故而迅速获效。

［李培生.谈安宫牛黄丸、紫雪丹的临床运用.新中医，1991，（8）］

紫雪丹（《温病条辨》）

【药物组成】

黄金百两，寒水石三斤，石膏三斤，磁石三斤，滑石三斤，玄参一斤，羚羊角五两，犀角（水牛角代）五两，升麻一斤，沉香五两，丁香一两，青木香（炙）五两，甘草八两。

【煎服方法与服用宜忌】

上十三味，以水一斛，先煮五种金石药，得四斗，去渣后内八物煮取一斗五升，去渣内取硝石四升（芒硝亦可），用朴硝精者十斤投入汤汁中，微火上煮，柳木棍搅拌勿住手，投入木盆中半日欲凝，研朱砂三两，细研麝香五分，搅调寒之一二日成霜雪紫色。病人强壮者一服三分，当利热者；老弱人或热毒微者一服五分，以意节之。若服用过量会损伤人体元气，出现大汗、肢冷、心悸气促等，应中病即止；孕妇禁用。

【主治病证】

温热病热闭心包以及热盛动风证，症见高热烦躁，神昏谵语，惊厥抽搐，角弓反张，口唇焦渴，尿赤便闭，舌质红绛，苔黄燥，脉数有力或者弦数及小儿热盛惊厥。

【方歌】

紫雪犀羚朱朴硝，硝石金寒滑磁膏，

丁沉木麝升玄草，热陷惊厥服之消。

【方证源流】

紫雪丹来源于《温病条辨》，具有清热解毒止惊开窍的功效。紫雪丹是治疗温病窍闭动风证候，且开窍息风作用最好的成药之一，主治热病、高热烦躁、神昏谵语、惊风抽搐、斑疹、吐衄、尿赤便秘等症候。吴鞠通将它引用来治疗温热病、热闭心包以及热盛动风证候。症见高热烦躁、神昏谵语、惊厥、抽搐，以及小儿热盛惊厥者。吴鞠通《温病条辨》卷一："诸石利水火而通下窍；磁石、玄参补肝肾之阴而上济君火；犀角、羚羊角泻心胆之火；甘草和诸药而败毒且缓肝急；诸药皆降，独用一味升麻，盖欲降先升也；诸香化秽浊，或开上窍，或下窍，使神明不致坐困于浊邪而终不克复其明也；丹砂色赤，补心而通心火，内含汞而补心体，为坐镇之用。诸药用气，硝独用质者，以其水卤结成，性峻而易消泻火而散结也。"紫雪丹以石膏、寒水石、磁石、羚羊角、犀角为主组成，药性大寒，主要作用是凉肝息风止痉。正如吴瑭《温病条辨》上焦篇第17条云："邪入心包，舌蹇肢厥，牛黄丸主之，紫雪丹亦可主之"，又如《临证指南医案·温热》："夫温热秽浊，填塞内窍，神识昏迷，胀闷欲厥者，须以芳香开窍辅佐以牛黄、金箔深入脏络，以搜锢闭之邪，今危笃至此，百中图一而已，紫雪丹。"又有"大便干，有实滞，紫雪丹主之，以通腑为主"。

（赵绍琴.温病讲座.学苑出版社，2008）

【方义阐释】

本方证既有热闭心包又有热盛动风，故以清热开窍，息风镇痉为治。犀角功专清新凉血解毒，羚羊角长于凉肝息风止痉，麝香芳香开窍醒神，三药合用，是清心凉肝开窍息风的常用组合，针对高热神昏惊厥等主症而设共为君药。生石膏、寒水石、滑石清热泻火，滑石且可以导热由小便而解；玄参、升麻清热解毒，其中玄参又能养阴生津，升麻可以清透热邪，俱为臣药。方中清热药选用甘寒咸寒之品而不用苦寒直折，不仅避免苦燥伤阴，而且兼具生津护液之用，对热盛津伤之证寓有深意。辅佐以木香、丁香、沉香行气通窍，与麝香配伍，增强开窍醒神之功；朱砂、磁石重镇安神，朱砂并能清心解毒，磁石又能潜镇肝阳，与君药配合以加强除烦止痉之效；更用朴硝、硝石泄热散结以"釜底抽薪"，使邪热从肠腑下泄，书中指"当利热毒"是也；炙甘草益气安中调和诸药，并防寒凉伤胃之弊端，为佐使药。诸药合用，心肝并治，于清热开窍之中兼具息风镇痉之效。既开上窍又通下窍，是本方配伍特点。

【临床应用】

见气阴两伤者，宜用生脉散煎汤送服本方，或者本方与生脉注射液同用防止其内闭外脱。本方现代运用常用于治疗各种发热性、感染性疾病，如流行性脑脊髓膜炎、乙型脑炎的极期、重症肺炎、猩红热、化脓性感染等疾患的败血症期、肝昏迷以及小儿高热惊厥、小儿麻疹热毒炽盛所致的高热神昏抽搐。临床上曾用紫雪丹配合凉血解毒的药物如水牛角、野菊花、金银花等药治疗败血症获效。临床上曾用紫雪丹配合竹茹30g，生地30g，治疗精神分裂躁狂症，获得良好疗效。且据临床报道，由紫雪散原方去朱砂后研制成的新制剂紫雪口服液具有显著的清热解毒作用、较好的退热作用。安宫牛黄丸的发明者吴瑭在其所著《吴鞠通医案》中还记载紫雪丹治疗癫狂，也就是"精神分裂症"。据清代温病大家叶天士所著的《临证指南医案》记载，它还能治疗痘证和咯血。

【医案精选】

案一：鼻衄

朱某，男，16岁。1984年8月4日初诊。外出旅游归来，鼻衄不止，当晚来本院五官科急诊。经检查发现鼻黏膜充血，鼻中隔左前下方有出血点。经抗炎、止血剂治疗及压迫止血后，鼻衄即止，留院观察。次日撤去压迫止血，鼻衄又作，几经反复，鼻衄

211

不止。家长陪同患者来我处门诊。见患者面红目赤。自诉头痛，口干欲饮，大便不畅，小便短赤。体温38.6℃，舌质红，苔黄腻，脉数有力。此乃外感暑湿，入里化火，迫血妄行，上溢清窍以致鼻衄不止。治宜清热泻火止血，泻心汤加味。生军、青蒿、炒黄芩各10g，川连3g，六一散、白茅根各30g，藕节12g。3剂后大便通泻2次，体温降至37.6℃，头痛亦缓，唯鼻衄不止，舌质红，苔黄糙，脉数有力。

按：前方药后，阳明气分之热已减，血分之热未除，故鼻衄不止。治宜清气凉血，宗原方去生军加紫雪丹3g分吞。2剂服完，鼻衄得止，身热退尽，继以雷氏涤暑法善后。

（顾兆雄.血证运用紫雪丹治验三则.浙江中医杂志，1989）

案二：温热暑疫

吴某，男，18岁。因暑期考试用功，感受暑热，某日忽发壮热，神昏，错语，举家惶惶。愚视其证有面赤，弄舌，溲少，脉数，急与紫雪丹6g，外用薄荷叶6g，辰砂益元散30g，开水泡汁调服。一服而汗出如洗，神识清楚而病愈。盖病是热闭，此法于清热通窍中，又具有辛宣透解之力也。

按：盖病是热闭，此法于清热通窍中，又具有辛宣透解之力也。

［李培生.谈安宫牛黄丸、紫雪丹的临床运用.新中医，1991，（8）］

案三：

郭某，男，16岁，1982年12月2日下午因发高烧两天，昏迷，抽搐半天入院。

患者11月30日觉头痛头晕、恶心呕吐，继则见畏寒高热，不欲饮食。曾在当地卫生院就医，谓其"感冒"给予凡拉蒙红霉素等。12月2日中午起见高热不退且神志昏沉，并抽搐两次，下午收入院治疗。检查：体温40℃，脉搏120次/分钟，血压131.9kPa，神志昏迷，颈项稍硬，两目时有上视，面色红赤，唇红，呼吸声粗，喉间痰鸣，四肢肌张力增强，间有抽搐，巴宾斯基征（＋），舌质红绛，苔薄黄，脉弦数。

辨证：春温热入心包。热盛动风治法。宜清心开窍，凉营透热。方药：清宫汤合紫雪丹加减。

处方：水牛角（先煎）30g，玄参15g，黄连10g，连翘12g，麦冬15g，竹叶卷心10g，胆南星10g，白芍15g，地龙10g。

服用两剂，每剂分两次鼻饲，另鼻饲紫雪丹一瓶一次，每天两次。

二诊：高热已退，抽搐停止，神志昏睡，口红唇干，舌红绛，苔少，脉细数。

上方去地龙，加石菖蒲10g，生地15g，服两剂，紫雪丹一天一瓶，分两次鼻饲。

三诊：病者清醒，能做简单对答，口干纳呆，神疲，舌红少苔，脉细数。

以和胃养阴清余热之品调理半月痊愈出院。

按：本例为春温热入心包，热盛动风。温热病邪侵入人体多从口鼻而入，手太阴肺经首当其冲。不在足太阳之表不可发汗以伤阴液。因为汗为心之液，心主神明，心液耗伤势必发生神志昏迷，谵语等症状。患者曾被当"感冒"误治使邪热内陷心包。清宫汤中犀角咸寒，入营入血，能清心凉血解毒，又因其气清香，性喜升散，寒而不遏，能透包络邪热；玄参心、莲子心、连心麦冬清心滋阴；竹叶卷心、连翘心有滋心阴之功，但无豁痰开窍之功，必须配合具有清热解毒、开窍止痉作用的紫雪丹，且它还具有息风止痉、折热通便之效，二者配合，使病者转危为安。

（钟嘉熙.温病学临床应用.北京：科学出版社，2010）

至宝丹（《太平惠民和剂局方》）

【药物组成】

生乌犀屑（研，用代用品）、朱砂（研飞）、雄黄（研飞）、生玳瑁屑（研）、琥珀（研）各一两，麝香（研）、龙脑（研）各一分，金箔（半入药，半为衣）、银箔（研）各五十片，牛黄（研）半两，安息香（为末，以无灰酒搅澄飞过，滤去沙土，约得净数一两，慢火熬成膏）一两半。

【煎服方法与服用宜忌】

上将生犀、玳瑁为细末，入余药研匀，将安息香膏重汤煮凝成后，入诸药中和搜成剂，盛不津器中。并旋丸如桐子大，用人参汤化下三丸至五丸。小儿诸痫急惊心热，每二岁儿服二丸，人参汤化下。服药期间不宜食用辛辣、油腻、荤腥之物，孕妇应忌用等。

【主治病证】

痰热内闭心包证。神昏谵语，身热烦躁，痰盛气粗，舌红苔黄垢腻，脉滑数，以及中风、中暑、小儿惊厥属于痰热内闭者。

【方歌】

至宝朱珀麝息香，雄玳犀角与牛黄，

金银两箔兼龙脑，开窍清热解毒良。

【方证源流】

张秉成曰："方中犀角、牛黄，皆秉清灵之气，有凉解之功；玳瑁、金箔之出于水；朱砂、雄黄之出于山，皆得宝气，而可以解毒镇邪。冰、麝、安息，芳香开窍……领诸药以成其功，拯逆济危，故得谓之至宝也。"（《成方便读》）

太阳温病，不可发汗，发汗而汗不出者，必发斑疹，汗出过多者，必神昏谵语……神昏谵语者，清宫汤主之，牛黄丸、紫雪丹、局方至宝丹亦主之。（《温病条辨上焦篇十六》）

【方义阐释】

至宝丹功用在于清热开窍，化浊解毒。

牛黄甘、苦、凉而芳香，苦凉清热凉血，甘凉养阴平阳而定惊，芳香化痰行血助开窍。犀角苦、酸、咸、寒，集阴寒之气于一身，清热凉风，滋阴补水，解毒定惊（现以水牛角替代）。琥珀甘平，为树脂久埋地下而成，镇惊安神，利尿通淋，活血通脉，使热去神安，痰化血出则神明。玳瑁甘寒，清热解毒，滋阴潜阳而定惊。朱砂甘、微寒，清热解毒，镇心安神助之。金箔、银箔重镇安神以定惊，平肝潜阳以止痉，以上诸药为清热凉血解毒以治本。安息香辛、苦、平，辛香化痰行气，苦燥下气化湿。因其性平不易伤津液，使痰湿化而气机流畅（重汤熬煮，冷凝合丸）。冰片辛、苦、微寒而芳香走串经络而散郁，使气血正常外布则神识清明。

【临床应用】

本方证为痰热内闭，瘀阻心包所致。临床应用以神昏谵语，身热烦躁，痰盛气粗，舌绛苔黄垢腻，脉滑数为辨证要点。如风温、春温、暑温等出现以上证候者，即可用之。若配合其他寒凉剂应用，效果尤佳。本方清热之力相对不足，可用《温病条辨》清宫汤送服本方，以加强清心解毒之功；若湿热酿痰，蒙蔽心包，热邪与痰浊并重，症见身热不退，朝轻暮重，神识昏蒙，舌绛上有黄浊苔垢者，可用《温病全书》菖蒲郁金汤（石菖蒲、炒栀子、鲜竹叶、牡丹皮、郁金、连翘、灯心、木通、淡竹茹、紫金片）煎汤送服本方，以清热利湿，化痰开窍；如营分受热，瘀阻血络，瘀热交阻心包，症见身热夜甚，谵语昏狂，舌绛无苔或紫暗而润，脉沉涩者，则当通瘀泄热与开窍透络并进，可用《重订通俗伤寒论》犀地清络饮（水牛角、丹皮、连翘、淡竹沥、鲜生地、生赤芍、桃仁、生姜汁、鲜石菖蒲汁、鲜茅根、灯心）煎汤送服本方；如本方证有内闭外脱之势，急宜人参煎汤送服本方。

现代常用于治疗急性脑血管病、脑震荡、流行性乙型脑炎、流行性脑脊髓膜炎、冠心病心绞痛、尿毒症、中暑、癫痫等属痰热内闭者。

【医案精选】

案一：中风

刘松岑，素好饮，后结酒友数人，终年聚饮，余戒之不止。时年才四十，除夕向店沽酒，秤银手振，秤坠而身亦仆地，口噤不知人。急扶归。岁朝遣人邀余。余以至宝丹数粒，嘱其勿服他药，恐医者知其酒客，又新纳宠，必用温补也。初五至其家，竟未服药，诊其脉弦滑洪大，半身不遂，舌强流涎，乃湿痰注经传腑之证。余用豁痰祛湿之品，调之月余而起。一手一足，不能如旧，言语如终謇涩。初无子，病愈后，连举子女，皆成立。至六十三而卒，谁谓中风之人，不能除根。若求痊愈，过用重剂，必至伤生。富贵之人闻此等说，不但不信，且触其怒，于是谄谀之人，群进温补，无不死者，终无一人悔悟也。

按：此按始用开窍，继用涤痰，始终不用温补重剂，而致带疾延年，揭示中风早期应以祛风涤痰通络等法为主，一般不宜运用温补之品，以免误补益疾。亦不应过投重剂，以贪全功，否则重剂伤人，反致欲速不达。

（徐衡之，姚岩琴，吴子鸣，等.宋元明清名医类案.长沙：湖南科学技术出版社，2006）

案二：脑出血

张某，男，73岁，1971年2月18日初诊。

主诉：卒然昏仆，不省人事已经7日。诊查：发热面赤而出现油光，呼吸气粗，喉间痰鸣如拽锯，左侧偏瘫，肢体强痉，躁动不安，手撒尿遗，大便不利，舌苔薄黄腻，脉弦大数。辨证：风中脏腑，气血上逆，病情严重，须防内闭外脱。

治法：治以涤痰宣窍，潜镇降逆，兼以扶正。

处方：胆南星9g，法半夏12g，石菖蒲9g，天竺黄6g，橘皮6g，云苓15g，枳实6g，红参15g，生龙骨15g，生牡蛎15g，石决明15g，怀牛膝18g，黄芩9g，生大黄（开水泡汁兑）5g，甘草1.5g，另予至宝丹1丸，鼻饲1剂。

翌日复诊，发热退，似神昏不清，但瞳孔对光反射已稍有，痰鸣减轻，解大便少许。上方去云苓、橘皮、枳实、黄芩。加羚羊角（先煎）6g，珍珠母18g，服药2剂。药后神志稍清，喉间痰鸣已平，面赤较退，下溏黑臭便甚多，舌苔薄黄腻，脉弦不大。腑气已通，痰热得泄，气血上逆之势已降，清窍渐开，病入坦途。后经数诊，均宗前方略事加减，服药11剂，药后神志全清，左下肢稍能活动，左上肢仍瘫。舌强言謇，舌苔薄润，脉弦虚。宜滋肾阴上通舌本，仿地黄饮子加减。

处方：生地18g，苁蓉12g，山萸9g，远志5g，石斛12g，五味子6g，石菖蒲9g，南花12g，茯神15g，怀牛膝30g，枸杞子9g，细辛1.5g，胆南星9g，珍珠母24g，生牡蛎24g，甘草5g。

此方服9剂后，语言清晰，左下肢活动更灵，左上肢也稍能伸缩。后以益气养血通络之补阳还五汤为主，服药30余剂，左侧偏瘫肢体逐渐恢复，能在家属扶持下步行，遂出院回家调养，半年后康复，恢复工作。

按：本案西医诊为高血压、脑出血，治疗7天神昏不醒，病已危殆，属风中脏腑重症，中风阳闭。但病发神昏已7天，面赤而出现油光，手撒遗尿，兼见部分脱证，为防内闭外脱，故治疗上以涤痰宣窍，平肝息风，潜镇降逆为主，兼以扶正，以涤痰汤加减扶正涤痰，合咸寒潜降的龙骨、牡蛎、石决明以平内风，大黄以通腑气，至宝丹宣窍等。由于治疗得宜，3诊后即转危为安，神清以后，舌强言謇，半身不遂，为风痰阻络，肾虚精乏不能上达舌本所致，故转为化痰通络，滋肾利窍，用地黄饮子加减，语言遂爽利，因其后遗半身不遂，则以益气活血通络之补阳还五汤善后调理而愈。

（王新志，韩群英，陈贺华.中华实用中风病大全.北京：人民卫生出版社，1996）

案三：温病神昏案

方左，18岁。热入少阴，神昏谵语，耳聋，脉沉细且数，舌绛而干，不思饮食，病见危象，勉以大剂三才汤冀挽回于前：天门冬15g，生熟地各15g，杭白芍9g，莲子心3g，北沙参30g，杭寸冬15g，至宝丹（汤下）2粒。

二诊：服上方2剂，热退身凉，神志清楚，谵语停，能安眠，前方去至宝丹加广橘白6g，又服2剂，而全愈矣。

按：本例以热入少阴，逆陷心包为病，一耳聋者，邪热陷心，内闭心包，机窍堵闭也。三才汤有大冬、沙参（原方为人参）、熟地三味，因药有天地人之名，而补也有上中下之分，使天地位育，参赞居中，故曰"才"。用莲心、寸冬清心定志，至宝丹清热开窍，立展神明，三方相配，开窍尤著。二诊时神已转清，遂去至宝丹而增橘白一味，化痰宽中，和胃启脾。本案不用人

219

参而重用北沙参30g，盖取其滋阴益肺之力，配以开窍至宝丹，对扶正却邪，苏醒神志，功效较著，同时亦为防至宝丹芳香辛燥，耗阴劫液之弊而设定，斯为用古而不泥也。

[王化猛，吴东昆.徐恕甫温病脸案赏析.中医药通报，2002，1（1）]

第三章　湿热类温病名方

藿朴夏苓汤（《感证辑要》引《医原》）

【药物组成】

藿香二钱，川朴一钱，姜半夏一钱半，赤苓三钱，杏仁三钱，生苡仁四钱，白蔻仁一钱，猪苓三钱，淡香豉三钱，泽泻一钱半。

【煎服方法与服用宜忌】

水煎服。此方适宜温病初起湿重于热者，故舌苔黄腻，热重于湿者则不宜使用。其中杏仁用量不宜过大，常用量为15g，过量易出现呼吸困难甚至窒息、死亡。白豆蔻、藿香宜后下，不宜久煎。服药期间，忌食辛辣厚味，不宜暴饮暴食、酗酒，少吃肥腻食品、甜品。

【主治病证】

湿温初起，身热恶寒，肢体困倦，胸闷口腻，舌苔薄白，脉濡缓。

【方歌】

藿朴夏苓苦杏仁，蔻薏豆豉猪泽存，

身热不渴肢倦怠，湿温初起效如神。

221

【方证源流】

藿朴夏苓汤源于清代石寿棠编著的《医原·湿气论》，本方在原书中无方名，《湿温时疫治疗法》（1913）将其名为"藿朴胃苓汤"。原方由杜藿香、真川朴、姜半夏、带皮茯苓、光杏仁、生薏苡仁、白豆蔻、猪苓、丝通草、建泽泻组成。现据严鸿志《感证辑要》（1920）卷四中引作"藿朴夏苓汤"，以淡豆豉代丝通草，为具有理气化湿、疏表和中功效的气分方。在《医原·卷中·湿气论》中曰"湿气弥漫，本无形质，宜用体轻而味辛淡者治之，辛如杏仁、蔻仁、半夏、厚朴、藿梗，淡如苡仁、通草、茯苓、猪苓、泽泻之类"，是治疗湿温初起的主方之一。藿朴夏苓汤组方遵以下四家之言：其一，遵从《黄帝内经》"湿淫于内，治以苦热，佐以酸淡，以苦燥之，以淡泄之"之言，本方集芳香化湿、苦温燥湿、淡渗利湿于一身；其二，宗吴鞠通"气化则湿亦化"之说，方中用厚朴、半夏行气化湿之药；其三，叶氏在《临证指南医案·卷五·湿》中提到："若湿阻上焦者，用开肺气，佐淡渗，通膀胱，是即启上闸，开支河，导水势下行之理也。若脾阳不运，湿滞中焦者，用术朴姜半之属，以温运之，以苓泽腹皮滑石等渗泄之，亦犹低湿处，必得烈日晒之，或以刚燥之土培之，或开沟渠以泄之耳。其用药总以苦辛寒治湿热，以苦辛温治寒湿，概以淡渗佐之，或再加风药，甘酸腻浊，在所不用。总之肾阳充旺，脾土健运，自无寒湿诸症，肺金清肃之气下降，膀胱之气化通调……治湿不用燥热之品，皆以芳香淡渗之药。"藿朴夏苓汤用香豉、藿香芳化宣透以疏表湿，使阳不内郁；藿香、白蔻仁、厚朴芳香化湿；厚朴、半夏燥湿运脾，使脾能运化水湿，不为湿邪所困。再用杏仁开泄肺气于上，使肺气宣降，则水道自调；茯苓、猪苓、泽泻、苡仁淡渗利湿于下，使水道畅通，则湿有去路；其四，宗章虚谷之言："湿气感于皮毛，当先去表湿，使热外透可解，否则湿闭其热而内侵，病必重矣。其夹内湿者，清热必兼渗利之法，不使湿热相搏，则易解也。"对于湿温的治疗用淡渗、芳化、燥湿之法，使湿邪有路可去。

【方义阐释】

藿朴夏苓汤的功用在于解表化湿，主治湿热病邪在气分而湿偏重者。

本方配伍特点有二：其一，中医治湿有三法，即芳香化湿、苦温燥湿、淡渗利湿。藿朴夏苓汤集治湿三法为一方，外宣内化，通利小便，可谓治湿之良方。方中藿香、白蔻仁、厚朴芳香化湿；厚朴、半夏燥湿运脾；用杏仁开泄肺气于上，取"气化则湿自化"之意，使肺气宣降，则水道自调；茯苓、猪苓、泽泻、薏苡仁淡渗利湿于下，所谓"治湿不利小便非其治也"，水道畅通，则湿有去路。其二，本方用药体轻味辛淡，正如《医原·卷中·湿气论》曰："湿气弥漫，本无形质，宜用体轻而味辛淡者治之，辛如杏仁、蔻仁、半夏、厚朴、藿梗，淡如苡仁、通草、茯苓、猪苓、泽泻之类。"全方用药照顾到了上、中、下三焦，以燥湿芳化为主，开宣肺气，淡渗利湿为辅。

【临床应用】

藿朴夏苓汤用于湿温初起，湿重于热者。因病邪偏于上中焦，所以用药主以芳香化湿之品以宣化湿邪，常用藿香、佩兰、大豆黄卷、白豆蔻、荷叶等。同时配伍宣展肺气之品，如杏仁、淡豆豉等，以取流气化湿之效。如湿中蕴热者，则伍以竹叶、连翘、黄芩等清轻之品，但一般不过用苦寒之品，以防寒凝碍湿。通过利小便导湿外出，使邪热从小便外泄者加茯苓、滑石、通草、苡仁等淡渗之品。

如其治疗上呼吸道感染而引起的高热不退，可加黄连、栀子等清热解毒之药；治疗慢性浅表性胃炎证属寒湿困脾，久则损伤脾阳，用温中化湿法，可用藿朴夏苓汤合附子理中汤。本方在治疗感冒方面有较好的疗效：风寒偏重在此方基础上加羌活、桂枝、防风；风热偏重加牛蒡子、柴胡、薄荷；暑湿型加香薷、金银花；头痛甚加荆芥穗、川芎、白芷；咳嗽加桔梗、紫菀、款冬花。在治疗慢性胆囊炎方面，有加车前子、苍术、白术、黄芩治疗证属湿热中阻、蕴结肝胆的案例。临床上有以本方合逍遥散治疗慢性乙型肝炎的案例。还有用藿朴夏苓汤合玉屏风散治疗肥胖型糖尿病肾病的临床案例。

【医案精选】

案一：湿温

华某，男，30岁。

初诊：身热6~7日，体温39℃，头晕而沉，面色淡白，胸中满闷不舒，周身酸楚乏力，大便略溏，小溲短黄，腰脊酸沉，夜寐不安。经中医治疗，先服银翘解毒丸，后又服汤剂，甘寒清气热，以生地、玄参、知母、沙参等为主。药后大便溏泄，身热加重，周身乏力，舌白滑润，根部厚腻，两脉沉濡，按之无力，近似迟缓，小溲短少，口淡无味。

辨证：湿邪偏盛，气机受阻，三焦不利。

治疗：芳香宣化，疏调气机。忌食甜黏及有渣滓食物。

淡豆豉12g，炒山栀3g，藿香叶（后下）10g，陈香薷（后下）15g，焦苍术45g，厚朴4.5g，白蔻仁3g，杏仁泥10g，川连2g，半夏10g，陈皮4.5g，鲜煨姜3g，冬瓜皮20g。日1剂，分2次服。

服药后身热渐退，头晕沉重渐解，胸闷渐轻，胸部头额略见小汗。再继续宗此法调理而愈。

按：本案为湿温误用寒凉滋腻的典型。该患者本为感受湿热之候，而前医误为热邪炽盛，损伤阴津，用甘寒之品养阴清热，导致湿邪更甚，气机阻滞，病情加重。故本方在藿朴夏苓汤的基础上加减，虽有炒山栀、川连等清热之品，但用量极轻，加香薷、苍术、陈皮行气化湿，冬瓜皮淡渗利湿。服药后气机通行，邪气外透，固有汗出，此后数诊宗此法而愈。湿温虽禁发汗，然必得汗出，乃得邪解。

（彭建中，杨连柱.赵绍琴临证验案精选.北京：学苑出版社，1996）

案二：副伤寒

李某，男，22岁。

起病迄今已10天，始觉怕冷，继则发热，体温40℃左右，用抗疟药无效，某医院诊断为副伤寒，予以合霉素、链霉素，发热未退，来诊入院。诊见身热不扬，体温38℃，汗出不多，周身酸楚，头昏面黄，胸闷不饥，小便黄，大便干，日行一次。舌苔白而微腻，脉濡。检查：白细胞4.6×10^9/L，淋巴细胞0.3，肥达反应"H"1：16，"O"1：160。证属湿热郁遏气分，湿阻中焦，湿盛于热之候。治拟芳化宣中、淡渗利湿法，仿藿朴夏苓汤意。

处方：藿香、佩兰、青蒿、杏仁、薏苡仁各9g，川朴、通草各3g，蔻仁（后下）2.5g，法半夏6g，陈皮、炒枳壳各4.5g，茯苓、大豆黄卷、滑石各12g。药后，翌晨热平，午后回升至39.5℃，继进1帖，热降不复再生，唯头昏身倦，纳少，舌苔薄，脉细。原方再投1日，诸证均瘥。转以芳化和中，运醒脾胃。调治数日，痊愈出院。

按：本案患者身热不扬，周身酸楚，头昏面黄，胸闷不饥，舌苔白而微腻，脉濡为湿热郁遏气分，湿阻中焦，湿盛于热，宜用藿朴夏苓汤加减，芳化宣中，淡渗利湿法，用杏仁、蔻仁、薏仁宣上，畅中，渗下，用行气化湿之药陈皮、枳壳、厚朴等，用佩兰、通草、茯苓加强化湿利湿之效，用青蒿、滑石退热利湿，各药相互配合，共同作用。

（白锋.温病学方论与临床.山海：上海中医学院出版社，1988）

案三：呕吐

陈某，女，47岁。

1999年11月右乳腺癌根治术后接受放化疗，因出现频繁呕吐，肌注甲氧氯普胺（胃复安）、昂丹司琼（枢复宁）等药无效，遂请中医科会诊。症见神疲乏力，头晕耳鸣，自觉胸中憋闷，频频呕吐痰涎清水，动则心悸不宁，纳呆，便溏，其舌苔白厚，脉沉细滑。辨证属痰饮内停。治宜芳香化湿，和胃止呕。拟藿朴夏苓汤合小半夏汤加减。

处方：姜半夏、藿香、杏仁、泽泻、丁香各10g，白术、茯苓、薏苡仁各15g，陈皮、厚朴、白蔻仁（后下）各6g，生姜3片。服药5剂后，呕吐痰涎有所减少，纳食好转，但觉手足不温，大便溏薄，时吐清水。上方去泽泻、丁香、薏苡仁，加党参15g，桂枝、炙甘草各6g，取其通阳化饮之意。再进5剂，上症瘥。因其脾胃虚弱，建议长期口服香砂六君丸固护脾胃。随访1年，患者一般情况尚好，能接受一系列放化疗，未再出现剧烈呕吐。

按：本例呕吐属外邪客体，侵犯脾胃诸脏腑，使脾失健运，停痰留饮，痰饮中阻，气机不畅，胃失和降，胃气上逆而呕吐。选用藿朴夏苓汤与小半夏汤合法，以祛湿为主，芳香化湿、利水渗湿融为一体，兼和胃降逆，使湿去脾复，呕吐自止。

〔李洁华.藿朴夏苓汤临床新用举隅.陕西中医，2002，（5）〕

三仁汤（《温病条辨》）

【药物组成】

杏仁五钱，飞滑石六钱，白通草二钱，白蔻仁二钱，竹叶二钱，厚朴二钱，生薏仁六钱，半夏五钱。

【煎服方法与服用宜忌】

以甘澜水八碗，煮取三碗，服一碗，日三服。舌苔黄腻，热重于湿者则不宜使用本方。其中杏仁用量不宜过大，常用量为15g，过量后易出现呼吸困难甚至窒息、死亡，白豆蔻宜后下，不宜久煎。服药期间，忌食辛辣厚味，不宜暴饮暴食、酗酒，少吃肥腻食品、甜品，宜食冬瓜、丝瓜、莲子。

【主治病证】

湿温初起及暑温夹湿之湿重于热证，头痛恶寒，身重疼痛，肢体倦怠，面色淡黄，胸闷不饥，午后身热，苔白不渴，脉弦细而濡。

【方歌】

三仁杏蔻薏苡仁，朴夏通草滑竹存，

宣通气机清湿热，湿重热轻在气分。

【方证源流】

此方出自吴鞠通《温病条辨·上焦篇》卷一第43条，云："头痛恶寒，身重疼痛，舌白不渴，脉弦细而濡，面色淡黄，胸闷不饥，午后身热，状若阴虚，病难速已，名曰湿温。汗之则神昏耳聋，甚则目瞑不欲言，下之则洞泄，润之则病深不解，长夏深秋冬日同法，三仁汤主之。"三仁汤为治疗湿温初起的主方。三仁汤中宣上、畅中、渗下，三焦分消的特点体现得淋漓尽致。其组方则遵以下四家之旨：其一，《黄帝内经》："黄帝曰：善，余闻上焦如雾，中焦如沤，下焦如渎，此之谓也。"三仁汤遵循三焦的功能特点，其宣上、畅中、渗下的组方特点恰合其意。其二，遵从《医原·卷中·湿气论》，曰："湿气弥漫，本无形质，宜用体轻而味辛淡者治之，辛如杏仁、蔻仁、半夏、浓朴、藿梗，淡如苡仁、通草、茯苓、猪苓、泽泻之类。启上闸，开支河，导湿下行以为出路，湿去气通，布津于外，自然汗解。"吴氏也指出："湿气弥漫，本无形质，以重浊滋味之药治之，愈治愈坏。"其三，宗叶氏在《临证指南医案·卷五·湿》中指出："舌白头胀，身痛肢疼，胸闷不食，溺阻，当开气分除湿（湿阻上焦肺不肃降）。飞滑石、杏仁、白蔻仁、大竹叶、炒半夏、白通草……三焦病，先论上焦，莫如治肺，以肺主一身之气。"此方中吴鞠通亦表明：肺主一身之气，气化湿亦化。叶氏还指出"夹湿用芦根、滑石之流"，取其甘淡渗湿，使湿从下泄，利湿而不伤阴，方中用滑石加强利湿之功。其四，合刘河间在《素问病机气宜保命集·病机论》中所说"治湿不利小便，非其治也"。方中用淡渗利湿之药薏苡仁、竹叶、通草，使湿从小便而去。吴鞠通遵以上四家之意创制此方。

【方义阐释】

三仁汤功用在于宣畅气机，清利湿热。本方是治疗湿温初起，邪在气分，湿重于热的常用方剂。本方的配伍特点主要有二：其一，全方体现了宣上、畅中、渗下、三焦分消的配伍特点，方中杏仁宣利上焦肺气，气行则湿化；白蔻仁芳香化湿，行气宽中，畅中焦之脾气；薏苡仁甘淡性寒，渗湿利水而健脾，使湿热从下焦而去，三仁合用，三焦分消。其二，本方用药体轻味辛淡，正如《医原·卷中·湿气论》曰："湿气弥漫，本无形质，宜用体轻而味辛淡者治之。"方中滑石既能通下窍配合薏仁利小便，又能开毛窍配合杏仁散在表之湿郁，如李时珍所言："滑石利窍，不独小便也，上开腠理而发表。"通草、竹叶甘寒淡渗，加强利湿清热之功，半夏、厚朴行气化湿，散结除满，气畅湿行，暑解热清，三焦通畅，诸症自除。

【临床应用】

三仁汤主要功效是清利三焦湿热、宣畅三焦气机。若湿温初起，卫分症状较明显者，可加藿香、香薷以解表化湿；若寒热往来者，可加青蒿、草果以和解化湿；若湿邪较重，加藿香、香薷、茯苓、草豆蔻等；如湿化热化痰，加黄芩、陈皮、贝母、桔梗等；如小便不利，尿赤者，加泽泻、车前子等。

如临床上在治疗小儿湿疹时，由于湿邪郁蒸皮肤，湿热滞留，阻于经脉，皮肤气血失于运畅而为慢性湿疹，故以三仁汤宣畅三焦，上下分消，化湿清热，并随证加入金银花、连翘、板蓝根、佩兰、丹参、丹皮。临床上亦可用本方加减治疗诸多病证。如本方加郁金、柴胡、黄芩、神曲治疗胆经湿热；加川楝子、苦楝皮治疗胆道蛔虫；本方加黄芩、黄连、葛根、木香治疗腹泻；本方合黄芩、佩兰治疗胃脘痞满；本方去竹茹加藿香、茯苓、神曲治疗因食生冷而致长时期腹痛肠鸣泄泻；本方加麻黄根、黄芩、浮小麦治疗外感汗出不止。在治疗关节炎方面，有以本方加羌活、独活、桂枝、海桐皮、白芍治疗肩周痛者；另有本方加二陈汤治疗颈椎病者。

【医案精选】

案一：湿温

李左，湿温四天，身热有汗不解，胸痞泛恶，口干不多饮，舌苔薄腻而黄，脉濡滑而数。伏邪湿热，漫布三焦，气机不宣，痰浊交阻，胃失和降。治宜宣气淡渗。

光杏仁三钱，清水豆卷四钱，鲜竹茹一钱五分，江枳实一钱五分（同炒），茯苓皮三钱，通草八分，白蔻仁一钱，块滑石三钱，佛手露（冲）一两，生熟苡仁各三钱，仙半夏一钱五分，酒炒黄芩一钱五分，鲜藿香、佩兰各一钱五分。

按：此案为湿温之典型，三焦气机不宣，用三仁汤加减，方中藿香、白蔻仁芳香化湿；枳实、半夏行气燥湿运脾；杏仁开泄肺气于上，使肺气宣降，则水道自调；茯苓、苡仁淡渗利湿于下；佩兰加强化湿之力，黄芩清热，佛手露加强行气之功，诸药配合，共同作用。

（丁甘仁.丁甘仁医案.上海：上海科学技术出版社，2001）

案二：腺病毒肺炎

张某，男，一岁半，1964年5月3日初诊。

4月24日发热恶寒，咳嗽气急，体温39℃~40℃，住某医院确诊为腺病毒肺炎。用多种西药治疗未效，病情缠绵，其母心情焦急异常，经同道介绍前来治疗。患儿迄今发热未退，烦躁多哭，烦躁时头额有汗咳嗽较甚，咳声不畅，不思食，不饮水，且拒食饮，大便溏软，腹不胀满，小便黄，脉沉滑，面黄，舌质淡，苔白黄腻带秽，因湿热郁闭，肺气不宣，治宜宣肺卫，化痰湿。

处方：连皮茯苓二钱，法半夏二钱，杏仁（去皮）一钱五分，苡仁四钱，冬瓜仁二钱，白蔻（打）八分，芦根三钱，桑皮一钱五分，麦芽（炒）一钱五分，竹茹一钱，象贝一钱，枇杷叶（炙）二钱。慢火煎30分钟，取30mL，每次两匙，两剂。

1964年5月5日再诊。服上药两剂后，周身漐漐汗出，即思乳食。今日体温已平，烦躁亦除，精神活跃，面色转红润，唯咳嗽较频，食欲渐增，大便每日一行，夹有少量黏物，脉沉滑微数，舌正红，秽腻苔已去，郁闭已开，湿痰未净，宗前法加减。处方：连皮茯苓二钱，法半夏一钱，杏仁一钱五分，苡仁四钱，冬瓜仁二钱，芦根三钱，桑皮一钱五分，麦芽（炒）一钱五分，竹茹一钱，象贝一钱，枇杷叶（炙）二钱。两剂而愈。

按：本案因春末多雨，气候偏湿，感受湿邪，清阳郁闭，卫失疏泄，肺失清肃，痰湿内聚，以至热不得越所致。病机是湿热郁闭，肺气失宣。根据患儿的症状，辨证当属外感湿热，湿郁卫气。湿热郁闭则见高热，烦躁，小便黄，苔黄腻；湿阻气机，肺气失宣则咳嗽，湿困中焦则见面黄，便溏，腹软。所以本案拟宣通肺胃，通阳利湿治法，用三仁汤加减。杏仁、白蔻、薏苡仁宣上、畅中、渗下；半夏、茯苓、冬瓜仁燥湿渗湿；桑皮、象贝、枇杷叶宣肺降气；竹茹、芦根、麦芽化湿醒脾。两剂服后上焦得通，胃气即和，遍身汗出，而体温恢复正常。但仍咳嗽较频，此为郁闭已开，痰湿外出之象，故因势利导，再予疏利痰湿，调理脾胃，两剂而愈。

（高辉远，等.蒲辅周医案.北京：人民卫生出版社，1972）

案三：急性黄疸型肝炎

孙某，男，42岁，农民，1984年4月24日初诊。1个月来神疲乏力，两目发黄，食少纳差，口苦舌干，尿黄便燥。肝功能检查：黄疸指数20U，谷丙转氨酶84IU，经某医院治疗一周，病情略有好转，但肝功能未见明显改变。现症仍见面目俱黄，脘满胁痛，食后腹胀，不时作呕，口干而不欲饮，大小便如前，舌红苔黄腻，脉弦数。证属湿热蕴结，熏蒸肝胆。湿热迫使胆汁溢于肌表及白睛，故见黄疸。拟健脾行气，宣泄三焦，分利湿热。

方选三仁汤化裁：杏仁10g，白蔻仁10g，生薏苡仁15g，姜半夏10g，川朴10g，茵陈15g，平地木12g，赤芍12g，生大黄12g，滑石20g，竹叶10g，通草6g，生麦芽30g，予5剂煎服。

五日后复诊，见尿色转清燥屎已去，腹胀渐平，黄疸减退，食欲回增。治法对证，药随证转，前方改加鸡内金6g，续进5剂。

5月4日三诊：黄疸退尽，诸症平息。复查肝功能已转正常，病已去七八，改用参苓白术散善后，一年后随访一切正常。

按：由于证属湿热蕴结，熏蒸肝胆，用三仁汤宣气化湿，加生麦芽可以健脾开胃，治疗食后腹胀，茵陈可退黄，平地木有利湿的功效，大黄可清湿热，通便，赤芍清热凉血。各药配合，健脾行气，宣泄三焦，分利湿热。

（杨飞.医学家吴瑭现代研究.南京：金陵书社出版公司，1997）

达原饮（《温疫论》）

【药物组成】

槟榔二钱，厚朴一钱，草果五分，知母一钱，芍药一钱，黄芩一钱，甘草五分。

【煎服方法与服用宜忌】

用水二钟，煎八分，午后温服。服药期间，不可同服泻下药，以免邪毒内陷；不可同时服用滋补性药物，以免滋腻留邪碍胃。忌食辛辣、生冷、黏腻、有刺激性味道的食物；禁食或少食酒类、辣味、鱼类、肉类等；忌食羊肉、狗肉、鲫鱼、竹笋、豆芽、丝瓜、韭菜、茄子、虾、蟹、螺、蚌等发物。

【主治病证】

用于温疫或疟疾邪伏膜原，憎寒壮热，日一至三发者。

【方歌】

达原饮用槟厚朴，知母黄芩芍甘佐，

辟秽化浊达膜原，邪伏膜原寒热作。

【方证源流】

达原饮为明代吴又可所创，首载于《温疫论》中，用以治疗邪气藏伏于"附近于胃"的半表半里（吴氏谓之膜原）之证。《温疫论》云："温疫初起，先憎寒而后发热，日后但热而无憎寒也，初得之二三日，其脉不浮不沉而数，昼夜发热，日晡益甚，头痛身痛……宜达原饮。"吴又可在论"气所伤不同"中点明了此方的制方思路，即"夫物者，气之化也；气者，物之变也。气即是物，物即是气。知气可以制物，则知物之可以制气矣。夫物之可以制气者，药物也。如蜒蚰解蜈蚣之毒，猫肉治鼠瘘之溃……能知以物制气，一病只有一药，药到病已，不烦君臣佐使、品味加减之劳矣。"吴又可认为："槟榔能消善磨，除伏邪，为疏利之药，又除岭南瘴气；厚朴破戾气所结；草果辛烈气雄，除伏邪盘踞。三味协力，直达巢穴，使邪气溃败，速离膜原，是以为达原也。"温疫初起疏利透达，吴氏认为温疫初期，邪气"内不在脏腑，外不在经络，舍于伏脊之内，去表不远，附近于胃，乃表里之分界，是为半表半里，即《内经·疟论》所谓横连膜原者也"。温疫之邪侵袭人体后，居于人体之膜原，位于半表半里，非发表、攻里等法所能及，所谓汗之不得、下之不可，病位比较隐秘，一般药物难以达其病所，吴氏遂提出"但使邪毒速离募原，便是治法"的治疗原则，以疏利透达为主要治法，创立达原饮，以开达膜原，辟秽化浊。

【方义阐释】

本方所治之证乃温疫疟毒，痰伏膜原所致。温热疫毒，痰热搏结，侵扰膜原，正邪斗争，则憎寒壮热；痰邪胶结，阻遏正气，正气蓄积力量，则发无定时；疫毒痰浊壅滞气机，胸中痞塞，则胸闷；胃气不降，则呕恶；经气阻滞不通，则头痛；疫毒侵扰心胸，则烦躁；舌红，苔垢腻，或如积粉，脉弦数，皆为温疫疟毒，痰伏膜原之征。治当开达膜原，辟秽化浊。方中黄芩清热燥湿；知母泻火解毒，共为君药。槟榔行气破结，祛湿消痰；

厚朴芳香化浊，行气祛湿；草果透达膜邪，辟秽化浊，三药相伍，兼防寒药凝滞气机，共为臣药。芍药益阴，既助黄芩、知母清热，又兼防温热药伤阴助热，为佐药。甘草益气和中，调和诸药，为佐使药。诸药相互为用，以奏开达膜原，辟秽化浊之效。

配伍特点：苦寒药与苦温药相配，既清热燥湿，又行气化浊，以使寒而不凝，温而透达；少量益气药与补血药相配，以助正抗邪，祛邪不伤正。

【临床应用】

如热重伤津，渴欲饮水者，加天花粉、麦冬、芦根；内有食积者，加山楂、麦芽、神曲；恶心呕吐者，加半夏、竹茹、生姜；热势明显者，可加生石膏；口苦者，加柴胡；湿象偏重者，加苍术、白术、藿香。外感疫毒，咽喉肿痛者，加金银花、连翘、山豆根、射干；咳嗽痰多者，加百部、紫菀、款冬花；鼻塞不通者，加苍耳子、辛夷、白芷；汗出不止者，加麻黄根、煅龙骨、煅牡蛎；脘痞腹满者，可合用半夏泻心汤；大便黏滞不爽者，可稍加大黄；小便不利者，可加滑石、白茅根、车前子。

临床患者病毒感染性发热，舌苔厚腻为主症，兼有头晕口苦，身体倦怠，胸闷纳呆，脉弦滑。体征有肝脾肿大，淋巴结肿大，体温在37.8℃～40℃，用达原饮加柴胡、葛根、大黄治疗。用治小儿食积：小儿伤食便溏，不思饮食，腹胀大时痛，舌红苔腻，可以达原饮加山楂、神曲。用治湿热中阻，枢纽失职，以致寒热起伏，连日不退，胸脘痞满，呕恶，甚则便溏之夏秋季胃肠型感冒颇验。胁痛耳聋，寒热，呕而口苦，加柴胡一钱；腰背项痛，加羌活一钱；目痛，眉棱骨痛，眼眶痛，鼻干不眠，加干葛一钱。

慢性胆囊炎、慢性胃炎、病毒性肝炎、流行性感冒、疟疾、钩端螺旋体病等病的临床表现符合温疫或疟疾者可以参考应用。

【医案精选】

案一：流行性感冒

李某，女，23岁，于2009年11月26日来诊。

诉发烧畏寒，全身酸痛，纳呆，体温38.2℃~39℃3天。此季节正值传染性流行性感冒时期。诊断为流行性感冒。诊见：发热，咽痛，头痛，肢体倦怠，舌红，舌苔白浊腻，脉濡数。证属湿遏热伏，营卫不和。治拟清热解毒，辟秽宣透。方用达原饮加减：槟榔、知母、黄芩各18g；厚朴、白芍、白薇、黑栀子各12g；草果、甘草各6g；金银花、连翘各30g；3剂后热退，后用银翘散善后。

按：流行性感冒属病毒感染性传染性疾病，常并发重症肺炎，因无特效抗病毒药物，缠绵难愈，久热不退，病情重。中医辨证为热伏于里，阻遏营卫运行，故见发热畏寒，全身酸痛，舌红，舌苔白浊腻，为湿遏热伏之象，是辨证要点。故用达原饮清热解毒，辟秽宣透。加白薇、黑栀子退热，金银花、连翘清热解毒，诸药合方使秽浊去而病自瘳。

[张莉，安军.达原饮的临床治验.贵阳中医学院学报，2010，32（6）]

案二：慢性浅表性胃炎

阿某，男，39岁，2009年7月30日就诊。

诉胃胀痛、干呕、食欲差加重2周。电子胃镜检查示：慢性浅表性胃炎。诊见：面色萎黄，呃逆，纳呆，倦怠，大便不爽，小便黄，舌边深红，苔白厚如积粉，脉滑数。证属痰湿阻遏于中，热伏于里，治拟燥湿和胃，清利壅滞。

达原饮加减：槟榔、知母、黄芩、草果、枳壳、桔梗、厚朴、连翘、山栀、佩兰各12g，茵陈蒿、土茯苓各20g。10剂后症状明显减轻。再用藿香正气丸加健脾丸善后。

按：正值暑天，饮食不洁，贪凉贪腻，湿阻胃肠，壅滞不通，积而化热，气机不畅，故见呃逆，纳呆，倦怠，大便不爽，小便黄，舌边深红，苔白厚如积粉。为痰湿阻遏于中，热伏于里，是辨证要点，故用达原饮再加桔梗、佩兰、茵陈蒿、土茯苓、枳壳以行气化湿，连翘、山栀清热化积，诸方合用，使湿化热祛气畅则胃和。

［张莉，安军.达原饮的临床治验.贵阳中医学院学报，2010，32（6）］

案三：便秘

王某，女性，30岁。以"大便秘结1年"就诊。症见：形体肥胖，纳可，大便秘，质软，排便不畅。3~5日一行，腹部胀痛，餐后明显，睡眠一般，小便调，舌暗红，苔薄白微腻，脉滑。

予达原饮加减：槟榔、川朴、枳实、白芍各15g，黄芩、柴胡、木香、乌药各10g，草果、甘草各5g，白术15g。予7剂，水煎服。二诊患者诉大便每日1次，质稍硬，无腹痛，舌暗红，苔薄白，脉滑。予以上方可加桃仁、赤芍活血之品。予7剂，水煎服。随诊患者痊愈。

按：湿邪阻滞，腑气不通，以大便排出困难，或排便不畅，便后有排便未尽感，伴或不伴腹胀，舌苔白腻为辨证要点。故在达原饮基础上加柴胡、木香、乌药理气之品。考虑患者长期便秘，气机阻滞日久，必夹血瘀，故加活血之品。

[王敏.达原饮加味临床应用体会.中华民族民间医药，2012，21（9）：34]

雷氏宣透膜原法（《时病论》）

【药物组成】

厚朴（姜制）一钱，槟榔一钱五分，草果仁（煨）八分，黄芩（酒炒）一钱，粉甘草五分，藿香叶一钱，半夏（姜制）一钱五分。加生姜三片为引。

【煎服方法与服用宜忌】

水煎服，注意藿香叶宜后下，忌生冷、油腻、黏滑等对胃肠刺激性大又难以消化的食物。忌饮茶、酒。

【主治病证】

湿热寒甚热微身痛有汗，肢重脘闷，脘痞腹胀，苔腻白如积粉而舌质红绛甚或紫绛。

【方歌】

宣透膜原病有湿，寒甚热微重四肢，

身疼有汗脘闷半，槟芩果朴草藿施。

【方证源流】

吴又可开创湿热疫疠半表半里，"经胃"邪伏膜原证，疏利透达法，达原饮理法方药系统思维。从而扬弃了半表半里伤寒少阳小柴胡汤法，辛温发汗解表太阳病麻桂法，亦不可用风温辛凉解表银翘、桑菊饮法。薛生白承传吴氏创制仿达原饮法，把四时皆可流行的湿热疫疠延伸到长夏湿热类温病证治的半表半里膜原证。叶天士创制暑湿秽浊芳香宣透膜原法，揭示了夏暑亢热兼湿浊的新感暑秽，半表半里膜原证辨证立法制方模式。樊开周，身为何廉臣恩师，创制了新定达原饮，为辨治湿热邪伏，蛰踞于半表半里之膜原之剂。在吴氏原方上增损：山栀、淡豆豉、桔梗、鲜荷叶包六一散，强化了伏邪膜原疏利达外清泄药队。俞根初在《通俗伤寒论》中创制柴胡达原饮，俞氏以柴、芩为君，柴胡疏达膜原气机，黄芩苦泄膜原之郁火。证治湿重热轻半表半里的伏气膜原证，俞氏思路企图将湿温膜原证回纳到伤寒六经系统少阳病中，以柴胡替代疏利透达之槟榔，制方立法旨趣显然有别。雷少逸作为倡导时令时间为第一性的温病家，立足临床撰作《时病论》，推进五运六气四时二十四节气，十二时辰的四时温病学。他辨治感而即发的新感湿热半表半里膜原证，特创雷氏芳香宣透膜原法，被现代教科书公认为湿热类温病半表半里证辨治经典范例。雷少逸认为，治疗初起之疟，应着力清轻宣透，使邪气外达，此观点是基于《内经》"夏伤于暑，秋必痎疟"，即夏令伤于暑邪，当令不发，遂伏于内，直待秋令，复感邪气而发。湿疟之证，因于久受阴湿湿气伏于太阴，偶有所触而发。发则恶寒而不甚热，脉象缓钝而不弦，一身尽痛而有汗，手足沉重，呕逆胀满者是也。俗谓脾寒，大概指是证耳。此宜宣透膜原法，使其邪化疟除，但辛燥之剂，于阴亏热体者，须酌用之。

【方义阐释】

宣透膜原法的功用在于宣透膜原，疏利湿浊。本方师达原饮之法，方中去知母之苦寒及白芍之酸敛，仍用厚朴、槟榔、草果，达其膜原，祛其盘踞之邪，厚朴苦味中苦降下气，消积除胀满，又消痰平喘，既可除无形之湿满，又可消有形之实满，为消除胀满的要药。草果可以燥湿温中。槟榔既能利水又能行气，气行则助水运。黄芩清燥热之用，甘草为和中之用，拟加藿香叶、半夏畅气调脾，生姜破阴化湿，湿秽乘入膜原而作虐者，此法必奏效耳。

【临床应用】

雷氏宣透膜原法用于治疗湿热秽浊郁闭膜原之证。本方证湿浊郁闭较甚，非一般化湿之剂所能为功，须投疏利透达之法。故临床上常见之夏季流行性感冒、伤寒、副伤寒、斑疹伤寒、传染性非典型肺炎、急性胃肠炎、病毒性感染发热等证属湿热郁阻半表半里，湿重于热者都可参考雷氏宣透膜原法组方进行辨证施治。据《上海中医药杂志》（1990年12期）报道，本方加减，配用西洋参治疗1例绿脓杆菌败血症病人，仅3天便热势大挫，后拟益气养阴，佐用清化湿热之品善后调理而愈。临床运用本方时，须根据具体表现，灵活化裁，随症加减。如兼见恶心呕吐者，可在原方基础上加陈皮、竹茹、半夏；兼见食滞不化者，可加焦山楂、神曲、鸡内金；兼见嗜睡肢倦者，可加滑石、生薏苡仁等。需强调的是，本方性偏温燥，临床应用要适可而止，以防助热伤津，可加柴胡和解半表半里之邪。

【医案精选】

案一：时行疫疟

己卯夏五，患寒热者甚众，医者皆以为疟。所用咸是小柴胡汤、清脾饮，及何人饮、休疟饮等方，未有一方奏效。殊不思经谓"夏伤于暑，秋必痎疟"，疟每发于秋令，今于芒种夏至而发者何也？考岁气阳明加于少阳，天政布凉，民病寒热，斯时病疟者，尽是时行疫疟也。有建德钱某来舍就医，曰：患疟久矣，请先生截之。丰曰：此乃时行疫疟。

按：对此案丰遂用宣透膜原法加豆卷、干姜治之，其效捷于影响。后来求治者，皆与钱病无异，悉以此法治之，莫不中。可见疫疟之病，不必拘疟门一定之方，又不必拘一定之证，更又不必拘一定之时，但其见证相同，而用药亦相同者，断断然矣。

（雷丰，杨梅香，郑金生.时病论.福州：福建科学技术出版社，2010）

案二：湿温

张某，男，57岁，病历号53-5-430。

身发寒热已20余日，曾服药发汗，汗出又复畏风，全身倦怠无力，不思饮食，小便黄，量甚少。舌苔薄黄质红，脉弦数。

辨证立法：病已20余日，邪正互争，寒热时作，病在半表半里之间，故服药虽汗出，而邪仍不得解。小便黄少，苔黄舌红而脉弦数，说明兼有里热，拟和表里，清内热，通利膀胱水道之法治之。

处方：赤白芍各6g，川桂枝（柴胡4.5g同炒）1.5g，旋覆花（炒半夏曲10g，同布包）6g，炒香豉6g，炒知母6g，川厚朴4.5g，炒山栀10g，煨草果4.5g，白通草4.5g，白苇根12g，酒黄芩10g，赤茯苓10g，白茅根12g，酒黄连4.5g，赤小豆（炙）10g，甘草3g。

二诊：药服4剂，寒热大为减轻，周身舒畅，20余日以来无此佳象。尿量增多，食欲稍好。

处方：赤白芍各6g，银柴胡（桂枝1.5g同炒）3g，旋覆花（炒半夏曲10g同布包）6g，车前草6g，赤茯苓12g，冬瓜子12g，车前子6g，赤小豆12g，冬葵子12g，白苇根18g，炒黄连4.5g，炙草梢3g，焙内金10g，炒谷芽10g，炒麦芽10g。

按：此为施今墨医案，施老认为此病人属里有蓄热，而致外感，外邪入于半表半里，遂使里热更炽，唯以和解兼清里热之法方能奏效。初诊拟三解七清之法，其方以达原饮、柴胡桂枝汤、栀豉汤化裁。方中桂枝与二芍、柴胡与二黄、苇根与茅根、豆豉与山栀、草果与知母，一表一里，相互配合；桂、柴、苇、豆、草同施有逐邪外出之功，芍、黄、茅、栀、知共用起敛阴、清热、凉血之效；旋覆花配半夏曲和胃降逆；川朴除湿散满；甘草调和诸药并扶正；赤茯苓、赤小豆利湿给邪以出路。施老抓住邪在半表半里，兼有蓄热内伏的病机，采达原之意，以和解为法，佐清热利湿之品，宣、疏、清、利共施，初诊即见良效。本方药味虽多，粗看庞杂，细审方知组方配伍均有法度，而其辨证、立法、组方、配伍也俱见巧思。施老治病风格，于此案之中可见一斑。

（祝谌予.施今墨临床经验集.北京：人民卫生出版社，2005）

案三：厌食

某，男，12岁，1998年8月7日初诊。

主诉：食欲不振3个月。近3个月来患儿饮食明显减少，且伴食后恶心，脘腹胀满，大便干结，形体日渐消瘦，曾在当地诊治，未见好转。现症：纳呆腹胀，烦躁不安，大便干结，查体无明显异常，舌质淡红，苔白厚腻。诊断：厌食（脾胃湿热内阻），予以清热化湿，消食和胃。

药用：柴胡、黄芩各9g，葛根、川朴各6g，炒槟榔9g，生薏苡仁30g，鸡内金9g，枳壳6g，焦山楂、焦神曲、炒麦芽各9g，砂仁3g，番泻叶15g。4剂，水煎服，日1剂分2次服。8月12日复诊，食欲稍增，苔渐退，脘腹胀满减轻，大便已通畅，守前方加白蔻9g，以增化湿醒脾开胃之功，4剂。8月17日复诊，食欲明显改善，诸不适消失，体重增加1000g，予保和丸以善后。

按：本案处方为达原饮加减而来，分析组方，亦可认为是雷氏宣透膜原法化裁而来，本证证属湿热内阻，是气分证，组方原则务必以清热祛湿为法，故遵循此则之达原饮、雷氏宣透膜原法均可随症加减治之。

〔邢新婵.黄明志运用达原饮临床经验集要.辽宁中医杂志，2006，33（7）〕

雷氏清凉涤暑法（《时病论》）

【药物组成】

滑石（水飞）三钱，生甘草八分，青蒿一钱五分，白扁豆一钱，连翘（去心）三钱，白茯苓三钱，通草一钱，加西瓜翠衣一片入煎。

【煎服方法与服用宜忌】

水煎服。青蒿、连翘、西瓜翠衣宜后下。煎取400~600mL，每日一剂至两剂服用。宜食清淡、解暑水果如西瓜等。忌生冷、辛辣、油腻、黏滑的食物以及对胃肠有强烈刺激性的食物，同时忌食醋。服药同时忌饮茶、酒。

【主治病证】

暑温（暑热、暑泻、秋暑），感冒暑邪夹湿。发热恶寒，头晕，汗出，咳嗽，呕恶泄泻。

【方歌】

清凉涤暑治暑温，暑热暑泻秋暑能，

扁豆青蒿通甘草，苓翘瓜翠滑石成。

【方正源流】

古人详于寒而略于暑，是以暑热一证，专方甚少。叶天士有云："夏暑发自阳明，古人以白虎汤为主方。"盖暑为火热之气，本无形质，白虎汤大清气热，原是正治。张凤逵《温热暑疫全书》云："暑病首用辛凉，继用酸泄酸敛，不必用下。"堪为治暑纲领。夏月火土司令，暑必夹湿，暑湿合邪，三焦翕受，最易窒塞气机。暑甚湿微者，须借轻苦微辛，芳香甘淡之味，上下分消。用雷氏清凉涤暑法。本方体现了雷少逸以法代方的治疗特色。在《时病论》一书中，雷少逸创立时病治法60条，并详述立法依据和诸法的治疗主证，"使方从法出，法随证立"。其所拟清凉涤暑法实际上就是清凉涤暑方，用法代方，方法合一，是一种创新，即"方使人规矩，法令人巧"。

雷少逸强调："医家不可执古书而不读今书，亦不可执今书而不读古书""思成方不在多而在损益"。诸法很多是由古方演化而来，清凉涤暑法、祛暑解毒法分别为刘河间天水散、清暑方化裁。这种以法代方的创新，对时病治疗的发展与完善，做出了很大的贡献，值得后世医家继承与发扬。吴淮阴曰："温者热之渐，热乃温之极也。其名暑温……当用清凉涤暑法加杏仁、蒌壳治之。"

【方义阐释】

本方主要用于治疗暑温暑热，暑泻秋暑，感冒暑邪夹湿，症见发热恶寒，头晕，汗出，咳嗽，呕恶泄泻。暑热上扰清窍，乃至头晕。湿困脾胃，升降失司，胃气上逆则呕吐，湿浊下注大肠则泄泻。清凉涤暑法的功用在于涤暑清热，化湿宣肺。方中滑石、甘草，即河间之天水散，以涤其暑热。配以青蒿、白扁豆、西瓜翠衣加强涤暑之力；佐连翘以清心。因暑多夹湿，兼用通草、茯苓，意在渗湿。

【临床应用】

本方证以暑夏发热、纳呆、泄泻、苔腻为辨证要点，常用于治疗冒暑、痢疾、湿热、中暑、暑疟等。现代临床常用本方加减，辨治夏季急性传染性、感染性疾病。如西医疾病中发生于夏季的流行性乙型脑炎、钩端螺旋体病、登革热和登革出血热等急性传染病、急性肠炎、病毒性肺炎等急性感染性疾病，以及夏季的其他发热性疾病，如小儿夏季热、流感、中暑等，均可用本方加减随证辨治。如杜勉之诊治万某一例：病人恶寒发热伴咳嗽一周，经某医院检查诊为"病毒性肺炎"，曾用抗生素及对症治疗5天，发热仍持续不退，体温波动在39℃左右，伴咳喘头晕，面垢自汗，烦渴喜饮，胸闷纳呆，尿短便溏，舌尖赤，苔黄润，脉濡。杜氏用雷氏清凉涤暑法加减治之，效果显著。

［杜勉之.雷氏清凉涤暑法的临床应用.江苏中医杂志，1984，5（3）］

具体运用本方时，应随症加减。如发热微恶风寒者，可加金银花、桑叶、菊花等轻清之品；咳嗽者，加杏仁、瓜蒌皮、枇杷叶等；热甚者，加石膏、黄芩；舌苔厚腻者，加藿香、佩兰；泄泻者，加黄连、葛根。

【医案精选】

案一：暑疟

城南叶某之子，偶染疟疾，邀丰诊之。脉象迢迢有力，寒热间日而来，口渴喜凉，热退多汗，此为暑疟。遂用清营捍卫法去木贼，加藿香、草果、柴胡、甘草治之。服下疟势仍来，尤吐鲜血数口。复按其脉，转为弦大而数，必因暑热内炎，逼伤血络所致，思古圣有"治病必求其本"之训，此证暑热是本，吐血是标，可不必见病治病也。即用清凉涤暑法去扁豆，加黄芩、知母治之。连进二帖，疟发渐早，热势减轻，不知不觉而解，血羔亦未复萌。

按：此清凉涤暑，甘淡去湿之法也。以暑为火热之气，本无形质，故取青蒿、连翘辛凉涤暑，夏月灶司令，暑必夹湿，扁豆、茯苓之用，和中化湿；六一散、通草甘淡祛湿，导引暑热之气，从小便而去也。

（雷丰，杨梅香，郑金生.时病论.福州：福建科学技术出版社，2010）

案二：泌尿系感染

杨某，男，1岁，住院号91982。

患者反复发热20余天，以"发热待查"收住儿科。经多种抗生素及抗痨药物治疗无效，于1987年7月2日延余诊治。主要脉症：发热月余，体温波动于38℃~39.2℃，小便黄，汗出多，大便干燥，日渐消瘦，指纹青窜至风关以上，脉细数，舌微红苔薄白。第二次尿培养检查出大肠杆菌。中医辨为暑温，予清热涤暑生津。

处方：青蒿5g，扁豆15g，连翘5g，茯苓10g，滑石10g，淡竹叶10g，麦冬5g，通草5g，苇根10g，青皮5g，郁李仁15g，甘草3g。2剂。

7月4日二诊：服药后体温下降至37℃~38℃，汗多，食少，大便溏，脉细弦，舌边尖红，苔薄黄，此为肝胃不合，邪留少阳。治当枢转少阳，调和肝脾。

处方：柴胡6g，炒黄芩6g，法半夏9g，苍术6g，陈皮6g，厚朴6g，青皮6g，青蒿5g，枳壳6g，甘草3g。2剂。

7月6日三诊：服药2剂后体温仍波动于37℃~38℃，但维持在37.5℃以下居多，仅在夜间有短时达到38℃，余无不适，脉细数，舌微红苔薄白。此少阳之邪解未尽，营阴不足。治当继续和解少阳，佐以退虚热之品。

处方：柴胡6g，炒黄芩6g，法夏9g，苍术6g，陈皮6g，厚朴5g，青皮6g，青蒿5g，银柴胡10g，地骨皮15g，白薇6g，甘草3g。服药2剂热退身凉，病愈出院。

按：小儿为稚阴稚阳之体，夏日感受暑热之邪，发热三旬有余，总雷氏清凉涤暑法使高热稍降。然暑多夹湿，常犯中州，续用柴平汤加减枢转少阳达不尽之暑邪，平胃和中畅脾燥内犯之湿邪，4剂而热退身凉。治暑当先别阴暑阳暑，再审夹湿之多寡，不贸投凉药，故收效甚捷。

（李幼昌.李幼昌临床经验选集.昆明：云南科学技术出版社，1993）

案三：伤暑

袁某，男，2岁半，1986年6月23日初诊。

前日始病，因玩热去衣，当风受凉所致。初起头痛，夜卧烦躁无眠，口干渴思冷饮，尿少汗多，纳呆食减。舌边尖红赤，苔薄白，脉细数，指纹红。辨证为外感暑热，予清热涤暑法，处雷氏清凉涤暑法加味：青蒿6g，扁豆15g，连翘6g，茯苓10g，木通6g，滑石15g，京玄参6g，麦冬6g，五味子6g，西瓜翠衣一大片，甘草2g。服上方2剂，诸症自愈。

按：此案病起6月下旬，正值南方天暑地热，临床已俱"后夏至日者为病暑"的特征，上以清凉甘味，轻清透热，下以淡渗利水，使热外泄，中以益胃生津，诸药合用，共奏清热涤暑、养阴生津之功。

（李幼昌.李幼昌临床经验选集.昆明：云南科学技术出版社，1993）

宣清导浊汤（《温病条辨》）

【药物组成】

猪苓五钱，茯苓五钱，寒水石六钱，晚蚕沙四钱，皂荚子（去皮）三钱。

【煎服方法与服用宜忌】

水五杯，煮取两杯，分两次服，以大便通快为度。本方不宜久服或过量服用，尤其是气虚阴亏和血虚病人。服药期间忌食辛辣、生冷、油腻食物且不可同时服用滋补性药物，以免滋腻留邪碍胃。

【主治病证】

湿温久羁，三焦弥漫，神志轻度昏迷，少腹硬满，大便不

250

通，小便赤少，舌苔浊腻，脉象实者。

【方歌】

宣清导浊猪茯苓，便硬苔腻濡脉成，

水石蚕沙皂荚子，下焦湿热此方行。

【方证源流】

宣清导浊汤出自《温病条辨·下焦篇》湿温第55条，吴瑭称此方为"苦辛淡法"，其原条文谓："湿温久羁，三焦弥漫，神昏窍阻，少腹硬满，大便不下，宣清导浊汤主之。"本方是吴瑭根据叶桂《临证指南医案·湿》蔡案整理而成，医案如下：

蔡，仲景云：小便不利者，为元血也；小便利者，血证谛也。此证是暑湿气蒸，三焦弥漫，以致神昏，乃诸窍阻塞之兆。至小腹硬满，大便不下，全是湿郁气结。彼夯医犹然以滋味呆钝滞药，与气分结邪相反极矣。议用甘露饮法。猪苓、浙茯苓、寒水石、晚蚕沙、皂荚子去皮。

叶桂对于湿热蕴结下焦，致下窍闭塞，"少腹硬满，大便不下"，或上窍也闭，"神昏窍阻"者，独出心裁地用刘完素桂苓甘露饮变通治疗。吴瑭总结叶氏医案，拟定出"苦辛淡""宣清导浊"一法。该法用晚蚕沙、皂荚子开结利窍导浊，合猪、茯苓淡渗利湿，寒水石泄火为主组方，代表方如宣清导浊汤。

综上所述，宣清导浊汤系吴瑭根据叶氏应用刘完素桂苓甘露饮的经验整理而成。该方以宣化清利湿热、开通下焦浊窍之闭为长，用于治疗湿热郁结三焦、下焦阻闭不通的大便秘结、小便不利，或上窍也闭，神昏者。

【方义阐释】

本方取刘完素桂苓甘露饮法，以猪苓、茯苓淡渗利湿，寒水石辛咸大寒，清热泻火。寒水石与猪苓、茯苓配合，重在清热利湿。另用晚蚕沙祛湿化浊，皂荚子祛痰通窍，这两药合用，可逐湿化浊，开窍通闭。本方的特点是在二苓、寒水石清利湿热之中，用皂荚、晚蚕沙化浊利窍，从而可治湿热浊秽阻闭下焦，二便不通之证。宣清导浊汤能宣泄湿浊，通利二便。用能升、能降、苦泄滞、淡渗湿之猪苓，合甘少淡多之茯苓，以渗湿利气；寒水石色白性寒，由肺直达肛门，宣湿清热；晚蚕沙化浊中清气，二苓、寒石化无形之气；蚕沙、皂荚子逐有形之湿也。诸药配伍，分利湿热，导湿浊下行而使清气得宜，气机畅达则湿浊降、腑气通而大便自下，故以"宣清导浊"名方。

【临床应用】

本方善治湿浊阻滞下焦，专能除湿下气，进行适当配伍，可治疗各种湿浊之证。现代临床可用本方治疗鼓胀、水肿、乙型肝炎、尿毒症辨证属于湿热秽浊郁闭大肠，弥漫三焦者。如慢性重度乙型肝炎（黄疸），临床多表现为右胁不适，身目黄染，呕吐，不能进食，神疲乏力，小便短少深黄，大便秘结，舌红苔黄腻，脉弦数。此即属于湿热秽浊郁闭大肠，弥漫三焦之证，且浊邪害清，欲蒙心窍，有逆转为急黄重证的趋势，宜用宣清导浊汤宣通气机，通导大便为主，给邪以出路。此种情况在宣清导浊汤中尚可选加杏仁等味宣肃肺气以开上焦，赤小豆等味淡渗清利而通下焦（张文选. 温病方证与杂病辨. 北京：人民卫生出版社，

2007）。再如现代临床报道，李鳌才治疗臌胀1例，用宣清导浊汤加薏苡仁、萆薢，效果良好。

［李鳌才．宣清导浊汤临证举隅．陕西中医，1998，19（11）］

运用本方临证治疗诸病证时，需随症加减，不能固守成方。如上焦见症明显者可加黄芩、连翘、瓜蒌皮等；若湿热蕴肺者，治宜清透肺经气分之湿，酌加杏仁宣利肺气，气行则湿化；若湿热困阻脾胃，可加白蔻仁、厚朴等行气宽中；若寒热往来者，可加青蒿、草果以和解化湿；下焦见症明显，加薏苡仁、茯苓、车前子等。

【医案精选】

案一：湿温发热

许某，男，30岁，1997年6月23日初诊。

患者两月前下乡淋雨感湿。翌日全身困倦，不欲饮食，发热，体温在38℃左右波动，肌注青霉素钠、复方奎宁，服中药银翘散、藿朴夏苓汤等，未效。刻诊：体温38.2℃，微恶寒，四肢乏力，口涎胶黏，不欲食，面色萎黄，大便不畅，小便短涩，舌质淡红，苔白腻，脉弦滑。中医诊断为湿温，证属湿浊内蕴胃肠。治宜清热化湿，升清降浊。

方用宣清导浊汤加味：蚕沙12g，泽兰12g，茯苓20g，猪苓15g，皂荚子10g，佩兰10g，青蒿12g，薏苡仁（炒）30g，寒水石30g。每日1剂，水煎服。6月26日二诊：2剂热退，二便通调。上方去泽兰，继服2剂，诸症消失。

按：此例辨证为为湿温，证属湿浊内蕴胃肠。方用宣清导浊汤宣清气、化湿浊，使气机畅、腑气通而大便自下。方中猪苓、茯苓甘淡渗湿利水，寒水石利湿清热，蚕沙、皂荚子宣清化浊。诸药合用，一则化无形之气，一则逐有形之湿。湿邪既解，则气机宣畅，大便可通，诸症可除。

［李鳌才．宣清导浊汤临证举隅．陕西中医，1998，19（11）］

案二：水肿

余某，女，40岁，1997年2月12日初诊。

患者无明显诱因头面、下肢浮肿1个月，伴脘腹饱满，不欲饮食，小便短少。血常规白细胞10.8×10^9／L，血沉30mm/h。尿常规：蛋白（++++），镜检白细胞6~9个/HP。肾功能：尿素氮10mmol/L，110mmol/L。西医诊断为肾炎。曾静滴青霉素钠、氨苄青霉素，口服强的松；服中药五皮饮、平胃散等未效。刻诊：面部、下肢水肿，面色晦暗，食欲不振，下腹饱满，大便少，小便短涩，舌苔厚腻微黄，脉沉弦。中医诊断为水肿，证属湿浊浸渍下焦。治宜宣化湿浊。

方用宣清导浊汤加味：蚕沙15g，茯苓20g，皂荚子15g，寒水石30g，猪苓15g，泽兰12g，莲叶10g。每日1剂，水煎服。

2月15日二诊：患者自诉药进1剂后，便下胶黏臭粪约300mL，水肿减半。服药3剂，除饮食欠佳外，余症俱除。继用参苓白术散巩固治疗半月后，复查血常规白细胞8.0×10^9／L，尿常规蛋白消除，白细胞偶见，肾功能正常，疾病痊愈。

按：此例中医诊断为水肿，证属湿浊浸渍下焦。治宜宣化湿浊。处方为宣清导浊汤，方中以猪苓、茯苓淡渗利湿，寒水石辛咸大寒，清热泻火。寒水石与猪苓、茯苓配合，重在清热利湿。另用晚蚕沙祛湿化浊，皂荚子祛痰通窍，这两药合用，可逐湿化浊，开窍通闭。继用参苓白术散益气健脾，渗利湿浊，诸症自除。

[李鳌才．宣清导浊汤临证举隅．陕西中医，1998，19（11）]

案三：水肿

孙某，女，45岁。1998年4月15日初诊。

素有高血压病，体型肥胖，浮肿20余年，以下肢浮肿为重，大便秘结，腹胀，舌暗红，脉沉滑。

从火郁水气不行论治，用大黄黄连泻心汤、黄连解毒汤合宣肺利水法处方：黄连10g，黄芩10g，栀子10g，黄柏10g，大黄5g，车前子16g，白术12g，紫菀10g，枳壳10g，杏仁10g。7剂。

1998年4月22日二诊：服药后，浮肿有所减轻，但仍然周身浮肿，大便仍干结不通，汗出较多，口渴心烦，舌胖大黯红，苔厚腻，脉沉滑。

从湿热郁阻下焦，窍闭不通考虑，改用宣清导浊汤加减。

处方：茯苓30g，猪苓20g，泽泻20g，白术12g，滑石16g，寒水石10g，蚕沙（包煎）10g，大黄6g，生石膏12g，炒皂角子10g。7剂。

1998年4月29日三诊：服药后浮肿大减，小便通利，大便通畅，每2日1次。腑气已通，改用桂苓甘露饮化裁善后，处方：猪苓20g，茯苓30g，泽泻20g，桂枝10g，白术10g，寒水石10g，滑石16g，生石膏18g。14剂。

按：患者一诊用治疗火证的方法效果不明显，旋即改用宣清导浊汤法治疗，7剂药小便通利，大便通畅，浮肿大减，说明下焦二窍已经疏通，不必再用蚕沙、皂角子通浊窍，遂用桂苓甘露饮原方泻热利水，水肿即可消除。

（张文选．温病方证与杂病辨．北京：人民卫生出版社，2007）

茯苓皮汤（《温病条辨》）

【药物组成】

茯苓皮五钱，生薏仁五份，猪苓三钱，大腹皮三钱，白通草三钱，淡竹叶二钱。

【煎服方法与服用宜忌】

水八杯，煮取三杯，分三次服。茯苓皮汤方中药物中多为淡渗之品，若湿盛热微者，苦寒药当慎用或不用。而对其湿邪已经燥化者，也不可用。阴虚小便不利者忌用。虚寒滑精、气虚下陷者和孕妇不宜服用。服药期间忌食辛辣、生冷、油腻食物，并戒烟禁酒。根据药食相克与相宜，在服药期间不宜食用醋等食物。

【主治病证】

湿温，吸受秽湿，三焦分布，热蒸头胀，身痛呕逆，小便不通，神识昏迷，舌白，渴不多饮，用芳香通神利窍之安宫牛黄丸后，湿浊内阻者。

【方歌】

茯苓皮苡腹皮通，竹叶猪苓淡渗中，

浊湿分消宜继用，安宫先服理须穷。

【方证源流】

茯苓皮汤出自吴鞠通的《温病条辨》："吸受秽湿，三焦分布，热蒸头胀，身痛呕逆，小便不通，神识昏迷，舌白，渴不多饮，选药宜芳香通神利窍，安宫牛黄丸，继用淡渗分消浊湿，茯苓皮汤。"此证表里、经络、脏腑、三焦，俱为湿热所困，最畏内闭外脱，故急以牛黄丸宣窍清热而护神明；但牛黄丸不能利湿分消，故继以茯苓皮汤治之。

另外薛生白在《湿热经纬》中云："湿热证，数日后自利，溺赤，口渴，湿流下焦，宜滑石、猪苓、茯苓、泽泻、萆薢、通草等味。"而在《温病条辨·中焦篇》的湿温是从第54条开始的，在这一条后，叶霖所加的按语说："此篇湿温，全抄叶氏湿门医案十余条，并未剪裁，惟捏撰方名而已……《临证指南》一书，本非香岩先生手笔，乃门诊底薄，为诸门人分类刊刻，其获效偾事，不得而知，安能便为不磨之秒式哉？"这是叶霖对治疗湿温病所做的分析。

【方义阐释】

本方主要治疗湿热郁阻三焦、神识昏迷之病证。"吸受秽湿"是指外感湿热夹秽浊之气。秽浊之气最易阻闭心包出现神志障碍。吴鞠通说："先宜芳香通神利窍，安宫牛黄丸。"就是说，先用安宫牛黄丸芳香开窍。"继用淡渗分消湿浊，茯苓皮汤。"所以一般先用安宫牛黄丸芳香开窍醒神，继而再用茯苓皮汤清利湿热以治其本。茯苓皮汤以茯苓皮、猪苓淡渗利湿。生苡仁、白通草、淡竹叶利湿兼以泄热，导湿热从小便而出。生苡仁还有健脾之功。大腹皮理气燥湿而宣畅气机，使水湿易祛。茯苓皮、生薏苡仁和猪苓三味利湿药互相配伍，可以说是一个联合利尿剂，互相促进，从湿中泄热。诸药配合，共奏利湿清热、宣畅气机之功，使阳气宣畅，水道通调，则小便自然通利，小便通利，则湿邪由下而出矣。本方中重用淡渗药物以利湿，合辛凉以散热，所以吴氏谓之"淡渗兼微辛微凉法"。

【临床应用】

本证属湿温中的急重证之一，应正确果断地进行救治。浊闭清窍，神志昏迷，病情危急，故先予以芳香开窍之剂以急开窍闭；继而再进行利湿之剂以泄湿浊。若湿浊化毒入侵于血，导致瘀毒相结，可加牛膝、琥珀、茺蔚子和五灵脂等活血化瘀；若湿阻肠道大便不通，或湿浊上逆犯肺痰涌喘急者，可加大黄、芒硝通利大肠，以促进膀胱气化功能的恢复；若症见热蒸头胀，神识昏迷者，为湿热郁蒸，清阳受阻，故当以芳香开窍为主，通常选用苏合香丸或至宝丹与本方合用；若湿邪化热，湿热阻于下焦，症现口苦舌红苔黄腻时应于方中加入滑石、山栀、木通等以清热利湿。

在现代临床以茯苓皮汤中茯苓皮为主加减，用于治疗肾炎、肾病所致水肿、肝硬化腹水、湿疹等疾病。如肾炎、肾病所致水肿以茯苓皮汤化裁治疗脾虚湿困型水肿，症见面浮肢肿，迁延不愈，遇劳则加重，脘胀纳差，面色萎黄，神疲乏力，大便溏，舌苔白滑，舌边齿痕，脉细弱。该方具有健脾利水、行气导滞之功。急性肾小球肾炎可在西药治疗基础上加茯苓皮汤为主加减。药用茯苓皮、白术、猪苓、泽泻、车前子、白茅根、陈皮、厚朴、丹参、木通、大腹皮、苏叶、杏仁等。脾气虚加太子参、薏苡仁、炙甘草；血压高者加防己；喘促者加苏子、葶苈子、炒莱菔子；腹水者，加玉米须；扁桃体红肿者，加金银花、蒲公英、板蓝根等。恢复期侧重补益脾肾，加杜仲、菟丝子。谢氏报道以健脾渗湿法治疗小儿急性肾炎62例［胡健.加味黄汤治疗小儿急性肾炎62例临床观察.甘肃中医学院学报.1998，（2）］，疗效较好。在急性期，用茯苓皮、薏苡仁、大腹皮、竹叶、泽泻、白术、半夏、厚朴、车前草、杏仁、蔻仁等，恢复期以参苓白术散加减。还有以茯苓皮汤加减治疗肝硬化腹水，症见腹胀大，伴见颜面、四肢肿胀，小便不利，舌质淡，苔白腻，脉濡缓等，以淡渗利水为法，药物常选用茯苓、猪苓、薏苡仁、通草等行气利窍之品，对于肝硬化腹水兼见黄疸者，加玉米须利水消肿，利胆退黄。再就是婴儿湿疹，婴儿湿疹多发生于素体湿盛的患儿，其主要症状是皮肤出现红色粟粒状皮疹，皮疹可糜烂、渗出，中医称为"奶癣"。本病均是水湿内盛所致，皆以湿邪为患，用茯苓皮汤治疗有较好疗效，该方不仅能健运利湿，化气行水，且有健脾之功。

【医案精选】

案一：湿病

某，吸受秽邪，募原先病，呕逆，邪气分布，营卫皆受，遂热蒸头胀，身痛经旬，神识昏迷，小水不通，上中下三焦交病，舌白，渴不多饮，是气分窒塞，当以芳香神通，淡渗宣窍，俾秽湿浊气，由此可以分消。处方：茯苓皮五钱，生薏仁五分，猪苓三钱，大腹皮三钱，白通草三钱，淡竹叶二钱。

按：此湿邪犯及上中下三焦之病。湿犯上焦，病见"热蒸头胀"；湿犯中焦，"呕逆""渴不多饮"；湿犯下焦，"小水不通"。但湿浊秽气又可蒙蔽心包，而见神识昏迷。叶氏选竹叶宣通上焦，苡仁、大腹皮运化中焦，茯苓皮、猪苓、通草渗利下焦。药仅数味，但轻清宣散，着力点在分消三焦湿浊。病入心包，故用牛黄丸清心醒神。由此说明，湿浊虽在气分，但一经入心入营，亦可佐以苦辛寒之品以清心凉营。

（叶桂.临证指南医案.北京：人民卫生出版社，2006）

案二：流行性出血热

冯某，女，45岁，社员。1979年7月13日入院。出血热轻重分型：危重型。病出血热第7日入院，二便均闭，神识迷惑，嗜睡静卧，恶心欲呕，口吐痰涎。舌胖淡，苔淡黄腻，脉滑数。小便化验：蛋白（++++）。血常规：白细胞2.3×10^9/L。确诊为出血热少尿期。此为湿滞膀胱，气化失司；湿滞大肠，腑气不通。治宜行滞导浊，淡渗利湿。

方用宣清导浊汤合茯苓皮汤化裁：茯苓皮30g，猪苓15g，大腹皮15g，通草15g，淡竹叶10g，薏苡仁30g，云苓30g，皂荚6g，蚕沙6g，寒水石15g，山栀10g。

二诊：7月16日。服上药2剂，日小便500mL，大便一次，溏薄不爽。今日口吐白沫，全身抽搐，人事不省，面色萎黄，表情淡漠。舌质淡，苔白腻，脉沉细而滑。患者平素脾胃肾阳亏，湿从寒化，聚而为痰，风痰上扰，蒙闭清窍，急以镇肝息风，豁痰开窍。

予三生饮加味主之：生南星6g，生半夏6g，生川乌（先煮30分钟）10g，附片6g，竹沥6g，白芍12g，钩丁10g，菖蒲10g，郁金10g。开水煎服。

三诊：7月19日。服上药2剂，神志清，小便增多，但仍嗜睡，喉间痰声辘辘。

涤痰汤加味主之：半夏6g，陈皮6g，南星6g，竹茹6g，枳实10g，云苓15g，党参20g，苍术20g，白术30g。服上药3剂，痰减少，日小便5000mL，安全进入多尿期，经治疗病愈出院。

按：本病属于湿热阻于下焦，膀胱气化失司的证候，选用宣清导浊汤合茯苓皮汤来达到清湿热和消积滞的疗效。但湿浊秽气又可蒙蔽心包，而见神识昏迷。其治疗则需要豁痰开窍来治疗。

［吴兆华，詹锐文.流行性出血热临床概述.新中医，1990，（6）］

案三：湿病

吴某，女，32岁，1971年8月5日就诊。

自述纳差、脘痞、肢肿一年余。今日晨起觉头热头胀，迷糊，恶心，口渴不欲饮，小便不通，小腹胀痛，苔白腻，脉沉缓。本证系中焦湿浊久困，脾胃升降失司，湿浊蒙上流下所致。

处方：茯苓皮20g，生苡仁20g，大腹皮15g，通草15g，竹叶10g，泽泻15g。水煎，送服苏合香丸。

二诊：次日来诊，服药后小便得通，腹胀缓解，头热头胀消失，不恶心，其他证同前。

拟方如下：茯苓皮20g，生苡仁20g，通草15g，苍术15g，半夏10g，陈皮10g，大腹皮10g。服药后饮食渐增，浮肿渐消，脘痞已明显好转。

按：此湿邪犯及上中下三焦之病。湿犯上焦，病见"头热头胀"；湿犯中焦，"恶心""口渴不欲饮"；湿犯下焦，"小便不通"。但湿浊秽气又可蒙蔽心包，而见神识昏迷。用茯苓皮汤加减来达到疗效。

［姜鲁峰.湿疹32例.安徽中医临床杂志，1999，19（2）］

王氏连朴饮（《霍乱论》）

【药物组成】

制厚朴二钱，川连姜汁炒、石菖蒲制半夏各一钱，香豉炒焦栀各三钱，钱芦根二两。

【煎服方法与服用宜忌】

水煎温服。本方药性苦寒，寒湿霍乱及吐泻剧烈而见津亡气脱者，不宜使用。宜清淡饮食。忌食用油腻、辛辣、温燥、酒类饮品。慎食生冷和不易消化食物。不宜熬夜劳累，需按时作息。

【主治病证】

湿热霍乱。上吐下泻，胸脘痞闷，心烦躁扰，小便短赤，舌苔黄腻，脉滑数。

【方歌】

连朴饮内用豆豉，菖蒲半夏芦根栀，

胸脘痞闷兼吐泻，湿热为病皆可医。

【方证流源】

本方来源于《随息居重订霍乱论》。何廉臣《重订广温热论》曰：“其有腹痛痞满，呕吐不纳，舌白或黄，手扪之燥，渴不引饮，大便泄泻，小溲不利，或赤而短，此湿热内结于脾，而成湿热霍乱……舌苔黄滑者，宜辛开清解法，如藿香左金汤、连朴饮之类。”

藿香左金汤：藿香三钱，吴萸二分，小川连六分，广皮二钱，姜半夏一钱五分，枳壳（炒）一钱五分，车前子（炒）一钱五分，赤茯苓三钱，六一散四钱，木通一钱，泽泻二钱，猪苓一钱半，鲜淡竹茹五钱，鲜枇杷叶（炒）一两。水煎服。

何廉臣《重定广温论》曰：“连朴饮论霍乱，治湿热蕴伏而成霍乱，兼能行食之痰。”

赵绍琴《温病纵横》曰：“本证属湿热并重，治疗宜清热与燥湿并行。方中黄连、栀子苦寒，清热泻火燥湿。厚朴、半夏、石菖蒲三药相配。苦温与辛温并用，辛苦开泄，燥湿化浊。

半夏有和胃止呕之功。豆豉宣郁透热。诸药配伍，为燥湿清热之良方。"

【方义阐释】

本方治证为湿热俱盛，交蒸中焦脾胃，多见于湿温病湿渐化热的过程中。方中芦根用量独重，《唐本草》谓其"疗呕吐不食"，故取其清热止呕除烦，兼利小便而导湿热之功，为方中君药。黄连苦寒，清热燥湿，姜制又增和胃止呕之功，厚朴宣畅气机，化湿行滞，共为臣药。半夏辛燥，降逆和胃止呕，栀子苦寒，清心泻热，导湿热从小溲而出，石菖蒲芳香化湿醒脾，淡豆豉宣郁止烦，合栀子以清宣郁热而除心烦，俱为佐药。诸药相伍，理气和中，湿热去，脾胃和，则吐泻诸症可除。本方其采用辛开苦降的配伍方法，目的在于分解湿热，开泄脾湿，体现了治疗湿邪"当以温药和之"的原则。苦寒的药物用以清热降火，以泄里热。

【临床应用】

治疗邪在气分，湿热并重，郁阻中焦者常用。若热重于湿，症见壮热、汗多、口渴饮冷、苔黄腻而干者，加滑石、寒水石、生石膏以清热泻火；若湿浊较重，症见胀满、苔厚浊腻者，加草果、白蔻仁燥湿辟浊，以消胀满；有呕吐恶心者，可加藿香、竹茹以和胃止呕；兼见白㾦者，可加薏苡仁、淡竹叶以增透热渗温之功；若大便隐血者，加地榆炭、茜草炭以收敛止血。

本方常用于肠伤寒、副伤寒、急性胃肠炎、细菌性痢疾、浅表性胃炎、胃窦炎、胆汁反流性胃炎、十二指肠溃疡、病毒性肝炎、五更泄泻、口腔溃疡、多发性疖肿等属湿热蕴中者。湿浊中阻、胃气上逆而呕吐者，加竹茹、生姜降逆止呕；脾虚湿盛而腹泻偏重者，加薏苡仁、白扁豆、茯苓以健脾渗湿止泻；湿阻气滞而胸腹胀满者，加草果、白蔻仁以理气消胀；热甚而口渴明显者，加天花粉、滑石、竹叶以生津止渴；热盛伤血络见便血者，加侧柏叶、藕节炭、地榆炭以凉血止血。伤寒、副伤寒、病毒性肝炎见腹胀、大便秘结者，加枳实、大黄以行气通便；肝功能升高或黄疸者，加茵陈、大黄、金钱草以清热祛湿。胃炎见口苦泛酸、胃脘灼痛者，加吴茱萸、煅瓦楞子以制酸止痛。细菌性痢疾见便下脓血、里急后重者，加白头翁、秦皮、木香、白芍以清热燥湿，调和气血。阳痿、不孕症见腰膝酸软者，加杜仲、川断、桑寄生、狗脊以补益肝肾。

【医案精选】

案一：坏死性肠炎

李某，男，41岁，解放军干部。患者于1972年夏日突然腹痛、呕吐、泄泻，泻血水样便。即入某医院治疗，诊断为坏死性小肠炎。经对症治疗一天后，吐泻均止，但腹胀反而加重，并有腹胀拒按，大便不通等症状。经X线检查，发现腹部有液平面，考虑有肠梗阻情况存在，遂准备手术治疗。但患者不愿意，故当天下午五时邀余会诊。当时患者极其痛苦，腹胀满痛，按之痛加，大便不通，小便短少，脉濡，舌苔黄浊腻。此为湿热内阻，闭塞肠胃，气机不通所致。病属暑湿吐泻之变证。治法：清热化湿，行气止痛。方药：王氏连朴饮。

处方：厚朴9g，黄连9g，广木香8g，苍术g，法半夏12g，瓜蒌仁9g，大豆黄卷9g。2剂。

二诊：患者服第一剂药30分钟后，嗳气、矢气频作，腹胀痛大减，唯大便未通，心中似觉烦热，脉细濡，苔黄腻。处方：厚朴12g，黄连9g，广木香（后下）6g，山栀子9g，淡豆豉9g，法半夏12g，瓜蒌仁9g，大豆黄卷9g。2剂。

三诊：服药后第二天大便已通，粪色黑而烂，每日2~3次。嘱患者按原方再进2剂。药后腹胀痛已除大半，其他各症均好转。后因受凉，身微发热，伴咳嗽，大便一日未行，脉浮细略数，苔转净。此因内有湿浊，外感风寒，用表里双解法。

处方：厚朴9g，法半夏12g，藿香6g，茯苓15g，黄连9g，广木香（后下）6g，砂仁（后下）9g，苏叶（后下）5g。2剂。

四诊：外感解，湿浊化，各症好转。大便仍未正常，用《河间六书》之芍药汤加减以调治，经一月余而愈。

按：本病患者起病急骤，传变迅速。初起以腹痛、泄泻、呕吐为主。第2天则转为大便不通（无燥屎内结之候），且脉不沉实而反濡软，舌苔黄浊腻。脉证合参，显属暑湿为患，此乃辨证之关键。盖因夏令暑湿交蒸，暑湿内袭，更兼饮食不调，伤及肠胃。肠胃为湿热所阻，运化失常，升降失职，以致上吐下泻，气机不通，致腹痛、便秘。治宜清化湿热，行气通便，使湿化热清，气畅便通，腹痛自除。方用王氏连朴饮加减，取其辛开苦降，以黄连清热燥湿，厚朴行气化湿，互相配伍，祛湿之力更强；广木香行气止痛，配合连、朴以治腹痛、大便不通之主症；

法半夏降浊止呕；山栀子、淡豆豉清宣郁热，以除烦热。立法用药，能中病机，故得转危为安。

（刘赤选.刘赤选医案医话.广州：广东科技出版社，1979）

案二：副伤寒

王某，女，25岁，1982年7月15日就诊。

初诊发热，呕吐腹泻1周余。经公社卫生院诊断为急性胃肠炎，用庆大霉素及补液1周，病势未见好转。就诊时体温39.6℃，呕吐频作，腹泻，每日3~4次，纳呆，腹胀，面色萎黄，神呆少言，舌苔黄腻，脉滑，体检心率82次/分钟，规律无杂音，肺部听诊正常，肝肋下2cm，剑突下3cm，质软，脾大2.5cm，腹软，有压痛，实验室检查；胸透及心电正常，白细胞4.5×10^9/L，中性粒细胞0.72，尿检：蛋白（++），白细胞3~6，颗粒管型0~2，便潜血阴性，伤寒血凝集反应1：320，41：180，甲1：160，乙1：320，肝功能正常，谷丙转氨酶160IU/L，诊断为副伤寒。处方：王氏连朴饮加藿香、扁豆、滑石、甘草。1日4次，4剂2日服完。

二诊：神清热退。呕吐减轻，大便每日两次，能进食，前方去栀子。豆豉加白蔻仁，1日3服，3剂两日服完。

三诊：热退身凉，体温37℃，饮食有增，呕吐腹泻均止，困乏无力，苔黄腻，脉濡滑，前方去菖蒲、芦根、滑石、甘草。1日2服，3剂3日服完。

四诊：诸证悉减，实验室检查全部正常，连服香连丸2周，以资巩固，半年后随访，未见复发。

按：本案首诊，据临床诸症，辨证属湿温病之湿热并重

267

型，治拟清热利湿，佐以芳化，予王氏连朴饮加藿香、扁豆、滑石、甘草处方，服用4剂即神清热退，已见疗效，再诊亦随症化裁，处方原则基本不变，最后病愈。

（白锋.温病学方论与临床.上海：上海中医学院出版社，1988）

案三：霍乱转筋

段尧卿之太夫人，患霍乱转筋，年逾七十，孟英自制连朴饮，三啜而瘳。

按：此案未载脉证，据其以连朴饮获效，可知患者当见有上吐下泻，腹痛转筋，苔黄腻，脉濡数等湿热中阻，升降失常，气机失畅诸症。服药三剂吐泻即瘳，奏效之捷令人称奇。

（王孟英.回春录新诠.长沙：湖南科学技术出版社，1982）

甘露消毒丹（《温热经纬》）

【药物组成】

飞滑石十五两，绵茵陈十一两，淡黄芩十两，石菖蒲六两，川贝母、木通各五两，藿香、射干、连翘、薄荷、白豆蔻各四两。

【煎服方法与服用宜忌】

各药晒燥，生研细末。见火则药性变热每服三钱，开水调服，日二次。或以神曲糊丸如弹子大，开水化服，亦可。脾虚湿重者忌用，阴虚诸症者禁用。禁止酒类饮品。慎食油腻、生冷和不易消化食物。忌食辛辣、温燥食品，如油炸、烧烤、卤制食物，不宜狗肉、羊肉等。

【主治病证】

暑湿霍乱，时感痧邪及触胃秽恶不正之气，疟痢，淋浊，泄泻，疮疡，水土不服诸病。身热倦怠，胀闷肢瘦，颐肿咽疼，身黄口渴。

【方歌】

甘露消毒蔻藿香，茵陈滑石木通菖，

芩翘贝母射干薄，湿热时疫是主方。

【方证流源】

甘露消毒丹又名普济消毒丹。本方为清代温病学家叶天士所制，但叶氏著作中未予收载。该方源于魏玉璜《续名医类案》。查阅《续名医类案》卷五疫证篇，载有甘露消毒丹方，并有"雍正癸丑疫气流行，抚吴使者，嘱叶天士制方救之。叶曰：时毒疠气，必应司天，癸丑湿土气化运行……故凡人之脾胃虚弱者，乃应其疠气，邪从口鼻皮毛而入，并从湿化者，发热、目黄、胸满、丹疹、泄泻，当察其舌色，或淡白，或舌心干焦者，湿邪尤在气分，甘露消毒丹治之……"《温热经纬·卷五》也有记载："此治湿热时疫之主方也……湿温蒸腾，更加烈日之暑，烁石流金，人在气交之中，口鼻吸受其气，留而不去，乃成湿温疫疠之病，而为发热倦怠，胸闷腹胀，肢酸咽肿，斑疹身黄，颐肿口渴，溺赤便闭，吐泻疟痢，淋浊疮疡等证。但看病人舌淡苔白，或厚腻或干黄者，是暑湿热疫之邪，尚在气分，悉以此丹之立效。并水土不服诸病"。《医效秘传》曰："时毒疠气……邪从口鼻皮毛而入，病从湿化者，发热目黄，胸满，丹疹，泄泻，其舌或淡或白，或舌心干焦，湿邪尤在气分者，用甘露消毒丹治之。"

该方遵从《素问·奇病论》对湿热邪气致病法："治之以兰，除陈气也。"立法由芳香化浊利湿，清热解毒等药配伍为主，方中用滑石、茵陈、木通渗利湿热，三药合用又遵从王伦"治暑之法，清利小便最好"，以及刘河间所云"治湿热不利小便，非其治也"，及叶氏"通阳不在温，而在利小便"之旨。

【方义阐释】

甘露消毒丹功用在于利湿化浊，清热解毒。甘露消毒丹由滑石、黄芩、茵陈、藿香、连翘、石菖蒲、白蔻仁、薄荷、木通、射干、川贝等组成。该方以滑石、茵陈、木通渗利湿热，以导邪下行。其中滑石甘淡性寒滑利，淡以渗湿，甘以和胃气止烦满，滑能利窍通壅滞，寒以散积热，故有利湿通淋、清热涤暑之功。茵陈味苦而微寒，其气清芬，功专利湿退黄。木通"味苦气寒，性通利而清降，能上清心肺之火，下寻小肠膀胱之湿，使湿热火邪下行小便而去"。藿香、白蔻仁、石菖蒲芳香化浊，开泄气机。藿香芳香而不嫌其猛烈，温煦而不偏于燥热，能祛阴霾湿邪而助脾胃正气，为湿困脾阳，倦怠无力，饮食不甘，舌苔浊厚者最捷之药。白蔻仁：辛温芳香，入肺、脾、胃经，温通香窜，能行三焦之滞气而宽中快胃，尤善疏散肺中滞气。石菖蒲：辛温，但温而平和，疏散开达，其气清爽芬芳。黄芩、连翘、薄荷清透热邪。其中黄芩苦寒，能燥湿清热而坚阴，兼有止血之效。连翘味苦性寒，苦以泻火，寒能清热，且能轻清上浮，透散表里，以清心及散上焦之热为能，另有利小便之作用。薄荷辛凉，质轻气香，轻浮上升，又芳香而通窍，能疏肝，辟秽。射干、川贝清咽化痰，开宣肺气以治节。其中射干苦寒入肺，长于降火解毒，行血消痰。

本方配伍特点有三：其一，利湿清热，两相兼顾；其二，辛苦、寒温、轻厚并用；其三，芳香、甘淡为主，以开上、畅中、渗下为治疗原则。

【临床运用】

常用加减，热毒上壅而咽颐肿痛甚者，加山豆根、板蓝根以清热解毒、消肿利咽；湿热郁阻中焦，黄疸明显者，加栀子、大黄、金钱草以清热利胆退黄；湿热下注而小便涩痛者，加白茅根、竹叶、石韦、萹蓄以清热通淋。

本方常用于夏季感冒、流行性感冒、上呼吸道感染、流行性腮腺炎、流行性脑脊髓膜炎、口腔溃疡、慢性咽炎、病毒性心肌炎、手足口病、小儿鹅口疮等属湿热之邪偏于气分证者，亦可用于肠伤寒及多种沙门菌属感染性疾病、急性胃肠炎、慢性胃炎、黄疸型传染性肝炎、酒精性肝炎、胆囊炎、细菌性痢疾等属湿热蕴阻中焦者，还可以用于肾盂肾炎、风湿热、过敏性紫癜、脓疱疮等多种疾病属湿热疫毒壅滞者。上呼吸道感染见咳喘咳痰者，加杏仁、浙贝母以止咳平喘化痰。小儿发热，风热夹痰者，加桑叶、半夏、紫菀以祛风热，化痰涎；烦躁者，加钩藤、灯心草、蝉蜕以宁心镇惊安神；伤阴者，去白豆蔻，加百合、生地黄、沙参、生石膏以滋养阴液。慢性咽喉炎见声音嘶哑者，加蝉蜕、木蝴蝶、胖大海以利咽开音。肝炎、胃炎见恶心、腹胀，吞酸者，加半夏、竹茹、大腹皮、左金丸以降逆行气，制酸止痛。肝病见胁痛，肝脾肿大者，加延胡索、川楝子、鳖甲、穿山甲以行气活血止痛。胸闷纳呆者，加厚朴、薏苡仁等以祛湿和中。

甘露消毒丹在临床应用颇为广泛，经历代医家对此方进行研究和临床实践，在临床不拘泥于古方限制，灵活加减运用，使甘露消毒丹从祛湿之剂，发展为可治疗内、外、妇、儿、五官、传染等各科疾病之方，在这些疾病过程中出现湿热之性、邪毒内蕴者，根据具体情况可用本方加减，充分体现了异病同治的原则。

【医案精选】

案一：阳痿

李某，男，25岁，2009年4月15日初诊。

患者婚后半个月，房事不举，伴口苦、下肢酸楚，小便黄赤，遂来我医院诊治。诊见：舌质红苔黄腻，脉滑数。辨证：湿热下注。治法：清热化湿，佐以温肾壮阳。

处方：茵陈10g，滑石15g，黄芩10g，藿香10g，白豆蔻10g，薏苡仁20g，浙贝10g，丹参15g，白芍10g，当归10g，淫羊藿15g，巴戟天15g，蜈蚣2条。每日1剂，清水煎服，早晚各1次，连服7剂。辅以茵陈平肝胶囊，清热利湿，每次两粒，每日3次。嘱清心寡欲，戒除手淫，忌辛辣刺激油炸食物。4月22日复诊，诉勉强可行房事，口苦等症状好转。药证相符，效不更方，续服10剂，2个月后随访，诉阴茎能正常勃起，房事能成功。

按：患者因房事不举，可见口苦、腻苔之症，其病机为湿热壅盛，郁阻于内，损伤阳气，日久导致肾阳虚衰。故以茵陈、滑石、黄芩、藿香、白豆蔻、薏苡仁、浙贝清热利湿化浊，淫羊藿、巴戟天、蜈蚣温肾壮阳，丹参、白芍、当归养血活血，荣养宗筋，且可监制淫羊藿、巴戟天、蜈蚣辛温走窜伤阴之弊。

［翁方宇.甘露消毒丹临床运用举隅.中华民族民间医药杂志，2010，（8）］

案二：手足口病

伍某，男，3岁半，2008年6月26日初诊。

其父代述：2天前患儿出现流涎、拒食，昨日发口腔有疱疹，遂来我院求治。查体：体温37.8℃，口腔硬腭、颊部、齿龈及舌部多处小溃疡、疼痛，手足掌心部、臀部、腿部有米粒至绿豆大小的疱疹，分布稀疏，疹色红润，疹液明亮，小便短赤，大便干燥，舌质红苔黄腻，脉浮数。诊为手足口病。治以疏风解毒，清热化湿。方用甘露消毒丹加减。

处方：薄荷6g，荆芥6g，连翘10g，黄芩10g，藿香10g，茵陈10g，白豆蔻3g，石菖蒲3g，滑石12g，木通3g，赤芍6g，制大黄3g，板蓝根10g。服药1剂后，热退，口腔溃疡缩小，手足、臀、腿部疱疹明显减退。小便清利，大便微溏。在上方的基础上减木通、石菖蒲、制大黄、荆芥，加淡竹叶9g，再服2剂而告愈。

按：本病由外感时行邪毒所致，其病变主要在肺脾。肺主宣发肃降，司呼吸，外合皮毛，开窍于鼻，为水之上源；脾主四肢肌肉，司运化，开窍于口，为水谷之海。时行邪毒由口鼻而入，内犯于肺，下侵于脾，水湿内停，与时行邪毒相搏，蕴蒸于外，则生本病。方中薄荷、荆芥、黄芩疏风清热于上；白豆蔻、石菖蒲、藿香芳香化湿于中；滑石、木通、茵陈清热利湿于下；板蓝根、赤芍、制大黄解毒凉血通腑，截断病邪，使瘟毒不能热结血分。如此分而治之，使热清湿去，雾露敷布而病愈。

[马文红.甘露消毒丹治疗儿科诸疾验案.中医儿科杂志，2008，4（6）]

案三：便血

林某，男，43岁，2008年9月18日初诊。

主诉：患者2天前便血，西医诊断为内痔，拟手术治疗，患者拒绝。近日因长途跋涉，便血复发，先血后便，胸闷腹胀，口干不饮，头晕倦怠，肢酸，舌苔黄浊，脉濡数。中医诊断：便血。此乃湿热壅遏肠胃血分，血渗肠道所致的肠风下血。治以清热化湿，投以甘露消毒丹加减。

处方：黄芩10g，连翘10g，射干10g，滑石15g，茵陈12g，木通6g，石菖蒲6g，地榆12g，侧柏叶10g，当归6g。嘱注意保持大便通畅，流质饮食。患者连服12剂，便血自止，诸证悉平。

按：热为阳邪，湿为阴邪，湿热内蕴，弥漫三焦，起病较缓，传病较慢，病程较长。湿热病的初期，湿遏卫气，治宜芳香宣透以祛表里之湿。若表证解除后，则着重清气分湿热，其湿重于热者，治以化湿为主，兼以清热；热重于湿者，治以清热为主，兼以化湿。若仅用苦寒辛温燥湿之品以化湿，则热邪益炽，如单用苦寒药去其热则湿邪不化，唯有芳香苦辛、轻宣淡渗、流畅气机之品，可使三焦宣畅，湿热分消。甘露消毒丹以藿香、白豆蔻、石菖蒲芳香化湿；黄芩、连翘、薄荷清热解毒；贝母、射干宣肺利咽；茵陈、木通、滑石淡渗利湿，方中清热、渗利、淡湿、化浊方法俱全，故有化湿利浊利湿、清热解毒之功，使湿化热清，气机畅利，诸症痊愈。临床上只要谨守病机，各司其属，其效尤捷。

［孙碧榕.甘露消毒丹临床运用3则体会.福建中医药，2009，40（3）］

菖蒲郁金汤（《温病全书》）

【药物组成】

石菖蒲三钱，炒栀子三钱，鲜竹叶三钱，牡丹皮三钱，郁金二钱，连翘二钱，灯心二钱，木通一钱半，淡竹沥（冲）五钱，紫金片（冲）五分。

【煎服方法与服用宜忌】

水煎服。服药期间，忌油腻、烟酒等刺激，忌食辛辣之物。不可贪凉饮冷。宜起居有常，调畅情志。

【主治病证】

伏邪风温，辛凉发汗后，表邪虽解，暂时热退身凉，而胸腹之热不除，继则灼热自汗，烦躁不寐，神识时昏时清，夜多谵语，脉数舌绛，四肢厥而脉陷，症情较轻者。

【方歌】

菖蒲郁金丹皮妙，竹叶竹沥滑石要，

连翘牛蒡玉枢丹，姜汁菊花栀子效。

【方证源流】

来源于《温病全书》（原名《中国时令病学》），云："辛凉发汗后，表邪虽解，暂时热退身凉，而胸腹之热不除。继则灼热自汗，烦躁不寐，神识时昏时清，夜多谵语，脉数，舌绛，其四肢厥脉陷。急宜清透营热，使伏邪转出气分。气宜卫泄，或从斑疹而解。或从狂汗而解。轻者菖蒲郁金汤，重者犀角清络饮，剧则紫雪丹、行军散，历效如神。""凡热舍营分，而必现谵语、神昏、肢厥脉陷者，因心主言而藏血，热迫心包则神昏谵语，热阻血管则肢厥脉陷。故以菖蒲通窍补心，镇摄神经。以丹皮连翘泻血中伏火，清厥少二经。更将玉金辛苦气寒，清阳上升，行气破血。竹叶辛淡甘寒，凉心缓脾，扫除上焦烦热。山栀、灯心草降火清热，湿三焦热邪屈曲下行，从小便而解。木通、竹沥清热泻火，兼可生津养血。紫金片（亦名玉枢丹）解毒化瘀颇有功效，故于斑疹疫喉等症为必要药品。"

赵绍琴认为："菖蒲郁金汤芳香化痰湿，清利湿热，是为化湿清热，芳香开窍之良剂。"程门雪认为："痰浊蒙蔽心包，仍属气分，所谓气分，指以气分为主，并非与营分无涉，不过主次之分而已。辨证关键，在舌苔黄垢腻和身热不扬。治宜涤痰开窍，菖蒲郁金汤加减。"

【方义阐释】

本方为湿热酿痰浊、蒙蔽心包络之证而设。方中菖蒲祛痰湿、开心窍，善治痰湿蒙蔽心包的神识昏蒙、癫痫发狂等症；竹沥甘寒，清热消痰，善治中风口噤，昏迷不语及痰热蒙蔽清窍的惊痫癫狂等症状；郁金苦寒，有清心凉血解郁之功；紫金片能辟秽化浊，化痰开窍，四药合之，化湿豁痰，开蔽苏神。方中山栀、连翘、丹皮均为苦寒之品，竹叶甘寒，合之能清泄湿中蕴热；并佐以木通、灯心草导湿热下行。诸药合之，共奏清热化湿、豁痰开窍之功。

【临床应用】

本方用于湿热病湿热酿痰，蒙蔽心包证。现代常用于治疗肺性脑病、脑血管痴呆、精神分裂、病毒性脑炎、小儿麻痹症、抑郁症、心悸等证属湿热酿痰、蒙蔽心包者。如临床报道刘沛根据急性一氧化碳中毒迟发脑病病因及临床症状表现，结合中医辨病与辨证的方法认为该病是毒邪入内，耗散正气，毒邪生热化痰，痰瘀互结，上蒙清窍而出现神经精神症状，用菖蒲郁金汤加减治疗取得较好疗效，为其提供了新的思路。

［刘沛.菖蒲郁金汤加减治疗急性一氧化碳中毒迟发脑病临床分析.中国医药导报，2010，7（10）］

又如史正刚教授运用菖蒲郁金汤合牵正散，加入天竺黄、川牛膝、钩藤、蝉蜕、磁石、珍珠母等，治疗多发性抽动症，清心疏肝，健脾益肾，平息内外之风，祛湿化痰，活血化瘀，心静神宁，筋脉通润，病自缓解。

［毋荣荣，呼荟茹，史正刚.史正刚教授运用菖蒲郁金汤合牵正散治疗多发性抽动症经验.中医临床研究，2013，5（3）］

临床应用本方时，需随症化裁。如热偏重者可加服至宝丹；痰浊偏盛者送服苏合香丸；并见痉厥者，可加全蝎、蜈蚣、地龙、僵蚕等息风止痉；若湿热盛动风，亦可酌加地龙、秦艽、灵仙、滑石、丝瓜络、海风藤，黄连酒炒，以胜湿通络息风。

【医案精选】

案一：心悸

孙某，女，42岁，2000年4月12日初诊。

患者有恐慌不安、坐卧不安、不寐多梦等症1年余。平素体质虚弱，心慌，胆怯害怕，由于家庭突发事故，陡然受到惊吓，当时惊慌不能自主，心跳加快，胸闷，惕惕不宁。心电图示：心动过速，其余正常。诊见：心悸阵发性发作，神情紧张，心慌不安，常伴有胸闷不适，心烦，寐差，头晕头痛，面色不华，倦怠无力，舌淡、苔薄白，脉浮数无力。证属心血不足，心虚气郁胆怯。治宜镇惊定志，养心安神，解郁开窍，疏导气机。方先菖蒲郁金汤加减。

处方：石菖蒲、龙齿、茯神各15g，郁金、远志、牡丹皮、竹沥各12g，琥珀（冲）、朱砂（冲）各1g，沉香6g，合欢皮20g，人参、枳壳、炒栀子、菊花、甘草各10g，浮小麦30g。5剂，每天1剂，水煎分服。

二诊：药后症状减轻，发作间歇期逐渐延长，心电图检查好转，原方继服10剂。

三诊：症状消失，心电图检查正常。上方琥珀、朱砂改为0.5g，去人参加神曲15g，焦山楂18g，以加强脾胃运化功能。随访2年未见复发。

按：心悸常与心虚胆怯、心血不足等有关，加之患者平素为心血不足、胆怯心虚之人，又因突然受惊，惊则气乱，使心悸神慌不能自主，则心悸不已，甚则气机郁滞出现胸闷。菖蒲郁金汤方中石菖蒲、郁金理气解郁，宽中和胃；茯神、远志、浮小麦、合欢皮、炒栀子、菊花清心除烦，清头目，养心安神；配龙齿、琥珀、朱砂增强安神之功效；沉香、枳壳、佛手以助石菖蒲、郁金理气解郁之功；用人参以补气血不足，取生津安神之作用。药证相符，故获效颇佳。

（张景祖.中华中医药学会首届学术流派研讨会论文集.开封，2009）

案二：病毒性脑炎

伍某，男，32岁，2007年7月29日入院。

主诉：头痛5天，加重伴发热3天。患者5天前受凉后出现头痛，呈持续性隐痛，3天前头痛加重，伴头晕重，发热，体温38℃~39℃，静脉滴注抗生素、清开灵，肌注退热药后热稍退，但体温再次升高收入本院。诊见：嗜睡，精神疲倦，发热恶寒，汗出。头痛如裹，全身乏力，四肢酸困，口不渴，纳呆，恶心欲呕，胸闷，无腹痛、腹泻，无抽搐，小便调，大便溏，舌红边有齿痕，苔白腻，脉滑。神经系统检查：嗜睡，颈稍抵抗，四肢肌力、肌张力正常，右侧巴宾斯基征（＋）。余未见明显异常。实验室检查：白细胞10.5×10^9／L，淋巴细胞0.254。脑电图检查：轻中度异常。脑脊液检查：压力为200mmH$_2$O，白细胞140×10^6／L，潘氏试验（+），氯111.7mmol／L，总蛋白859mg／L，其余正常。细菌培养：未培养出细菌；脑脊液找抗酸杆菌（-）。西医诊断：病毒性脑炎。中医诊断：湿温，证属湿重热轻，上蒙清窍。治以芳香化湿，清热开窍，方用菖蒲郁金汤加减。

处方：石菖蒲、黄芩、连翘、郁金各15g，滑石20g，薏苡仁30g，竹茹12g，竹叶、牡丹皮、苦杏仁、青蒿（后下）、远志各10g，灯心草、甘草各6g。7剂，每天1剂，水煎服。药后患者热退神清，头痛明显缓解，无头重及恶心、胸闷，乏力减轻，纳眠一般，白腻苔稍退，热退但湿邪仍存，上方去黄芩、青蒿，加木香（后下）6g，服5剂，诸症基本消失。8月13日复查脑电图为正常，次日出院。

按：患者见发热恶寒、头痛头晕、身重酸困、疲倦纳差等，乃湿热之邪入里弥漫三焦，湿热郁蒸，酿生痰浊，上蒙清窍，继而出现嗜睡、头痛加重。然湿热病往往病情缠绵，蕴结难解，非燥之能化，清之能解。菖蒲郁金汤以芳香化湿为主，药用辛甘苦寒芳香之剂。吴鞠通谓："辛凉所以清热，芳香所以败毒而化浊也。"服7剂患者热退。湿邪未完全消退，仍乏力、胃纳较差，加木香行气化湿，升降诸气，助于湿除。

［张敏，吴宣富，张现伟，等.菖蒲郁金汤加减治疗急性期病毒性脑炎验案2则.新中医，2008，40（10）］

案三：抑郁症

患者，女，31岁，2009年11月初诊。

患者平时性格开朗，因夫妻感情不和，致使夜间不寐，随后心情时而烦躁不安，时而默默不语，曾有自杀倾向。曾去医院心理门诊治疗，未见明显好转。服多种西药镇静剂（药名、药量均不详）有一定疗效，但出现了剧烈的胃痛，饮食日见减少，身体逐渐消瘦，故求中医诊治。诊见：患者精神抑郁，表情苦闷，语无伦次，时而自语不休，口出大话，脉滑数，舌质红，苔黄腻。证属痰火扰心，神明不清。治以清热化痰，开窍宁神，调和肝胃。

处方：石菖蒲15g，郁金15g，北沙参15g，麦门冬15g，竹叶12g，生石膏12g，竹沥12g，黄连3g，海螵蛸6g，天竺黄10g，白芍10g，朱砂（冲服）1g。水煎服。5剂后精神症状好转。30剂后全部精神症状消失，精神稳定，体重增加4kg，睡眠、饮食均正常，能胜任正常工作，随访半年未见复发。

按：抑郁症是临床常见的心理疾病，本例主要是情感不和，气郁化火，火炼津液成痰，痰蒙心窍，以致心神不宁，脏腑阴阳失调。本病治疗重在清热祛痰，开窍宁神，调理肝胃，故重用石菖蒲、郁金、竹沥等。肝主疏泄，脾胃为气机升降枢纽，因此用白芍平阴，沙参、黄连、海螵蛸调理脾胃，使肝气不犯胃，提高气机升降功能。本病除药物治疗外，辅助心理治疗有助于提高疗效。

［王淑萍，陈福忠.菖蒲郁金汤治疗抑郁症.中国民间疗法，

2012，20（10）〕

白虎加苍术汤（《类证活人书》）

【药物组成】

石膏一斤，知母六两，苍术、甘草各二两，粳米六合。

【煎服方法与服用宜忌】

上锉如麻豆大，每服五钱，水一盏半，煎至八九分，去滓，取六分清汁温服。服用本方期间，宜清淡饮食，不宜食用油腻、辛辣食品。不宜饮酒。无汗大热者禁用本方。

【主治病证】

湿温病。身热胸痞，汗多，舌红，苔白腻者；湿温，两胫逆冷，胸腹满，多汗，头目痛，苦妄言，其脉阳濡而弱，阴小而急；伤寒发汗不解，脉浮者；湿温憎寒壮热，口渴，一身尽痛，脉沉细者；湿热证，壮热口渴，自汗身重，胸痞，脉洪大而长者；疹毒烦热渴泻者。

【方证流源】

白虎加苍术汤来源于《类证活人书》，又名苍术白虎汤。

《类证活人书》中云："治湿温多汗。两胫逆冷，胸腹满，多汗，头目痛苦，妄言。此名湿温也。其人尝伤于湿，因而中暑，湿热相搏，则发湿温。病苦两胫逆冷，腹满，又胸多汗，头目痛苦，妄言，其脉阳濡而弱，阴小而急，治在太阴脾属土主湿，不可发汗，汗出必不能言，耳聋，不知痛所在，身青，面色变，名曰重暍，如此死者，医杀之耳，白虎加苍术汤主之。"

《医方考》云："温毒藏于肌肤，更遇于湿，名曰湿温。湿为阴邪，故憎寒；温为阳邪，故壮热；温热入里，故口渴；湿流百节，故一身尽痛；湿为阴，故脉沉细。石膏、知母、甘草、粳米，白虎汤也，所以解温热；加苍术者，取其辛燥能治湿也。"

《本事方释义》云："此治暑湿相搏而为湿温病者。以苦寒。辛寒之药清其暑；以辛温雄烈之药燥其湿，而以甘平之药缓其中，则贼邪，正邪皆却，病自安矣"。

《瘟疫门》中云："湿温憎寒壮热，口渴，一身尽痛，脉沉细者，此方主之。"

《普济本事方》中云："治湿温多汗白虎加苍术汤。"

【方义阐释】

石膏气味辛寒，入手太阴、足阳明，清热解肌，达热出表，可出气分之高热；知母气味苦寒，入足阳明，可助石膏清热，兼有滋阴增液之功；甘草气味甘平，入足太阴，泻火解毒；白粳米气味甘平，入手足太阴以保胃气。甘草配粳米可以保养胃气兼以和中，扶正达邪；配石膏则又甘寒生津。苍术气味苦辛温，入足太阴，健脾燥湿。上药合用，清热燥湿，功效尚佳。

【临床运用】

白虎加苍术汤在临床广泛应用于治疗小儿高热、乙型脑炎、外感夹湿、产后高热等。白虎加苍术汤亦可治疗痹证，关节肿痛等，临床常酌加桂枝、防风、制川乌、羌活、麻黄、细辛等以温经散寒止痛；木防己、晚蚕沙、芍药、黄柏、忍冬藤、淫羊藿、秦艽、威灵仙、络石藤、海桐皮等清热祛风，除湿通络。

如白虎加苍术汤治疗乙型脑炎，以白虎加苍术汤为基本方，若兼胸闷呕吐甚者，加藿香、佩兰、蔻仁；惊厥者加钩藤、全蝎；痰多者加石菖蒲；昏迷者配合紫雪丹、至宝丹或安宫牛黄丸；并发呼吸衰竭者合四逆加人参汤。尚配合西医镇静、降颅内压、抗感染等措施。病程后期以李东垣清暑益气汤以善后调理。

如白虎加苍术汤治疗小儿高热，以白虎加苍术汤为基本方加减：生石膏（先煎）20~30g，知母8~12g，板蓝根10~15g，青天葵、蝉蜕、苍术各6~12g，桑白皮8~15g。若兼大便干者，加瓜蒌仁10~15g，胡麻仁15~20g。水煎服每日1剂。

【医案精选】

案一：伏暑

顾左，年三十余，嘉定人，寄寓庆祥里。病名：伏暑。原因：痰火体质，新凉引动伏暑。

证候：病经五日，得畅汗后，形寒虽和，热势反灼，身重，渴喜凉饮，口甜腻，脘闷头重，便闭溺赤。诊断：脉滑大数，舌尖糙，中根灰腻垢厚，体丰痰多，向来湿热亦盛，夹伏邪垢滞，充斥阳明，已有化火之渐，病情险重，防昏陷变端。

疗法：是病暑湿痰食并重，将欲化火，故用苍术白虎，两清湿热为君，再以枳实、槟榔、玄明粉、蒌、贝、莱菔，导滞化痰，峻通大便为臣，都会开结，佩兰化浊为佐，通草清扬，荷梗清暑为使。

处方：泗安苍术9g，肥知母9g，花槟榔4.5g，象贝母12g，佩兰叶4.5g，生石膏（研细）24g，玄明粉（同打）4.5g，瓜蒌仁12g，小枳实4.5g，莱菔子9g，广郁金4.5，鲜荷梗一尺，通草3g。

次诊：大便已通，先结后溏，舌苔较化，脘间灼热稍和，尚渴饮口甜，头面汗多，脉大较平，滑数依然。垢滞虽得下达，而肠胃之温热痰火尚甚，仍防内传昏陷变端，治再清化。

处方：生石膏（研细）24g，生枳实4.5g，瓜蒌仁12g，焦山栀9g，淡黄芩4.5g，广郁金4.5g，佩兰叶4.5g，生莱菔子9g，生米仁15g，象贝母12g，陈皮4.5，生竹茹叶各4.5g。

三诊：热势大衰，大便又行，黏溏颇多，烦闷渴饮，身重头重等症，亦悉退三舍，脉来六部一律滑数，尚头面汗多，舌黄根微腻，口淡苦不甜，溺短色赤，伏邪痰火均从大便下达，最为美事，唯体丰痰盛，防其余邪复炽。

处方：生石膏（研细）18g，焦山栀9g，冬瓜子15g，广郁金4.5g，淡黄芩4.5g，象贝母12g，生米仁15g，鲜竹茹叶各4.5g，飞滑石（包煎）12g，活水芦根（去节）30g，通草3g，鲜地栗（切）4枚。此方服1剂，病又轻减，因住地屋小天热，诸多不便，即回家请医调治，经月余又采寓门诊调理。

按：阳明热盛，痰火互结，暑湿相搏，发为湿温。又以其脉滑大数，知热重于湿，故以白虎加苍术汤清热祛湿，另加导滞化痰清暑之品。若湿重于热者，则非本方力所能及也。

（何廉臣·全国名医验案类编.上海：上海科学技术出版社，1959）

案二：高热

某男，6岁，1998年3月11日初诊。

刻下症见：发热，体温39.2℃，伴头痛，咳嗽咽红，流鼻涕，乳蛾红肿，烦躁不安，舌质红，苔黄，脉数。血白细胞16×10^9/L。治以白虎加苍术汤加马勃10g，桔梗10g，水煎服，日2剂。当日体温降至36.8℃，诸症基本缓解。

按：小儿为纯阳之体，热病易伤津液。在患儿正盛邪实之阶段，运用本方退热迅速。方中知母、石膏相须为用，有较好的清气分热作用；邪多夹湿，小儿又"脾常不足"，故用苍术画龙点睛，芳香化湿、醒脾助运；板蓝根、青天葵清热解毒凉血；蝉蜕疏风热。药后啜稀粥，濡养胃气以助药力，从而达到治愈目的。

〔杨翠玉，徐振华，韩芳.白虎加苍术汤治疗小儿高热70例.中国民间疗法，2004，12（5）〕

案三：外感夹阴病

某男，21岁，职员。患者素来身体壮实，新婚不久，晚看戏受凉，当夜房事过度。翌日周身不适，发热，体温38.9℃，咽痛头痛，口干，用银翘散及肌内注射复方氨基比林等药，病未见效。下午更医诊治，病反加剧。

诊见：高热，体温39.6℃，寒战大汗，头痛，身重如裹，全身骨关节疼痛如裂，胸闷心烦，胸中有异物堵塞感，卧床不起，呻吟不止，双眼红赤，尿黄灼热，大便2日未行，舌红，苔白而干，脉弦滑数。证属外感夹阴，按阳明热盛夹湿论治。治宜清热除烦解毒。选用白虎加苍术汤加味。

处方：苍术、栀子、甘草各12g，银花、知母各15g，生石膏60g，粳米、葛根各30g，连翘、丝瓜络、红花、赤药、苏木各10g。1剂。热退，头重、腰膝酸软、胸堵塞感大减，大便已通，药已对症，依方去苏木，石膏减量，1剂。仅余咳嗽、胸闷、口干，服清肺养阴止咳药1剂而愈。

按：患者房事不节，引动君相二火，加之夜间受凉，外邪与之蕴结，相搏于体内，邪正抗争，阳气亢盛，故高热寒战，大汗，骨痛如裂，头重如裹，卧床不起，双眼红赤。风火归心，心气受抑不畅，故胸闷烦躁，有异物堵塞感。治以清凉透发，清热除烦解毒，选用甘凉重剂白虎加苍术汤，再加栀子清热除烦，银翘、葛根清热解毒；因邪热易伤血致瘀，故加红花、赤芍、苏木活血祛瘀，以利散热除结，故或痊愈。

［岑新进.白虎加苍术治外感夹阴.浙江中医杂志，1994，（12）］

三加减正气散（《温病条辨》）

【药物组成】

藿香（连梗叶）三钱，茯苓皮三钱，厚朴二钱，广皮一钱五分，杏仁三钱，滑石五钱。

【煎服方法与服用宜忌】

五杯，煮二杯，再服。本方须用武火急煎，不要久煎以防损失药效，影响疗效。服药期间，饮食宜清淡，忌食生冷、油腻、辛辣香燥之品；脾虚便溏慎用；孕妇禁服。不宜在服药期间同时服用滋补性中成药。

【主治病证】

秽湿之邪留着于里，阻滞气分，气机不得宣畅，郁久化热，而见苔黄腻，脘腹满闷。

【方歌】

加减正气三号方，陈藿苓朴杏仁商，

再加滑石共六味，清利湿热大便爽。

【方证源流】

三加减正气散由吴鞠通依据叶天士的《临证指南医案·湿病门》中的验案及他个人丰富的医疗经验创制。以《太平惠民和剂局方》藿香正气散为基准化载而来，用于治中焦湿温病。该方出自吴鞠通《温病条辨·卷二·中焦篇》第60条："秽湿着里，舌黄脘闷，气机不宣，久则酿热，三加减正气散主之。"该方系一加减正气散去神曲、麦芽、大腹皮、绵茵陈，加滑石所得，吴氏："前两法（指一加减正气散、二加减正气散），一以升降为主，一以急宣经隧为主；此则以舌黄之故，预知其内已伏热，久必化热，而身亦热矣，故加杏仁利肺气，气化则湿热俱化，滑石辛淡而凉，清湿中之热，合藿香所以宣气机之不宣也。""秽湿着里，久则酿热。"症见"苔黄、脘闷"，取藿香正气散之藿香、厚朴、陈皮、茯苓泻湿满，加杏仁利肺气，滑石清利湿中之热。

对于该方，《温病学讲义》云："舌黄脘痞，为湿阻中焦而微有化热之象，故以藿梗、厚朴、陈皮疏理中焦，滑石、茯苓皮渗湿泄热，因湿渐化热，所以用藿香叶以透热向外，杏仁宣利肺气，气化则湿热俱化。"

【方义阐释】

该方有芳香开泄、清利湿热之功，为苦辛寒剂。本方以带叶藿香梗宣气透邪，理气和中，芳化湿浊，和胃悦脾，为君药，《本草正义》认为藿香"芳香而不嫌其猛烈，温煦而不偏于燥热，能祛阴霾湿邪而助胃正气，为湿困脾阳，倦怠无力，饮食不甘，舌苔浊垢者最捷之药"。辅以厚朴行气化湿，宽胸除满，陈皮理气和中，二药辛开苦降，疏理中焦气机而为臣药。以杏仁利肺与大肠之气且宣利上焦肺气，气化则湿亦化，滑石、茯苓皮渗湿泄热，此三味为佐使之品。全方以芳化之品清疏胃热，芳化脾湿，又融健脾理气为一体。脾运则湿除气畅，胃热去则胃气和。

【临床应用】

三加减正气散主要用于中焦脾胃湿热证。本方与三仁汤均有宣畅三焦气机、清热利湿之功，区别在于三仁汤用于湿温初起，邪在上焦，而本方用于湿温日久，邪入中焦，郁而化热，湿重热轻，治疗重点在于畅中、渗下分解湿热。临证加减应用主要有以下几个方面：其一，如果湿偏重于热则可加白蔻、白术、大腹皮等以燥湿理气和胃，湿祛即止，以防助热；其二，热偏重于湿者则可加山栀、竹叶等以清热和胃，然亦不可久用，以防冰伏湿邪；其三，湿热并重可祛湿清热并用，加黄芩、茵陈、菖蒲、白豆蔻等，从而达到使湿与热不相搏，孤立邪热的目的。其四，湿热遏阻脾胃，脘满腹胀，舌苔黄滑厚，加佩兰、黄芩、神曲以祛湿热，化积滞；其五，湿热蕴肺，肺失清肃，咳嗽痰多，胸脘满闷，小便短黄，舌苔黄厚滑，将原方滑石减量，防其渗利太过，加黄芩、桔梗、莱菔子、白前以清肺化痰。

现代临床用于泄泻、急慢性胃炎、肠炎等证属三加减正气散证者，亦用于冠心病，症见心前区胀闷感，腹胀，纳食少，舌苔白腻，属湿热阻滞中焦者。如肠炎腹泻而兼舌红苔黄腻，脘闷，泻下黄腐臭秽，同时伴有腹痛难忍，口苦尿黄，脉细而数者，此为湿邪郁滞中焦，郁久化热，湿与热和伏遏于内，治以芳香化浊、清热燥湿，用三加减正气散加葛根、黄连、木香、甘草以增强清热化湿止泻之力，用辛苦寒之品。用本方加减可治各种泄泻：风寒泄泻配以紫苏、防风；寒湿泄泻加苍术、炮姜；暑湿泄泻，藿香减半，加滑石、金银花；湿热泄泻中湿重热轻者加佩兰、连翘；热重湿轻者去厚朴加葛根、黄连、黄芩；伤食泄泻中伤面食加麦芽、谷芽，伤肉食加山楂，伤生冷加草果；脾胃气虚者原方去厚朴、杏仁，加党参、白术；脾胃阴虚者，茯苓、陈皮减半，加太子参、乌梅；脾虚受惊泄泻去藿香、厚朴，加柴胡、白术；成人肝气乘脾之痛泻，加防风、白术；脾肾阳虚的五更泻加吴茱萸、五味子。

【医案精选】

案一：胃脘痛

刘某，男，30岁，2002年9月27日初诊。

患者脘腹疼痛胀满1年，曾于市某医院就诊，胃镜提示：慢性浅表性胃炎（糜烂型）。给予口服阿莫西林胶囊、吗丁啉、香砂养胃丸、三九胃泰，症状时轻时重。1周前因饮白酒后出现脘腹胀满加重，纳呆不饥，呃逆，口苦口黏，口干不欲饮水，大便不爽，小便色黄，舌红苔白，根部黄，脉滑。诊断：胃脘痛。辨证：湿热中阻，胃失和降。治法：祛湿除热，调畅气机。方药：三加减正气散加味：藿香、杏仁、茯苓皮、陈皮、焦神曲、炒麦芽、茵陈、生薏米、姜半夏、白术、滑石。5剂，水煎服，每日1剂。药后患者脘腹胀满减轻，食欲好转，时有呃逆、恶心。上方加竹茹，继续服7剂后症状全无，大便恢复正常。又嘱患者每周服药3剂以巩固疗效。3个月后患者告之胃镜复查结果：胃窦部糜烂已消失，黏膜基本正常。

按：方药系三加减正气散去厚朴，加焦神曲、炒麦芽、生薏米、白术、姜半夏、茵陈组成。慢性浅表性胃炎均有不同程度的胃脘部疼痛，故属于中医"胃脘痛"范畴，其病因、病机为湿热蕴结脾胃，脾运受阻胃失和降。三加减正气散出自《温病条辨·中焦篇》，主要用于中焦脾胃湿热证。本方以带叶藿香梗宣气透邪、理气和中、芳化湿浊、和胃悦脾，为君药，去厚朴防其辛热，陈皮理气和中，配以焦神曲、炒麦芽、生薏米、白术健脾除湿，杏仁利肺与大肠之气且宣利上焦肺气，气化则湿亦化，滑石、茯苓皮渗湿泄热，姜半夏降逆止呕，茵陈化湿热之邪。全方以芳化之品清疏胃热，芳化脾湿，又融健脾理气、除湿清热为一体，脾运则湿除气畅，胃热去则胃气和。

[赵宇昊，马林.三加减正气散治疗慢性浅表性胃炎20例.北京

中医杂志，2004，23（2）]

案二：月经不调

王某，女，40岁，2003年7月就诊。

诉月经不调半年，前后无定期，量少质淡，精神抑郁，胸脘满闷，经来加重，甚则四肢发凉，时有白带。服调经药不效，苔腻微黄，脉沉缓。治用三加减正气散化裁。藿香、厚朴、陈皮、杏仁、佛手、竹茹各10g，茯苓、郁金、滑石各12g，以芳香开泄，宣利气机，使水道通调，湿热下达。共进药6剂而病愈。

按：系一加减正气散去神曲、大腹皮、陈皮，加滑石所得，有芳香开泄、清利湿热之功。用治秽湿之邪留着于里、阻滞气分、气机不得宣畅郁久化热，而见苔黄腻，脘腹满闷等症者。前两方一以升降中焦为主，一以宣通经络为主，此证因有伏热，故以藿香、陈皮、厚朴芳化秽浊，疏理中焦以除满；茯苓皮淡渗利湿；加杏仁宣利肺气，使气化则湿热俱化。重用滑石清利湿中之热，以治其未然；滑石配藿香又可宣利气机。合为苦辛寒剂。

［赵龙．五个加减正气散证治浅析与验案举隅．中医药导报，2005，11（2）]

薛氏扶阳逐湿汤（《湿热病篇》）

【药物组成】

人参二钱，附子二钱，益智仁二钱，白术四钱，茯苓四钱。

【煎服方法与服用宜忌】

上五味，以水三杯，煮取，去滓，温服，日三服（附子当先煮，至尝无麻木之感，再入其余四药一起煎服）。面赤、舌红苔黄燥、谵狂心烦乱、尿短赤、脉数实这五种临床表现为阳热实证，绝对不能用附子。服用本方后务必询问睡眠、小便、动静三方面的变化，如三症亢进，则附子减量或停用。

【主治病证】

湿温病中，形寒肢冷，口渴胸痞，呕吐泄泻，舌淡苔白腻，脉沉细。

【方歌】

薛氏扶阳逐湿汤，参附术苓益智仁，

湿温湿胜阳微证，扶阳祛湿此方神。

【方证源流】

该方出自薛生白《湿热病篇》第25条，原无方名。薛氏认为：本证"湿邪伤阳，理合扶阳逐湿"。本方薛生白仿照《伤寒论》中少阴病论治：其一，由附子汤去芍药，加益智仁而来，《伤寒论》少阴篇第305条："少阴病，身体痛，手足寒，骨节痛，脉沉者，附子汤主之。"是以附子汤治少阴寒湿身痛。薛氏取其少阴阳微，故用此方加减，去甘寒敛阴护液之芍药，防止湿邪难祛，而用益智仁辛温之品温脾暖肾固本。其二，由真武汤去生姜、芍药加人参、益智仁而来。《伤寒论》第316条曰："少阴病，二三日不已，至四五日，腹痛，小便不利，四肢沉重疼痛，自下利者，此为有水气，其人或咳，或小便不利，或下利，或呕者，真武汤主之。"真武汤治肾阳虚衰水泛，其甚于阳微湿胜，程度之差，薛氏则变通以阳微为主要矛盾，加大温补之力。

【方义阐释】

本方附子大辛大热之品，使肾阳得复、气化得行，湿乃阴邪，故能"阴得阳助则化"，而达到"壮元阳以消阴翳"之效；白术甘苦而温，燥湿健脾，合脾喜燥恶湿之性，附子振肾阳于先，白术又复脾阳，二者相得益彰；益智仁味辛，性温热，入脾肾两经，温脾、暖肾、固气、涩精，对呕吐泄泻大有裨益；人参甘温，补益元气，补益脾阳，四者共固护温补以救外亡之阳气。而茯苓既可助白术、益智仁健脾强运，又可淡渗水湿，标本兼治；五味药物相互配合，以补气扶阳为主，"补其不足，泻其有余"，温阳以制阴，使脾阳复得以运化水湿，肾阳复而得以气化，三焦通调之功恢复正常，再有茯苓微微助力而使湿有去路，很好地贯彻了"以治本为主，标本兼治"的治则。

薛氏扶阳逐湿汤有四大特点：其一，虽是治疗湿热类病，但因湿胜阳微证为变证，故薛生白未拘泥于湿热类治法，而是用伤寒经旨博采众方变化发展了扶阳祛湿诸法，弥补了温病养阴派的不足。其二，湿胜阳微，从三阴论治。附子壮元阳生少火属足少阴，白术入足太阴温补脾阳，人参既可入足太阴与白术同功，又可入手太阴肺经益气，益智仁则是入足太阴、少阴、厥阴三经，还可入手太阴。其三，温阳以布津。寒湿困阻，津液不能转输敷布润养而口渴，故身冷、脉沉、胸痞，若滋胃津显然不能生津，而且更加重寒湿碍津液输布。薛氏以附子、人参、白术、益智仁温补阳气、祛除寒湿，从而布化、调整、保护津液。其四，益智仁此味药用得甚妙。益智仁温脾，暖肾，固气，涩精，治冷气腹痛，中寒吐泻，多唾，遗精，小便余沥，夜多小便，无论从其性味、归经，还是其功效主治而言，均恰合湿胜阳微之证，故益智仁可谓十分恰当。

【临床应用】

薛氏扶阳逐湿汤功用在于补气扶阳逐湿，治疗湿胜阳微证。如《温热论》所谓："湿邪害人最广，如面色白者，须要顾其阳气，湿胜则阳微也。"

薛氏扶阳逐湿汤用于湿热病的后期，适用于湿胜阳微之湿热变证，因而对湿热病的治疗应特别重视患者的体质情况。即叶氏所云"湿热一去，阳亦衰微也"。临床随证变化灵活加减：若阳虚严重，需回阳救逆者加干姜、肉桂、薤白等通阳；湿温化燥伤阴，阴阳两损者，还需加滋补之麦冬、玄参、沙参等，但不可滋腻太过；用青蒿、柴胡之类升散疏泄，透热外出，从表从上而散；用黄芩、栀子、石膏之类清解气分邪毒，令邪从中而化；用枳实（或枳壳）、川朴之类理气畅中，使气行湿散，热无所依；用滑石、茯苓之类淡渗利湿令邪从下泄；热盛便结，加大黄以通下泄热；呕恶不适，加竹茹、半夏之类以和胃降逆；久热阴伤，加旱莲草、地骨皮之类以养阴，清虚热。

现代临床应用：用于伤寒、副伤寒、沙门氏菌感染、某些肠道病毒感染、钩端螺旋体病、胃肠神经症等恢复期。千里光、蒲公英、大青叶、板蓝根、知母、黄连、黄芩、金银花、虎杖等对伤寒杆菌有抑制和杀灭作用，故可在其中加入以上中药。此外，对症头痛加菊花、钩藤；高热加栀子、竹叶；腹胀、腹痛加柴胡、厚朴、白芍；呕恶者加竹茹、白豆蔻；出现便血加丹皮、水牛角、生地；出现黄疸胁痛加茵陈、溪黄草；咽干，津液亏损加石斛、太子参、麦冬。

【医案精选】

案一：湿温

朱孩，湿温已延月余。身热不退，腹痛便泄，大腹膨胀，面浮体肿，舌苔灰黄，脉象濡数，纹色青紫，已逾气关。某专科投以银翘、芩、连、滑石、通草、楂、曲、鸡金、苓、术等，意谓疳积成矣。唯按脉论证，此三阳之邪，已传入三阴。在太阴则大腹胀痛，在少阴则泄泻体肿，在厥阴则腹痛肢冷。卫阳不入于阴则发热，水湿泛滥横溢，则遍体浮肿。小孩稚阳，病情若此，犹小舟之重载，覆沉可虑！今拟真武、理中、小柴胡复方图治，冀挽回于十一。

熟附片八分，炒干姜五分，炒白术一钱五分，连皮苓三钱，陈皮一钱，炒潞党一钱，软柴胡五分，清炙草五分，川椒目十粒，砂仁八分，大腹皮二钱，六神曲三钱。

二诊：服理中、真武、小柴胡复方以来，腹胀满肢体肿均见轻减，泄泻亦止，佳兆也。唯身热晚作，乳食少进，口干欲饮。指纹色青紫已回气关之内，脉仍濡数无力，是阴盛格阳，真寒假热，切勿因身热而即改弦易辙也。仍守原法，努力前进。

原方加嫩白薇一钱。

三诊：肿胀十减七八，身热亦觉渐退，唯神疲形瘦，谷食少进，水湿已化，正虚困顿，脾胃阳衰，鼓舞无权也。仍守原方出入。

原方去柴胡，加焦谷芽三钱，佩兰梗一钱五分。

按：此症疑似之处，最难辨别。认定三阴见象，投以温药，故能无虑也。否则再进寒凉，必致邪陷阳越，而不起矣。

（丁甘仁.丁甘仁医案.北京：人民卫生出版社，2009）

案二：疟

沈某，久疟屡止屡发，刻虽止住，而食入不舒，左胁下按之板滞，胃钝少纳。脉濡，苔白质腻。脾胃气弱，余邪结聚肝络。拟和中运脾疏络。於潜术（炒）二钱，陈皮一钱，川朴一钱，制半夏一钱五分，沉香曲一钱五分，焦楂炭三钱，茯苓一钱，炒竹茹一钱，鳖甲煎丸（开水先服）一钱五分。

二诊：脉濡滑，苔白质腻。胃钝少纳，形体恶寒，饮食入胃，命火蒸变，则胃如大烹之鼎，旋入旋化。今湿有余阳不足，胃气呆钝，亦所不免。拟化湿和中，温助阳气。脾胃能得转旋，则络邪亦归默化也。予奎党参三钱，炒於术一钱，茯苓三钱，煨益智仁六分，藿香三钱，炒沉香曲一钱五分，制半夏一钱五分，生熟谷芽各一钱，玫瑰花二朵。

按：二诊胃阳不足，命火蒸变，湿有余阳不足，故取薛氏扶阳逐湿汤之党参、白术、茯苓、益智仁，再加上藿香芳香化湿，沉香行气、谷芽顾护胃气，升降相宜。

（张聿青.张聿青医案.人民卫生出版社，2006）

案三：湿温

朱幼，湿温半月，身热有汗起伏，白㾦层出不穷，神倦且躁，四肢清冷，泛恶便溏，渴不多饮，舌薄润，脉软数。气阳不足，余邪留恋，恐转为慢惊，治拟温化。黄厚附片（先煎）9g，活磁石（先煎）30g，川桂枝2.4g，杭白芍4.5g，银柴胡4.5g，青蒿9g，朱茯苓9g，仙半夏9g，橘皮4.5g。2剂。复诊两次，以上方加减出入而愈。

按：湿温最易伤津耗液，在小儿则损及亦复不少，故后期有神昏瞳散，肢冷脉微，汗出如油等阳虚欲脱之症。先生凡遇肢冷、神倦、脉软、舌润等阳虚之象，及时用附子以扶持阳气为主。湿盛者合芳香化浊，燥湿健脾；兼见阴虚者予阴阳两顺；心火旺盛，烦躁不宁者，与黄连同用；正虚邪恋，低热稽留者，则取银柴胡、青蒿等配伍。本例湿温，气阳不足，余邪留恋，故以附子、青蒿、桂、芍、二陈等，合温阳化湿，退热和营为一方。

（陆鸿元，徐蓉娟.徐小圃医案医论集.北京：中国中医药出版社，2010）

薛氏五叶芦根汤（《湿热病篇》）

【药物组成】

藿香叶二钱，薄荷叶六分，鲜荷叶一钱，冬瓜子五钱，佩兰叶一钱五分，枇杷叶（去毛）五钱，芦根一两。

【煎服方法与服用宜忌】

水煎服。服用本方期间，不可食用辛辣、滋腻、生冷之品，饮食以清淡为宜。生活起居作息规律，亦不可同服温补、燥烈之品。

【主治病证】

湿热症数日后，湿热已解。余邪蒙蔽清阳，胃气不舒，脘中微闷，知饥不食者。伤寒温热病，阳郁外闭。

【方歌】

五叶芦根用冬瓜，藿佩荷薄与枇杷，

邪蔽清阳脘中闷，胃不舒知饥不食。

【方证源流】

薛氏五叶芦根汤出自薛生白《温热病篇》，该篇第9条说："湿热证，数日后脘中微闷，知饥不食，湿邪蒙绕三焦，宜藿香叶、薄荷叶、鲜荷叶、枇杷叶、佩兰叶、芦尖、冬瓜仁等味。"后世认为芦尖即芦根，并将文中用药定名为"薛氏五叶芦根汤"（以下简称"薛方"），以其治疗湿热病后期余邪未尽之证，此方配伍合理，既有宣畅头面清窍，苏脾醒胃，疏利三焦及清涤湿热余邪的功效，且药性平和，用之安全可靠。叶天士《温热论》言："湿与温合，蒸郁而蒙蔽于上，清窍为之壅塞，浊邪害清也。"此时邪在头面，盘踞高位，非轻清上浮之剂，不达病所。薛方用药轻灵，方中五叶轻浮，恰是对证。因此我们常用薛方治疗因湿热而致的头目不清、耳聋、鼻塞等症。

【方义阐释】

王孟英云："或问湿热盛时，疫气流行，当服何药？预为消弭。余谓叶讷人《医案存真》，载其高祖天士先生案云：天气郁勃泛潮，常以枇杷叶拭去毛，净锅炒香，泡汤饮之，取芳香不燥，不为秽浊所侵，可免夏秋时令之病。余则建兰叶、竹叶、冬瓜、芦根，皆主清肃肺气，故为温热暑湿之要药。肺胃清降，邪自不容矣。"此方证湿热阻滞上焦清阳，胃气不舒，肺热不清之轻证也。法当三焦分消，注重上中。故用五叶香散轻扬为君，轻清宣气，芳香醒胃，宣上焦以疏中气；佐以芦根、瓜仁轻清甘淡，淡渗余湿。全方轻清灵品煎汤或冲泡代茶饮，以预防感受湿热秽浊之邪。

【临床应用】

本方可用于治疗伤寒、副伤寒、钩端螺旋体病、慢性肾炎、消化性溃疡、胃肠神经症、胃黏膜脱垂症、肠结核等证属湿热未尽者。如用于治疗伤寒，副伤寒，病人初起身热不扬，头身疼痛，体温呈阶梯形上升，高热持续3~4周，有汗热不解（呈稽留热），或午后热甚（呈弛张热），常伴有纳呆，恶心，胸闷，腹胀不适，困重嗜睡，便溏或便秘，或有重听、耳聋、谵语等症。用薛氏五叶芦根汤加减，轻清芳化，化湿醒脾。若兼大便溏薄，去冬瓜仁，加薏苡仁、凤尾草；若兼纳呆食少，加麦芽、谷芽。如用于治疗放射性胃炎，症见脘腹胀闷，恶心呕吐，纳呆，口干不欲饮，大便秘结，舌红，苔白或黄腻，脉濡滑或弦滑，此因火邪灼伤胃液，胃阴受损，脾阴不足，致水谷停滞，滋生湿热，治宜苦甘化阴，燥湿醒胃。方用冬地三黄汤合薛氏五叶芦根汤化裁（麦冬、黄连、苇根汁、玄参、黄柏、银花露、细生地、黄芩、生甘草、藿香叶、鲜荷叶、佩兰叶）。取甘苦之性以化阴气，苦寒又能泻热燥湿，免除滋阴助湿之弊。

【医案精选】

案一：脑出血并严重感染

夏某，男，55岁，住院号113065。

昏迷，肢体失灵1小时，伴呕吐咖啡色物2次，1990年7月14日入院。现在史：患者家属代诉，凌晨2时发现病人烦躁不安，但神志清楚，约半小时后神志不清，抽搐1次，呕吐咖啡色物，小便失禁，以急性脑血管病、脑出血、应激性溃疡入院。入院后又呕吐1次咖啡色物，较第一次量少，次日出现高烧不退。检查：体温39℃，脉搏72次/分钟，血压25/15kPa。中等昏迷，呼吸尚平，口角歪向右侧，左鼻唇沟变浅，左角膜反射减弱，左眼裂较右侧大，闭合不紧，右侧瞳孔直径3mm，对光反射迟钝，左侧直径4mm，光反射存在。项强，心率72次/分钟，律齐，各瓣膜未闻及病理杂音，双肺有细小水泡音和痰鸣音，腹软，肝脾未扪及，肠鸣音亢进。左侧肢体肌张力减低，腱反射减弱。右侧肢体肌张力增加，腱反射较左侧强，病理反射未引出，双下肢无指压凹陷。实验室检测：大便潜血试验强阳性，尿常规（－）。痰涂片检查：脓球（＋＋＋＋）；痰培养：肺炎克雷菌生长。药敏试验：对青霉素、氯霉素、丁氨卡那霉素、庆大霉素敏感。西医诊断：①高血压病Ⅲ期；②脑出血；③应激性溃疡；④肺部感染。应用止血（止血敏，止血芳酸）、脱水（20%甘露醇250mL）常规治疗，抗感染先后选用青霉素、氯霉素、先锋铋、菌必治、灭滴灵治疗11天，效果不明显，7月25日请吕氏会诊。中医见症：发热（体温39℃），浅昏迷，不能言语，呼吸急粗，烦躁不安，喉间痰声辘辘，胸膈灼热，四肢反凉，无汗，大便两次（灌肠），小便色黄量多（甘露醇脱水），舌质红绛，苔黄腻满布，右脉弦数，左脉滑数。证属痰热结胸，内陷营血，治拟清热化痰，清营凉血。药用：①金银花60g，连翘40g，玄参、生地、赤芍、瓜蒌各20g，犀角（磨汁，现今用水牛角代替）、制胆星、丹皮各10g，法半夏30g，天竺黄15g，黄连、石菖蒲、郁金各6g，水煎分4次鼻饲，另服安宫牛黄丸1粒。②芙蓉花100g，黄芩、栀子、青蒿各30g，浓煎300mL。灌肠。

3月27日二诊：服药当晚热度下降（体温38.4℃），肺部啰音明显减少，神志较前清醒，能配合检查，但仍不能言语，汗出，左侧甚，喉中痰声辘辘，痰较清稀，量减少，齿干，舌绛苔黄，脉滑数左甚。上方去黄连，加麦冬20g，停安宫牛黄丸、中药灌肠，甘露醇逐渐减量。

7月29日三诊：体温正常，肺部啰音消失，神清，呼之睁目示意，舌体能伸出，胸腹、四肢汗出，大便日1次，稀黄，齿板转润，舌质红，苔黄厚腻，脉濡。拟轻宣湿热，补益气阴，药用：①西洋参10g煎成200mL，分4次口服。②鲜荷叶60g，金银花30g，厚朴花、扁豆花、藿香叶、佛手、黄芩各10g，茯苓、薏苡仁、滑石各15g，通草6g，黄连3g。服药当晚能安静入睡，第二天晨醒，自诉口渴，饮水200mL。服药2剂，改用健脾和胃，化痰渗湿法，治疗月余痊愈出院。

按：本病为中风所致气血逆乱，血脉受损，瘀血内停，复感外邪与痰热互结于上焦胸脘，并乘已虚之体内陷营血。正如叶天士所说"热传营血，其人素有瘀伤宿血"夹热而搏者出现气、营、血同病。其壮热，喉间痰声辘辘，胸膈灼热，苔黄腻，系痰热结于胸膈；舌绛，烦躁不安，系热伏心营；呕血、便血，高热，神志不清，系热与血结之征。故用小陷胸汤清热化痰开结，清营汤清泄营热，犀角地黄汤凉血散血。针对舌质红绛，身灼热，肢厥，神志不清的邪陷心包之象，加配安宫牛黄丸，清心开窍，清热解毒。外用芙蓉花、黄芩、栀子、青蒿灌肠，清热凉血解毒，通导腑气，引热下行。其中芙蓉花性味苦，微辛、平，《本草纲目》载其有"清热凉血，散热解毒"的作用，用量独重，才能达到治疗的效果。药后热退，唯余邪未净，气阴已伤，用西洋参益气养阴，薛氏五叶芦根汤轻清芳化，涤除余邪。由于辨证准确，配伍合理，内外并治，沉疴之疾，很快奏效。

（王莒生.名老中医经验集.北京：中国中医药出版社，2011）

案二：吐血

陈（左），屡次失血，渐致呛咳咽痒，气从上升，而痰中时仍带红，痰稠而浓。脉细弦数。是肾水不足，木火上凌损肺，遂令络血外溢，血去阴伤，气不收摄，出纳因而失常。恐入损门。予冬瓜子四钱，生薏仁四钱，炙桑皮二钱，车前子三钱，青芦尖一两，光杏仁三钱，川贝母二钱，怀牛膝（盐水炒）三钱，茜草炭一钱五分，都气丸五钱。

二诊：血已止住，略能右卧，然仍咽痒呛咳，气从上升。脉细弦数，气口独大。血去既多，肾阴安得不伤，然上焦定然未肃。再清其上。予冬瓜子四钱，生薏仁三钱，丝瓜络一钱五分，炒蒌仁三钱，鲜荷叶三钱，鲜桑叶络三钱，象贝母二钱，光杏仁三钱，炒栀皮三钱，鲜枇杷叶（去毛）一两，活水芦根（去节）一两。

三诊：偏右能卧，气升大退。然呛咳不爽，痰不易出。肺气不克清肃。再清其上。予瓜蒌皮三钱，光杏仁三钱，炒苏子三钱，象贝母二钱，冬瓜子四钱，鲜桑叶络三钱，生薏仁四钱，盐水炒橘红一钱，白茯苓三钱，青芦尖八钱，枇杷叶露一两。

四诊：偏右虽能着卧，呛咳气升，减而不止，痰出不爽，日晡发热，肺热阴伤，再润肺清金。予瓜蒌仁三钱，炙桑叶一钱五分，生甘草五分，冬瓜子四钱，川贝母二钱，甜杏仁三钱，生薏仁三钱，北沙参三钱，山栀皮三钱，青芦尖八钱，肺露（冲）一两。

五诊：清金润肺，暮夜呛咳已定，而每晨咳甚，痰不爽出，色带青绿，脉数内热。血去过多，阴伤难复，阳升凌犯肺金。拟育阴以平阳气之逆。阿胶珠二钱，生甘草五分，蛤黛散三钱，悉尼膏五钱，炙生地四钱，川贝母三钱，甜杏仁三钱。

六诊：呛咳时轻时重，气火之升降也。频渴欲饮，咳甚则呕。肺胃阴伤难复，气火凌上不平。从肺胃清养。大天冬三钱，生甘草五分，炒蒌皮三钱，冬瓜子三钱，川石斛三钱，川贝母二钱，黑山栀皮三钱，琼玉膏（冲）五钱。

按：此案的患者之前屡次失血，渐致呛咳咽痒，是因其肾水不足，木火上凌损肺，遂令络血外溢，故宜用茜草炭止血；用都气丸补肾纳气。二诊血已止住，肾阴安得不伤，然上焦定然未肃，故宜清上，药用鲜桑叶络、活水芦根、鲜荷叶等清其上。四诊肺热阴伤，故用瓜蒌仁、贝母、杏仁等润肺清金。最后肺胃阴伤难复，故选用川石斛、北沙参、蛤黛散等清养肺胃。

（张聿青.张聿青医案.北京：人民卫生出版社，2006）

案三：吐血

金，类疟之后，湿热未清，蕴结膀胱。溲血两次，咳而不止，旋即咯吐见红。今虽止住，咳嗽仍然未尽，脉濡微数。良由湿热熏蒸肺胃，遂致络损血溢。拟开肺气以导湿热下行。冬瓜子三钱，薏仁三钱，象贝母二钱，丝瓜络一钱五分，绿豆衣二钱，杏仁三钱，茯苓三钱，竹茹一钱，鲜荷叶络三钱，生扁豆衣二钱，枇杷叶（去毛）四片，活水芦根一两。

又咳嗽咯血之后，元气未复，阳虚肝旺，脐下辘辘鸣响，两目干涩。脉沉而弦，苔白而腻。膀胱之湿，为风所激，所以鼓动成声。宜分利水湿，参以养肝。

生於术一钱五分，木猪苓二一钱，泽泻一钱五分，炒白芍一钱五分，橘叶三钱，白茯苓三钱，野黑豆三钱，女贞子（酒炒）三钱，池菊花一钱五分。

按：此病患因湿热熏蒸肺胃，遂致络损血溢，故选用象贝母、枇杷叶等开肺气以导湿热下行；因咳嗽咯血之后，元气未复，阳虚肝旺故宜分利水湿，参以养肝。

（张聿青.张聿青医案.北京：人民卫生出版社，2006）

黄连香薷饮（《类证活人书》）

活学活用温病名方

【药物组成】

香薷一两，厚朴（姜汁炒）五钱，扁豆（炒）五钱，黄连（姜炒）二钱。

【煎服方法与服用宜忌】

上㕮咀，每二三钱，武火急煎，冷服。在服药期间，不可同服泻下药，以免病情发生转变；不可同时服用滋补性药物，以免滋腻留邪碍胃。气虚者不可过服。禁食辛辣、生冷、黏腻、有刺激性味道的食物，食后助长病邪，会使病情加重。

【主治病证】

伏暑，卫气同病，症见发热恶寒，无汗头痛，肢体酸楚，心烦口渴，小溲黄赤，脘痞苔腻，脉濡数。

【方歌】

三物香薷豆朴先，若云热盛益黄连，

草苓五物还十物，瓜橘参黄白术全。

【方证源流】

黄连香薷饮出自《丹溪心法》，由朱丹溪创制而成，在《太平惠民和剂局方》香薷饮的基础上加一味黄连化裁而来，用来治疗暑证和冒暑，后世也用于伏暑的治疗。宋代《太平惠民和剂局方》中首次提出"丈夫妇人伏暑，发热作渴，呕吐恶心，黄连一味为丸"。《丹溪心法·中暑》云："暑证，用黄连香薷饮……或腹痛水泻者，胃与大肠受之，恶心者，胃口有痰饮也。此二者冒暑也，可用黄连香薷饮、清暑益气汤，盖黄连退暑热，香薷消蓄水。"清代周扬俊的《温热暑疫全书》也有收录。黄连香薷饮的处方原则和用药被后世医家广泛认同，如《妇幼心法要诀·暑门》云："夏至后，暑热吐利、烦心者，此方冷服。"《临证指南医案》云："考本草香薷辛温发汗，能泄宿水。夏热气闭无汗，渴饮停水。"明代王肯堂的《证治准绳·杂病·伤暑》中也提到："身热烦者，五苓散，或香薷汤加黄连一钱。"再如周扬俊《温热暑疫全书》中提到："如伏暑去人参、黄，加黄连、藿香、泽泻"。陆子贤《六因条辨》："大凡看法，须辨明新感与伏邪，何有何无，孰轻孰重。故用香薷饮合正气散者，借香薷、藿香，苏叶、芷、桔之苦辛走表而散新邪，夏、朴、陈皮、大腹、神曲之辛温理中而疏伏邪，则内外通彻，邪自疏泄矣"。

【方义阐释】

本方功用在于解表透邪，清暑化湿。此手少阴、手足太阴、足阳明药也。暑多夹湿，方中用香薷作君药，香薷能入脾肺气分，发越阳气，以散皮肤之蒸热，辛温香散，既外散风寒，又芳化湿邪，通过化湿和中，外散风寒，以解表郁，故古人有"香薷为夏月之麻黄"之说；厚朴作为臣药，苦温除湿散满，它有两个意义，其一厚朴为行气药，气行则湿化，其二厚朴本身带有芳香特点，性苦温苦燥，所以苦燥芳化，同时它可以畅通中焦气机，以解心腹之凝结，有助于气机的恢复升降；扁豆作为佐药，扁豆甘淡，能消脾胃之暑湿，健脾化湿，和中消暑，降浊而升清；再加一味黄连，黄连苦寒，能入心脾，清里热而燥湿除烦。依据"暑易入心"、暑多夹湿的特点，全方以苦寒为主，佐以辛散，体现了芳化、苦燥、淡渗相结合，以清热化湿为主，共奏解表清暑之功。

【临床应用】

黄连香薷饮为治疗伏暑卫气同病之方，同银翘散去牛蒡子玄参加杏仁滑石方有所不同，它适用于表寒较甚里有暑湿，且暑热较甚而口渴、心烦较著者。也可用于夏季中暑热盛，口渴心烦，或下鲜血。现今加减应用有以下几个方面，其一，伏暑可因外感引动伏邪，若表郁较重，可加强解表散寒之力，如配伍淡豆豉、芥穗等辛温解表之药，风非辛不能散，寒非温不能祛，故加辛温之药用于表寒较重之证。其二，可配伍芳香宣化之品，如藿香、佩兰、薄荷轻清之品，轻清芳香之品最能宣散水气，故以此加强化湿祛暑之功。其三，伏暑为夏季感受暑邪，过时而发，故体质偏于热盛者易见高热，故可加强清热解暑之功，如配伍石膏、竹叶、滑石等，用于里热较甚之证。其四，暑湿困阻中焦容易影响脾胃功能，聚湿生痰，故夹痰者可加半夏、南星等燥湿化痰之药。其五，脾遭湿困，运化失职，故若夹有食积不化者可加建曲、山楂、麦芽等消食健脾，祛除食积。

如治疗夏季空调病，可用黄连香薷饮为主方，加金银花、连翘、薄荷、石菖蒲等加强清热解暑、除满祛湿之功。湿象较重也可用本方加减，如配伍藿香、佩兰、车前草等；湿易酿痰，易闭机窍，可配伍化痰开窍之品如胆南星、白僵蚕、石菖蒲、郁金等。

【医案精选】

案一：寒暑湿错杂证

汤某，女，23岁。

一诊：1968年7月19日，体温40.9℃，壮热无汗两天，微恶寒，头痛，口干，胸闷，脉浮数，苔薄白而干。寒暑湿错杂之邪，蕴蒸气分，拟黄连香薷饮加味，解表清暑。

炒川连2.4g，香薷6g，扁豆花9g，川朴花4.5g，淡豆豉12g，黑山栀9g，广郁金9g，鲜芦根1g，防风9g，鸡苏散（包煎）18g。1剂。

二诊：1968年7月20日，体温38.5℃，药后微汗，身热稍减，头痛倦怠，半夜微咳，口干，大便未解，脉仍浮数，苔薄，暑温表证解，腑气未通，仍守前法出入。前方去川朴花加枳壳9g，杏仁9g。1剂。

三诊：1968年7月21日，体温36.7℃，得汗不多，但寒热已退，大便亦解，头痛未止，头汗齐颈而还，脉浮小滑，苔薄腻。暑温虽化未清，再拟芳香宣化。

鲜藿香9g，佩兰9g，冬桑叶9g，菊花6g，薄荷（后入）3g，鲜芦根1g，茯苓12g，炒枳壳9g，桔梗4.5g，青蒿9g，白薇9g。3剂。

按：寒暑湿错杂之邪蕴蒸气分，最宜黄连香薷饮。黄连苦寒清里，香薷解表散寒，芳香化湿，厚朴苦燥芳化湿邪，再配伍山栀子、郁金、鸡苏散等共奏解表清暑之功。

（张伯臾.张伯臾医案.上海：上海科技出版社，1979）

案二：暑热内伏，风寒外闭

赵某，男，7岁，1963年月16日初诊。

病史：夏季外感微寒，发热无汗，已5~6日，起伏不解，现体温38.6℃，轻微咳嗽，胃纳减少，口渴欲饮，大便溏薄，小便短黄。检查：舌苔薄黄质红，脉滑数。辨证：暑热伏内，风寒外闭。治法：祛湿解表，清热化湿。拟黄连香薷饮加味。

方药：香薷3g，白扁豆6g，川朴4.5g，黄连2g，炒杏仁4.5g，浙贝4.5g，六一散6g，赤茯苓4.5g，青蒿6g。水煎服。

8月18日二诊：服药2剂，得汗烧退，今日傍晚复又发热，咳嗽，口不甚渴，全身有汗，大便未行，小便黄热，舌苔白质赤红，脉细滑数。证属外邪虽解，里热未清。按上方去香薷、黄连、杏仁、赤茯苓，加地骨皮6g，炒知母4.5g，炒黄芩4.5g，赤芍4.5g。水煎服。服药2剂痊愈。

按：小儿脏腑虚弱，易受外邪，易牵连其他脏腑。本证为外感风寒，引动伏暑，治宜去湿解表，清热化湿，方用黄连香薷饮加味。小儿稚阴稚阳之体，用药务求轻清，后需增强体质，加强营养。

（吴少怀医案整理组.吴少怀医案.济南：山东人民出版社，1978）

案三：风暑湿内闭（乙型脑炎）

贾某，女，4岁，1964年8月15日就诊。

高热5天，体温都在40℃以上，一直无汗，昏睡谵语，前日起伴有抽搐，眼珠左斜视，每日呕吐3~4次，大便不畅，小便少。脊髓穿刺，脑脊液外观透明，蛋白（－），葡萄糖半定量试验1~5管（＋），红细胞116×10^6/L、白细胞50×10^6/L，其中淋巴细胞0.45，粒细胞0.01，单核细胞0.04。血化验：白细胞总数19.5×10^9/L，分类中性粒细胞0.78，淋巴细胞0.22。脉沉弦细数，舌正红，苔黄白厚腻。属分暑湿内闭，治宜宣透三焦。

处方：鲜菖蒲一钱半，郁金一钱半，鲜藿香二钱，香薷一钱半，扁豆花二钱，杏仁二钱，金银花二钱，黄连八分，僵蚕二钱，钩藤二钱，六一散（布包煎）五钱，竹叶一钱，通草一钱。二剂。紫雪丹（分五次服）一钱。

8月17日二诊：神昏，腹满，呕吐黄水，咽喉间痰多。烧热未退。脉微弦滑数，舌淡红中心苔黄腻。治宜开闭宣通郁热。

处方：黄连一钱，法半夏二钱，黄芩一钱，炒枳实一钱，九节菖蒲一钱半，竹茹二钱，茵陈二钱，通草一钱，杏仁二钱，厚朴二钱，生姜一钱半。二剂。

8月19日三诊：服药后周身汗出，烧热渐退，体温36.2℃，已能吞咽，痰尚多。腹已不满，大便量多，小便通畅。脉滑微数，舌淡黄腻苔退。治宜调和三焦，益气养胃。

处方：茯苓二钱，法半夏二钱，橘红一钱，炙甘草一钱，扁豆衣二钱，生稻芽二钱，宣木瓜一钱，薏苡仁四钱，九节菖蒲一钱，茵陈一钱半，生姜二片。二剂。

后以此方加减，调理而愈。

按：此方《活人书》原名香薷饮，元《世医得效方》名黄连香薷散。明·秦景明《症因脉治》改名为黄连香薷饮，通治暑热。暑月火土司令，天之暑气，地之湿气，氤氲郁蒸，避暑贪冷，露宿当风，往往暑湿内蒸，风寒外薄，发热无寒，头痛肢楚，胸痞泛恶。最为对症，而今空调取凉，尤多是证，学者最须留意焉。

（中国中医研究院.蒲辅周医案.北京：人民卫生出版社，2005）

蒿芩清胆汤（《重订通俗伤寒论》）

【药物组成】

青蒿脑一钱半至二钱，淡竹茹三钱，仙半夏一钱半，赤茯苓三钱，青子芩一钱半至三钱，生枳壳钱半，陈广皮一钱半，碧玉散（包）三钱。

【煎服方法与服用宜忌】

水煎服，煎煮时间不宜过长，15分钟即可。服药时以昼夜频服为要，不可过量过急。脾胃虚弱者慎用本方。服药期间忌辛辣、刺激、油腻饮食。

【主治病证】

少阳湿热，痰浊内阻证。症见寒热如疟，寒轻热重，口苦膈闷，吐酸苦水，或呕黄涎而黏，甚则干呕呃逆，胸胁胀痛，小便黄少，舌红苔白腻，间现杂色，脉数而右滑左弦。

【方歌】

蒿芩清胆枳竹茹，陈夏茯苓碧玉入，

热重寒轻痰湿重，胸痞呕恶总能除。

【方证源流】

蒿芩清胆汤为俞根初为湿热郁阻少阳所立方。何秀山曰：
"手足少阳，合为一经，其气化，一寄于胆中，以化水谷，一发
于三焦以行腠理，若受湿遏热郁，则三焦之气机不畅，胆中相火
乃炽……胆火炽，必犯胃而液郁为痰。"胆中热盛，必犯胃，犯
胃导致胃的降浊功能异常，液郁为痰，即木郁土壅，脾胃不能正
常运化，形成痰、湿、热，痰、湿、热阻滞气机，导致手足少阳
气机不利，即土壅木郁。蒿芩清胆汤方中青蒿苦寒芳香，轻扬宣
透，黄芩苦寒清热燥湿，两药为伍，清透少阳湿热；半夏、陈
皮、枳壳、竹茹，辛温苦寒，辛开苦降，分消走泄。正如医圣张
仲景曰："病痰饮者，当以温药和之。"茯苓、碧玉散使湿热
痰从小便而去，使痰湿有出路。以上四案虽见症大异，而病机则
同，即痰、湿、热郁阻少阳胆、三焦，木郁土壅，胃失和降。湿
去痰消，热无以留，胆中正之官安和，上症悉除。

【方义阐释】

本方为少阳邪热，痰湿内阻证而设。其证以寒热如疟，胸
胁胀痛，呕吐酸苦，小便短赤，舌苔黄白兼杂，脉现滑象为临床
特点。方中青蒿清透少阳胆热；湿热蕴结，以黄芩苦寒清热燥
湿，共为君药。竹茹清胆和胃，降逆化痰；半夏燥湿化痰，和胃

降逆；茯苓利湿健脾，导湿下行，共为臣药。枳壳下气宽中，除痰消痞；陈皮理气化痰，开胸利膈；青黛清泻内热；滑石利湿清热，共为佐药。甘草益气和中，并调和诸药，为佐使药。诸药配伍，以奏清胆利湿、和胃化痰之效。

【临床应用】

本方为治疗少阳胆热偏重，兼有湿热痰浊内阻之证。如以蒿芩清胆汤加减组方：青蒿、黄芩、柴胡、竹茹、清半夏、云茯苓、枳实、陈皮、青黛、滑石、甘草，治疗功能性低热。若热重者，加山栀子；气郁者，加木香、郁金；湿重者，加苍术、白蔻仁；失眠者，加远志、合欢花；气虚者，加太子参。疗效确切。如用蒿芩清胆汤加味治疗各种原因引起的高热：败血症发热、病毒感染发热、胆囊炎发热、疟疾发热、小儿夏季热、原因不明发热、术后感染发热、肝脓肿发热等。并随症加味：热毒重者，加金银花、连翘、紫花地丁、蒲公英；寒热似疟明显者，加柴胡、常山、草果；浊毒偏重者，加白蔻仁、厚朴、薏苡仁；呕吐甚者，加左金丸降逆止呕；出现黄疸者，加茵陈、苦参、金钱草、山栀子；术后发热、刀口感染、肿痛流脓者，加皂角刺、炮穿山甲、白芷、金银花托散透脓；败血症热毒甚者，加用五味消毒饮，疗效满意。

现临床上还用于以下疾病的治疗：疟疾、高热、高血压病、乙型脑炎、荨麻疹、汗症、胆道蛔虫并感染、胆道残余结石并感染、急性胰腺炎、急性阑尾炎、细菌性肝脓肿等证属少阳湿热，痰浊内阻等。

【医案精选】

案一：胆囊炎

潘某，女，52岁。患慢性胆囊炎已2载余。昨日食少许肥肉后发热（38.3℃），微感恶寒，右胁及脘部胀痛，口苦且干，呕吐黄绿色液，纳谷不香，大便干燥，小溲黄赤，脉象弦数，苔薄黄而腻，舌质红。超声波检查：胆囊进出波3cm，进出饱和毛波（++）。

处方：青蒿梗30g，淡黄芩10g，法半夏10g，陈橘皮6g，赤茯苓12g，炒枳壳6g，广郁金12g，淡竹茹12g，碧玉散（包）12g，金钱草30g，生大黄6g。上方服3剂后，大便日行2~3次，质溏，热势得降（37.5℃），脘胁胀痛已减，呕吐亦止。以原方之生大黄易熟大黄6g，续服4剂，症情递减。再去熟大黄加虎杖根20g，服4剂后热退，脘胁胀痛已止，唯胃纳欠香，改用健脾醒胃剂，服5剂后诸症悉平。

按：本例证属肝胆气滞、疏泄不利、湿热内蕴，治予疏肝利胆，清利湿热。选方用蒿芩清胆汤加减。

（程聚生.蒿芩清胆汤的临床应用.江西中医药，1982，13（2））

案二：病毒感染

某，男，3岁。5月16日就诊。恶寒发热，午后上升，暮夜尤剧，天明得汗热退，但胸腹依然灼热烫手3天。伴泛恶干呕，口渴欲冷饮，溺赤而短。血常规：白细胞5.4×10^9/L，中性粒细胞0.56，淋巴细胞0.40，嗜酸性粒细胞0.03，大单核细胞0.01，疟原虫（-）。两医拟诊"病毒感染"。对症处理：抗炎抗病毒治疗连续3日，虽大汗淋漓，但热势退而复升，诸症不减。5月19日转中医治疗。刻诊：神疲困倦，闭目懒言，时又烦吵哭闹，鼻流清涕，口渴喜冷饮，舌红苔黄厚腻。午后3时，热势上升，肌肤灼手，午夜体温高达39.7℃，胸腹烫手天明大汗热退，但胸腹仍灼手烫热，其势与前3日相同，甚有规律。观之有寒热往来的小柴胡汤证，但热退胸腹灼手为该证特有；又见泛恶，身懒困倦，烦渴溺赤，苔黄腻等湿热留连三焦征象；尚有恶寒、流涕等卫阳壅遏、肺气不宣的表证。故不为一般发汗退热所奏效。宜清透少阳胆经气分之热，芳化中焦之湿，淡渗利下焦湿热为治，投蒿芩清胆汤加减：青蒿（后下）6g，黄芩5g，竹茹5g，法半夏3g，茯苓5g，枳壳3g，滑石（先煎）20g，甘草3g，青黛（包煎）3g，通草3g。1剂。汗出热退，其效立验，扪及胸腹凉习清爽不复灼手。次日寻食纳增，溺清量多。原方再进2剂，诸证告愈，玩耍嬉笑如常。

按：此例本人西医诊断为"病毒感染"，予抗炎抗病毒治疗，疗效不佳。综观病情，实属湿热之郁阻少阳，故予芩清胆汤加减。

［罗秀娟.清化退热法治疗湿热证举隅.广西中医药，1997，20（6）］

案三：急性阑尾炎

杨某，男，33岁。1992年1月7日下午3时就诊。清晨4时许出现右侧腹部持续疼痛，逐渐加重，自服土霉素、去痛片等药，疼痛不减。刻诊：急性痛苦病容，述右下腹痛甚，脘腹胀满，头晕

316

乏力，恶心欲吐，右侧腰痛，小便色黄，尿道灼痛，大便稍稀。查体见右侧腹直肌紧张、麦氏点压痛、反跳痛，右侧肾区叩击痛阳性。体温37.3℃，白细胞$14.2 \times 10^9/L$，中性粒细胞0.94，淋巴细胞0.03，嗜酸性粒细胞0.03。尿常规检查：蛋白（±）。舌质红，舌苔中部薄黄两侧黄腻略厚，脉弦略数。诊断为急性阑尾炎。处方：青蒿、茯苓各15g，黄芩12g，半夏、陈皮、枳实、竹茹、厚朴、延胡索各10g，滑石20g，青黛（冲服）2g，甘草6g。水煎服，每日1剂，早中晚分服。服1剂后右下腹痛大减，恶心欲吐消失，服3剂后复查血尿常规均恢复正常，诸症消除而愈。

按：本例辨证属湿热内蕴、弥漫三焦。治当清透三焦，利湿行气止痛。方用蒿芩清胆汤加味。

[王桂枝，谷万里，张梅红.蒿芩清胆汤治疗急性阑尾炎42例.陕西中医.1995，16（11）]

枳实导滞汤（《重订通俗伤寒论》）

【药物组成】

小枳实二钱，生锦纹（酒洗）一钱半，净楂肉三钱，尖槟榔一钱半，薄川朴一钱半，小川连六分，六和曲三钱，青连翘一钱半，老紫草三钱，细木通八分，生甘草五分。

【煎服方法与服用宜忌】

水煎服。泻痢无积滞者，不可妄投。服药期间忌食寒湿、辛辣、温补、滋腻之药食，以免碍邪而影响药效。

【主治病证】

湿热食积证。脘腹胀痛，下痢泄泻，或大便秘结，小便黄赤，舌苔黄腻，脉沉有力。

【方歌】

枳实导滞汤锦文，楂曲黄连朴草槟，

紫草连翘木通少，湿热挟滞慎行攻。

【方证源流】

该方由李杲所创的枳实导滞丸发展而来。从组成分析，张璐认为"此枳术丸合三黄汤而兼五苓之制，以祛湿热宿滞也"（《张氏医通》卷十三）。若上溯其源，则以《金匮要略》枳术汤合泻心汤化裁而成。对其主治证，原书着重描述了气滞症状："伤湿热之物，不得施化，而作痞满，闷乱不安。"而近年出版的《中药制剂手册》记载则更为全面："脾胃湿热引起的胸满腹痛，消化不良，积滞泻泄，或下痢脓血，里急后重。"关于枳实导滞丸的组成变化，《医学正传》卷二增木香、槟榔两味，名为"木香导滞丸"，则行气消胀之功著。另外，《张氏医通》卷十三将本方由丸剂易为汤剂，加生姜三片，名"枳实导滞汤"，主要取其效速之意。徐大椿认为此方"湿热内滞，积久伤脾，不能运化精微，故大腹胀满，疼痛不已。枳实破滞气以推积，白术健脾元以运湿，黄连清火燥湿，黄芩清热宽肠，神曲消积滞，甘草和中州，茯苓渗湿化热以利脾肺，泽泻分清以利膀胱，大黄乃荡涤热结之品，为推送湿热积滞之首。为末糊丸，白汤送下，使湿热化而积滞消，则脾气健而胀闷退，何疼痛之不已哉?此导滞开结泻热之剂，为湿热积滞闷痛之专方。"汪昂在《医方集解·攻里之剂》中云"此足太阴、阳明药也。饮食伤滞，作痛成积，非有以推荡之则不行，积滞不尽，病终不除。故以大黄、枳实攻而下之，而痛泻反止，《经》所谓通因通用也。伤由湿热，黄芩、黄连佐之以清热，茯苓、泽泻佐之以利湿。积由酒食，神曲蒸窨之物，化食解酒，因其同类，温而消之。芩、连、大黄，苦寒太甚，恐其伤胃，故又以白术之甘温，补土而固中也。"

【方义阐释】

本方功用在于消导化积，清热利湿。方中大黄用量较重，目的在于攻积泻热，使积热从大便而下，为君药。臣以枳实行气导滞消积，既除痞满胀痛，又增大黄泻下之功。该两药对于下痢或泄泻，则体现了"通因通用"治法。神曲功能消食和胃，与黄、枳相合，共除致病之因，亦为臣药。佐以黄芩、黄连清热燥湿止痢；茯苓、泽泻利水渗湿止泻，可使湿热从小便分消，与通腑之大黄相配，使"邪有出路"；白术健脾燥湿益气，以收攻积而不伤正之效。诸药合用，共达食消积去、热清湿化的目的，对于湿热食积证较重者尤为适宜。

【临床应用】

主要用于湿热食积证。若食积较重者，可加麦芽20g，焦山楂20g，三棱12g以消食和胃；若兼见脾虚食滞者，加党参15g，黄芪15g以健脾消食；大便不爽者，可加白芍12g，当归10g，木香9g以调和气血。

现代常用于胃肠功能紊乱、慢性痢疾、肾病综合征出血热胃肠型、胃石等属湿热积滞者。此外还对神经系统疾病、皮肤科疾病治疗有明显效果。如白晓菊等以枳实导滞汤治疗三叉神经痛11例，对于热象明显，大便秘结者加重大黄用量；阴虚明显加生地；病程较久者加活血化瘀之品如桃仁、红花。结果：痊愈6例，显效4例，无效1例。服药6剂后疼痛减轻3例，12剂者减轻8例，有少数病例出现轻度腹泻，余无不良反应。

〔白晓菊，麻秀清.中药单味药抗溃疡实验研究近况内蒙古中医药，1993，（3）〕

马建国等以枳实导滞汤治疗胃石症20例，其中胃石并发溃疡者加服西药甲氰咪胍2粒，每日3次口服。结果3天胃石消失者6例，5天胃石消失者8例，7天胃石消失者4例，10天胃石消失者2例。治愈18例，有效2例，总有效率100%。

〔马建国，于爱军，杨庆华.枳实导滞汤治疗山楂胃石20例疗效观察.济宁中医学院学报，1995，18（2）〕

【医案精选】

案一：泄泻

王某，男，42岁，于1993年3月24日初诊。患者自诉间断性腹泻月余，近两周病情加重，该患者于1月前，由聚餐后，觉胃脘部胀满不舒，第二天开始腹泻，日大便3～4次，呈稀水样，经用小檗碱（黄连素）等药物治疗后，腹泻好转，大便基本成形，但仍腹部胀满，纳食不香。于半月前，因饮食不慎，腹泻复作，并每至黎明之际腹痛下坠，急欲入厕，便后腹安，泻下清稀，伴有不消化食物残渣，肛门有灼热感。查形体一般，舌淡红，苔薄黄，脉弦滑。辨证：胃有宿积，脾胃受损。治以消积导滞，健脾和胃为主。

方以枳实导滞丸加减：枳壳10g，黄连6g，木香6g，大黄3g，焦三仙各12g，苍术10g，茯苓10g，车前子20g，厚朴6g，甘草6g。3剂，水煎服。复诊，自感腹胀满明显减轻，大便日2行，饮食增。仍以上方去大黄，加白术9g。6剂后，症状全消，饮食正常。

按：《明清中医名著丛书张氏医通·卷七》云："五更泄……亦有属酒积、食积者，盖一日进取之物，至此时皆下大府而急奔也。"本案因暴饮暴食，食积停滞于胃肠所致。经服药，泄泻虽止但胃肠之积未除，故饮食不慎即诱发旧疾，腹泻又作，且晨泄明显。食积日久易生湿化热，湿热下行则肛门灼热。方中枳壳、厚朴、木香下气化滞，消胀除满；黄连、大黄清热消积；车前子使水走常道而实大便；苍术、茯苓、焦三仙以健脾和胃，消除积滞。全方共收消积导滞、健脾和胃之功。

［李香.从脾胃论治五更泄.河南中医，1999，19（4）］

案二：胸痹

张某，男，47岁，工程师，1983年4月6日初诊。

活动后心前区憋闷、头晕眼黑5个月，经检查诊为冠心病、病窦综合征，服阿托品、肌苷片、复方丹参片及温阳益气通脉类中药，疗效不著。诊见：胸闷压气，动则心悸气短，头晕目眩，伴有胃脘痞胀，呃逆嗳气，口苦而黏，乏力，大便不爽等症；体胖面垢，舌淡红，苔黄腻略厚，脉弦缓。此属湿阻化热，胃失和降冲胸动膈而致气机不利。法当清热化湿，和胃降逆，兼调气机。

方拟：大黄6g，黄连6g，黄芩10g，白术12g，枳实15g，茯苓20g，泽泻15g，神曲30g，紫菀12g，全瓜蒌15g，水煎服。3剂后诸症大减，便畅纳增，苔较前薄，脉仍缓。上方加桂枝10g，薤白10g，继服6剂，痛续减，除活动后胸稍闷外，余无不适，心率维持在52～60次/分钟。乃改用参术五消饮合瓜蒌薤白桂枝汤加减，调整2月余，病情趋于稳定。

按：本案属素体脾虚湿盛，又误用温阳益气通脉之法，使助湿生热，湿热中阻，胃失和降，气逆冲胸动膈而致胸痹，故症见心悸胸闷加重。治病必求其本，此时切不可拘泥于"胸痹"病名而仅着眼于胸中膈上，应知常达变，重在扶偏救弊，除中焦湿热为当务之急，拟清热化湿，和胃降逆，兼调气机之法，使湿热去、气机畅、胃气和，则痞胀呕逆之消除而纳食渐香，且心胸憋闷之症亦随之而减，而后视其病情将脾胃湿热与胸中气机兼而调之，使症除病愈。

［张海深.枳实导滞汤的临床活用.河南中医，2001，21（1）］

案三：嗜睡

许某，男，60岁，退休工人，1983年1月10日就诊。

1月前患感冒，经服解热类西药，其头痛、身困重等症减轻，但逐渐出现嗜睡，无论是正在进食或交谈或干家务时，只要睡意袭来即不可抑制，睡时可唤醒，或睡数十分钟或数小时自醒，醒后可继续做事。曾在本市某医院神经内科按"发作性睡病"以西药治之而无效，故介绍其服中药治疗。刻诊：嗜睡同前，伴乏力身困，脘痞腹胀，口苦纳呆，口角糜烂，矢气臭秽，舌红苔黄腻，脉弦滑。乃痰热与积滞交阻中脘，浊气上逆；清阳不升，神明失用。治以化痰清热开窍兼消积和胃降浊。

方用：枳实18g，大黄9g，黄芩10g，黄连6g，茯苓15g，泽泻15g，槟榔12g，石菖蒲15g，麦芽20g，神曲20g，白术12g，荷叶6g。日1剂，水煎服。药后泻下大便甚多，痞胀口苦大减，睡眠较前少。原方减大黄为6g，继服3剂，嗜睡基本消失，唯感身困乏力，时有呵欠，苔薄腻略黄，脉弦缓，改用健脾汤加减，7剂后诸症失而病愈。随访半年无复发。

按：本案乃痰热与积滞交阻中脘，浊气上逆；清阳不升，神明失用所致。素蕴痰湿之人，易患嗜睡之症，以阳主动阴主静故也。患者嗜睡身困为痰湿困脾之征；脘痞腹胀，口苦纳呆，口角糜烂，矢气臭秽，舌红苔黄腻，脉弦滑为痰热食积，气机阻滞之象，此次感冒发热后睡眠明显增多，系邪热未解内传入胃，与素有之痰湿食积相结，蒙蔽清阳所为。故以清热化痰和消积导滞之法而取效。

［张海深.枳实导滞汤的临床活用.河南中医，2001，21（1）］

冬地三黄汤（《温病条辨》）

【药物组成】

麦冬八钱，黄连一钱，苇根汁（冲）半酒杯，玄参四钱，黄柏一钱，银花露（冲）半酒杯，细生地四钱，黄芩一钱，生甘草三钱。

【煎服方法与服用宜忌】

水八杯，煮取三杯，分三次服，以小便得利为度。兼有湿邪者慎用本方，以防本法所用药物有寒凉滋腻之弊。服药期间忌食辛辣、生冷、油腻食物，并戒烟禁酒。根据药食相克与相宜，在服药期间不宜食用猪肉等食物。

【主治病证】

阳明温病，无汗，实证未剧，不可下，小便不利者。

【方歌】

冬地三黄芩柏连，玄参甘草共相添，

芦根汁与银花露，温病津亏湿热兼。

【方证源流】

甘苦合化阴气法是吴瑭独创的温病治法。他在中焦篇第29条之后，进而阐明了温病小便不利的禁忌："温病小便不利者，淡渗不可与也，忌五苓、八正辈。"《温病条辨·中焦篇》第30条认为热病有余于火，不足于水，唯以滋水泻火为急务，淡渗药动阳而燥津，故为禁忌。他强调，对于温病阴伤小便不利者，不仅不能用淡渗药，纯粹的苦寒泻火法也为禁例："温病燥热，欲解燥者，先滋其干，不可纯用苦寒也，服之反燥甚。"（《温病条辨·中焦篇》第31条并说："举世皆以苦能降火，寒能泻热，坦然用之而无疑，不知苦先入心，其化以燥，服之不应，愈化愈燥，吾见温病而恣用苦寒，津液干涸不救者甚多，盖化气比本

活学活用温病名方

气更烈。"强调他所制定的"冬地三黄汤，甘寒十之八九，苦寒仅十之一二耳"，意在告诫人们，对于阴津损伤之火证，必须在重用甘寒滋阴生津的基础上再行苦寒泻火。关于温病津伤小便不利的治法，吴瑭在温病开首第一方银翘散加减法中就做了论述，其第7个加减法云："再不解，或小便短者，加知母、黄芩、栀子之苦寒，与麦、地之甘寒，合化阴气，而治淫热所胜。"说明银翘散的或然症就有可能出现"小便短"，对此，须在银翘散中加知母、黄芩、栀子之苦寒，与麦冬、生地之甘寒，合化阴气而治之。另外，《温病条辨·中焦篇》第17条导赤承气汤法，也寓有甘苦合化阴气之意。其原文为："左尺牢坚，小便赤痛，时烦渴甚，导赤承气汤主之。"该方中生地与黄连、黄柏配伍，就是甘苦合化阴气之法。吴瑭提出了小便不利的一种新的特殊的病机，这就是小肠火腑热结，阴津亏竭，且肺津不足；不能化气导致小便不利。根据该病机他拟定了别开生面的"甘苦合化阴气法"。制定了冬地三黄汤，为温病的治法学做出了重要的贡献。

【方义阐释】

本方治从"甘苦合化"立法。甘苦合化阴气，以生津退热，培源为尿，使其源清流洁的一种治法。

冬地三黄汤方中黄连、黄芩、黄柏合用为黄连解毒汤法，加金银花露清热泻火解毒；生地、玄参、麦冬合用为增液汤，加苇根汁滋阴生津；另用甘草调和诸药。两组药配合共成"甘苦合化阴气"法，主治温病小肠热毒郁结与阴液亏损并见之小便不利。

从临床实际考察，本方用生地、玄参、麦冬、苇根凉血散瘀，滋阴生津；用芩、连、柏、金银花泻火解毒。两组药配合则成凉血滋阴，泻火通小便之效，可用于久病血分郁热，络脉瘀滞，阴津不足而火邪蕴结下焦的小便不利证。

【临床应用】

关于本方的应用，吴瑭指出："甘寒十之八九，苦寒仅十之一二。"应根据阴津亏损与火毒郁结证之孰轻孰重，调整凉血滋阴生津与泻火解毒通小便两组药之孰多孰少。如阴津亏损证明显者，当以滋阴生津为主；火毒郁结证甚者，则以泻火解毒为主。冬地三黄汤加入赤芍、丹皮，即等于清热地黄汤（原犀角地黄汤）法，可以治疗下焦蓄血之小便疼痛、血尿等。

在现代临床上对泌尿系统感染、男子前列腺炎、女子阴道感染等病，表现为小便短涩，疼痛不利等症者，在应用利尿通淋方无效时，辄改用以下两法：一是用冬地三黄汤法加减；二是取导赤承气汤意，在冬地三黄汤中加入大黄，或者用冬地三黄汤合导赤承气汤（赤芍、生地、大黄、黄连、黄柏、芒硝）化裁。后者主要用于小肠、膀胱火热郁结较重，久病小便涩痛不利，属于血分络瘀，津伤火郁者。导赤承气汤中有赤芍凉血活血，大黄泻火解毒通瘀，再与冬地三黄之生地、玄参、麦冬以及三黄合用，具有甘苦合化阴气、凉血通瘀、泻火解毒的功效，对于津伤火毒郁结，络脉热瘀的小便疼痛不利证，有较好的疗效。

【医案精选】

案一：温病小便闭

普某，温热月余不解，初用壅补中焦，致邪无出路，继用暑湿门中干燥，致津液大亏，湿热之邪仍未能化。现在干呕脉数，大小便闭，烦躁不安，热仍未除，证非浅鲜，议甘寒甘苦合化阴气，令小便自通。若强责小便，不畏泉源告竭乎。

生石膏一两，玄参一两，细生地六钱，知母四两，连翘八钱，丹皮五钱，麦冬八钱，金银花三钱，生甘草二钱，炒黄芩二钱，黄连二钱，煮成三碗，今日分三次服完，明早再煮一碗服。

二诊：昨用玉女煎银翘散合法，再加苦寒，为甘苦合化阴气，又为苦辛润法。今已见大效，汗也，便也，表里俱通，但脉仍沉数有力，是仍有宿粪，与久羁之邪相搏结，议增水行舟，复入阴搜邪法。

麦冬一两，丹皮六钱，生甘草三钱，黄芩二钱，大生地六钱，北沙参五钱，生鳖甲八钱，生牡蛎六钱，柏子霜三钱，黄连钱半。

按：本证证候的关键在于"小便不通"。暑热郁阻气分而致津液干燥，而暑中又兼夹湿邪，以冬地三黄汤甘苦合化阴气，以生津退热，培源为尿，使其源清流洁的一种治法。

（吴瑭.吴鞠通医案.上海：上海科学技术出版社，2010）

案二：湿疹

许某，男，32岁，职员，2004年9月11日初诊。

患前列腺炎年余，小便时茎中疼痛，尿黄，灼热，心烦异常，情绪低落，口苦，口臭，大便偏干。舌红赤，苔薄黄，脉弦数。曾用多种抗生素并屡请中医治疗无效。前医所用处方有八正散、导赤散等。辨为冬地三黄汤证，用甘苦合化法。

生地15g，麦冬10g，玄参15g，赤芍10g，黄连6g，黄柏10g，黄芩10g，大黄5g，金银花10g，地龙10g。6剂。

2004年9月18日复诊：小便疼痛减轻心烦，口苦，口臭等症消失情绪好转，治病信心增加。脉弦数，舌红赤，苔黄。火邪尚存，营阴损伤，上方加丹参15g，7剂。

2004年9月25日三诊：症状进一步减轻，守二诊方，或合入当归贝母苦参丸，或再加栀子、丹皮、桃仁、牛膝等药，共服30余剂，病告痊愈。

按：本证为湿毒瘀滞，应用冬地三黄汤甘苦合化阴气，凉血通瘀，泻火解毒，对于津伤火毒郁结，络脉热瘀的小便疼痛不利证，有较好的疗效。

［王蒲宁，顾炜.健脾除湿法治疗湿疹50例.辽宁中医杂志，2005，32（4）］

案三：泌尿系感染

刘某，女，41岁，2006年4月1日初诊。

患泌尿系感染半年余，用多种抗生素无效，请中医诊治，所用方以八正散、导赤散为主，效果不明显。诊时主诉尿频，尿急，尿不尽，夜尿多，小便时尿道灼热。心烦急躁，经常失眠，服安定片虽能入睡，但第2天疲劳昏沉，比失眠更难受。舌红赤，苔薄黄少苔，脉弦细略数。辨为冬地三黄汤与黄连阿胶汤证。

处方：麦冬30g，黄连6g，芦根30g，玄参15g，黄柏6g，金银花10g，生地15g，黄芩6g，阿胶（烊化）12g，生白芍12g。7剂。

2006年4月8日二诊：服药当晚即能入眠，小便随之通利，尿频、尿不尽感减轻。舌红，苔薄黄，脉弦细略数。上方加当归10g，浙贝母10g，苦参10g，即合入当归贝母苦参丸与《金匮》三物黄芩汤（黄芩、干地黄、苦参），守方14剂而愈。

按：本证主要是暑湿积滞，小便不利，小肠、膀胱火热郁结较重，久病小便涩痛不利，属于血分络瘀，津伤火郁者。冬地三黄汤与黄连阿胶合用以达到疗效。

［瞿佐发.泌尿系感染.实用中医药杂志，2002，9（7）］

导赤清心汤（《重订通俗伤寒论》）

【药物组成】

鲜生地六钱，辰茯神二钱，细木通五分，原麦冬（辰砂染）一钱，粉丹皮二钱，益元散（包煎）三钱，淡竹叶一钱半，莲子心（冲）三十支，辰砂染灯心二十支，莹白童便（冲）一杯。

【煎服方法与服用宜忌】

水煎服，每日一次，日服两剂，食前服。方中木通苦寒，生地阴柔寒凉，故脾胃虚弱者慎用。服药期间忌同服滋腻、辛辣、温补之药食，忌同服淡渗之品。

【主治病证】

发热，日轻夜重，心烦不寐，口干，渴不欲饮，小便短赤热痛，舌绛，脉细数。

【方歌】

导赤清心丹地通，茯神莲枣益元散。

竹叶灯心童便冲，心包虚热功能擅。

【方证源流】

本方来自《通俗伤寒论》，乃清代俞根初先生之创方。俞根初言："若邪舍于营而在血分，先与加减葳蕤汤加青蒿、粉丹皮滋阴宣气使津液外达，微微汗出以解表，继即凉血清营以透邪，轻则导赤清心汤，重则犀地清络饮二方随证加减。"此方由生地、茯神、木通、麦冬、丹皮、淡竹叶、莲子心、灯心、益元散、童便组成。全方具有清心包蕴热、导心火下行之功效。吴谦认为："赤色属心，导赤者，导心经之热从小肠而出，以心与小肠为表里也。然所见口糜舌疮，小便黄赤，茎中作痛，热淋不利等证，皆心热移于小肠之证。"方名"导赤"，即引导心经火热下行之意。在治法上"必使其热有去路，而包络心经之热乃能清肃""引其热从小便而泄""此为清肃虚热，导火下行之良方"。何秀山在《重订伤寒通俗论》言及此方时明确指出：治疗关键在于清降虚热，导热从小便而泄。小便短涩赤热之证，终究还是病在膀胱，其治亦离不开膀胱。在《温病纵横》中赵绍琴等言："温热病小便不利，多因津伤液亏所致，其治疗宜养阴生津，而忌利尿。""治暑之法，清心利小便最好。"这是王纶在《明医杂著》中，针对暑邪夹湿而设的治法。暑令阳热既盛，湿气亦甚，每多暑热兼湿为病，故有"暑必夹湿"之说。暑热兼湿邪侵犯于心者，临床每有身热、心烦不安、小便短赤热痛、口干、渴不欲饮、舌质红赤而苔黄腻等症。治疗此类病证，既应清其心经之热，又须渗利湿热，所以说："治暑之法，清心利小便最好。"

【方义阐释】

方中生地黄甘寒，质润多汁，长于凉血止血，清心生津；牡丹皮清芳透散，味苦性寒，功善凉血祛瘀，二药相须为用，清热而宁络，凉血兼散瘀，为君药。木通、竹叶、灯心、益元散（滑石、甘草、辰砂）清心利水通淋，既为针对小便频涩疼痛而设，又能引其热邪得从小便而泄，为臣药。麦冬、莲心、茯神皆入心经，合而能养心阴，清心火而宁心神，为佐药。佐以麦门冬、灯心草均用朱砂染，一滋胃液以清养心阴，一通小便以直清神识。童便滋阴降火，止血消瘀，兼引诸药直达膀胱与心，为使药，不过近年已不用。全方清心与利尿并行，清利之中寓以养阴，使清利不伤阴，共奏清心泻火、导赤通淋之功。

本方诸药配伍，上清心营之热，而又养阴生津；下泄小肠、膀胱之热，且又通利水道。热退津还，水道通畅，则诸症自愈。是标本兼顾，攻补兼施之法。

【临床应用】

小便热痛甚者，酌加栀子、黄芩以清热解毒；热伤阴络，尿中带血者酌加炒地榆、藕节、小蓟以凉血止血；若小便涩痛甚者，可与八正散合用以利尿通淋。

现代应用导赤清心汤加减运用于：①治妊娠小便淋痛，心火偏亢。孕妇小便频数，艰涩而痛，量少色黄，面赤心烦，口舌生疮，治宜清心泻火，润燥通淋。以生地、莲心、牡丹皮等清心经热，以麦冬、淡竹叶等养心阴，清心火而宁心神。②昏迷。清降心经包络虚热，可加开窍醒神药如麝香、冰片等；虚烦不眠，多因早产婴儿，或病后体虚，症见神疲，汗出，夜烦不眠，啼哭音弱，唇舌淡红，指纹色淡，脉滑。治当养心安神，方以参麦散加味，药用太子参、麦门冬、北五味子、白茯苓、京百合、粉丹皮。③小儿夜啼症。大概皆因心火亢盛者居多，比之导赤散效果更佳。④治子淋。阴虚有热者，清热益阴通淋为主，可用导赤散合六一散加减，药用生地、木通、竹叶、甘草、青黛、滑石。⑤治肺炎热闭心包，症见发热夜甚，神昏谵语，咳喘气促，痰声辘辘，舌红绛少苔，脉细数。可兼见口唇干裂，痰黏难咳或痰中带血，可酌情加入止咳平喘药如紫菀、款冬花等。⑥治营分高热，症状身热，夜间最高，口干渴，斑疹隐隐，心烦不寐，时有谵语，神昏舌红绛，脉细数。治则清热解毒，泄热救阴。⑦淋证。小便热痛甚者，酌加栀子、黄芩以清热解毒；热伤阴络，尿中带血者酌加炒地榆、藕节、小蓟以凉血止血；若小便涩痛甚者，可与八正散合用以利尿通淋。⑧治小儿夏季热。以本方去童便加生石膏、知母、青蒿。⑨治前列腺炎。本方去童便加入蒲公英、地丁草、生栀子、金钱草。⑩治疗舌上生疮，本方加入积雪草。⑪治疗精神分裂症，方加入大黄、龙胆草。⑫治疗心肌炎本方加入紫石英、川黄连。⑬治鼻衄本方加入茜草、白茅根、炭栀子。⑭治疗乙型脑炎本方加入大黄、生石膏、大青叶、田基黄。

【医案精选】

案一：淋证

杨某，女，26岁，1980年5月3日初诊。

尿频，尿少、尿痛、尿黄、腰痛、心烦不已4天，经治未愈。症见面色潮红，舌质赤，苔薄红，脉滑且数。尿检：脓球（+++），红细胞（++），蛋白（+）。拟导赤清心汤［鲜生地18g，辰茯神6g，细木通1.5g，朱麦冬3g，粉丹皮6g，淡竹叶4.5g，益元散（包煎）9g，莲子心30支，朱灯心20支，洁童便一杯］加生栀子10g，嘱连进3剂。药后症状次第消失，唯腰部尚稍痛，舌质红，苔薄黄，脉弦缓，尿检脓球少许，遂仍处原方，嘱连进3剂以收功。

按：本案为湿热内蕴，流注下焦之淋证。故治当清热利湿，通淋为务。方用导赤清心汤加味，疗效显著。

［邓启源.导赤清心汤临床治验.上海中医药杂志，1985，10（3）］

案二：伏暑

刘某，男，47岁，工人，1975年6月21日就诊。

罹风湿性心脏病5年，心悸时重时轻，20天前感受暑湿，卫阳被遏，肺失清宣，经治疗外邪虽解，心火旺盛，气阴受灼，痰热湿浊内蕴，胃气上逆。10天前发壮热（体温40℃），咳嗽气喘，心悸失眠，口唇发绀，诊断为肺部感染，心衰Ⅲ级，经用氯霉

素、四环素、氨茶碱、毒毛旋花子苷K等药治疗，发热已退，

咳喘减轻，但进西药则呕吐，心悸心烦，夜难入寐，精神疲惫，气息微弱，口渴饮冷，大便干结，小便短黄而热，舌前深红而干，根有黄滑苔，脉细而促。

处方：沙参15g，朱茯神2g，莲子心3g，丹参18g，生地黄12g，川黄连3g，酸枣仁9g，麦冬9g，石斛12g，川贝母9g，全瓜蒌12g，代赭石12g，通草3g，益元散（包煎）9g，水竹叶20片。

二诊：服1剂病有起色，续服4剂，心悸间作（日发10余次），夜能入寐，呕吐止，能进饮食（日食6两米饭），咳少量白黏痰，体倦神疲，小便通利，大便解而灼肛，舌淡红无苔，脉细数。

拟方：北沙参12g，玄参15g，丹参15g，酸枣仁12g，黄连3g，生龙齿15g，川贝母9g，麦冬12g，朱茯苓12g，麦芽9g，淡竹叶3g，甘草3g。服上方12剂，心悸安宁，饮食如常，精神好转。

按：本案为素有心悸，心火偏盛，感受外邪，使心火更旺，气阴受伤，痰湿内阻，胃气上逆。用导赤清心汤加减治疗。

（时逸人.时氏处方学.上海：上海卫生出版社，1965）

案三：心肺郁热，灼伤肺络

孙某，男，57岁。

恙由郁闷，咳痰咯血已6天，初为鲜红色纯血，今日咯出暗紫色夹有黏痰，咳嗽胸痛，心烦口干欲饮，小便短赤，大便干燥。舌尖红苔薄有齿痕。脉细数。

X线胸片示慢性支气管炎、支气管扩张。治拟导赤清心汤：

生地黄18g，茯神6g，木通3g，麦门冬3g，牡丹皮6g，益元散（包煎）9g，淡竹叶6g，莲子心30g，灯心草20支，童便5mL，连翘10g，瓜蒌皮10g。3剂后痰偶带血丝，胸闷烦热大减，守原方再服3剂，诸恙得平。

按：本例病人，乃心肺郁热，灼伤肺络，故咳痰咯血，小便短赤。治宜清肺宣络，清心导赤。方用导赤清心汤加减。

［郭兴旺.导赤散化裁治疗支气管扩张37例.四川中医，1997，19（8）］

犀地清络饮（《重订通俗伤寒论》）

【药物组成】

犀角汁（冲）四匙，粉丹皮二钱，青连翘（带心）钱半，淡竹沥（和匀）二瓢，鲜生地八钱，生赤芍钱半，原桃仁（去皮）九粒，生姜汁（同冲）二滴。

【煎服方法与服用宜忌】

先用鲜茅根一两，灯心五分，煎汤代水，鲜石菖蒲汁两匙冲。水煎服，一日二服，重者一日三服。若病情深重，热郁不化时，可配入安宫牛黄丸半丸，或三分之一丸，以增强豁痰开窍之力。邪气未入血分不可用本方，脾胃虚寒者、病后体弱、孕妇均应当慎用。服药期间忌食辛辣、生冷、油腻食物，并戒烟禁酒，饮食清淡。并且在服药期间，不可同时服用滋补性药物，以免滋腻留邪碍胃。

【主治病证】

伏暑热闭心包，兼夹瘀痰。症见发热夜甚，神昏谵语，漱水不欲咽，皮肤、黏膜见出血斑，喉中有痰，舌绛无苔，望之若干，扪之尚润，或紫晦而润，脉细数或脉沉数滑。

【方歌】

犀地清络饮丹皮，桃仁赤芍淡竹沥，

连翘姜犀汁生地，清营开窍能通瘀。

【方证源流】

犀角地黄汤出自《备急千金要方》，用来治疗热入血分证。而本方出自《重订通俗伤寒论》，是俞根初根据叶天士"入血就恐耗血动血，直须凉血散血""久病必瘀于络"的理论在犀角地黄汤的基础上加味而来。用犀角地黄汤加桃仁清热宁血，散血去瘀，加连翘清心透络。又根据《湿热论》指出的"舌绛望之若干，手扪之原有津液，此津亏湿热熏蒸，将酿成痰浊蒙蔽心包也"，加入化痰的菖蒲、竹沥、生姜汁而成，用来治疗痰热蒙蔽心包，瘀血阻滞心络，外有热痰蒙蔽，内有瘀血阻滞，心窍闭塞不通，出现神昏谵语的伏暑病中危重证。就如何秀山《重订通俗伤寒论·犀地清络饮·何秀山按》云："热陷包络神昏，非痰迷心窍，即瘀阻心孔，必用轻清灵通之品，始能开窍而透络。故以《千金》犀角地黄汤，凉通络瘀为君。臣以带心连翘，透包络以清心，桃仁行心血而化瘀。但络瘀者必有痰，故佐以姜、沥、菖蒲三汁，辛润以涤痰涎。而石菖蒲又有开心窍之功用。妙在使茅根交春透发，善能凉血以清热。灯心草质轻味淡，更能清心以降

336

火。此为轻清透络，通瘀泄热之良方。如服后二三时许不应，急于次煎中调入牛黄膏（粉），以奏速效。"其还说到："治邪舍于营而在血分，先与加减葳蕤汤，加青蒿、粉丹皮，滋阴宣气，使津液外达，微微汗出以解表。继即凉血清营以透邪，轻则导赤清心汤，重则犀地清络饮，二方随证加减。"在本方形成与应用过程中，俞根初指出了本方的使用范围，何秀山对本方的分析颇为详尽，在俞氏的基础上又有新的发挥。

【方义阐释】

犀地清络饮方名中的"清络"，就是清血络中热邪的意思。这个方剂是以犀角地黄汤为基本方，犀角、丹皮、生地、赤芍就是犀角地黄汤原方的药物，有凉血散血之功。地黄的用量不仅大，而且是用鲜生地，是取其多汁以滋阴补液。鲜茅根甘寒，凉血滋阴，配生地以增强补充血中津液的作用。在血中津液得到补充的前提下，再用丹皮、赤芍、桃仁活血化瘀，以通心络的瘀塞，本方中的豁痰药是竹沥、姜汁、鲜石菖蒲汁，竹沥是水剂，生姜用汁，犀角用汁，都是冲入汤剂中使用。竹沥大苦大寒，清化热痰，但是它大苦大寒易损伤胃气，所以用的时候要配姜汁，用姜汁之辛温制约竹沥的苦寒，防止伤胃气。竹沥味焦苦，又容易引起呕吐，用姜汁佐制，也可以防止呕吐。生姜汁与竹沥同用，既护胃又止呕，而且它也有化痰作用。石菖蒲汁辛温芳香，能化痰开窍。这三汁共用，豁痰开窍，以开心包之闭。连翘轻扬宣透，透热转气。灯心质轻味淡，更能清心以降火，轻扬而清心经气分之热，也有透热转气作用。犀地清络饮中用丹皮、赤芍、桃仁"三物"通瘀，用竹沥、姜汁、鲜石菖蒲汁"三汁"豁痰，共同开心窍之闭，是非常有创见的临床思路。

【临床应用】

犀地清络饮主要用于热炽营中、邪闭心包、血络瘀滞引起的暑热、流行性脑脊髓膜炎、脑血栓形成、流行性出血热、弥散性血管内凝血、败血症、过敏性紫癜、尿毒症、肝昏迷、肠伤寒、钩端螺旋体病、高热神昏、先天性脑积水、肺炎等，辨属犀地清络饮证者。

现代临床在应用此方的基础上向三个方向发展：一是加强涤痰开窍之力，使其治疗发热神昏之力更佳；二是加强清热解毒之效。如加玄参、僵蚕、山豆根，石膏、知母，及大青叶、板蓝根等，治疗流行性疾病。三是配入透疹止痒之药，重用活血凉血药，治麻疹、风疹、斑疹，治疗既有犀地清络饮证表现，又有卫分气分证表现的病证，如系统性红斑狼疮、结节性红斑、皮炎、痤疮、荨麻疹、过敏性皮炎等变态反应性疾病。

临证加减：神昏不语，加安宫牛黄丸1丸（分两次服）清心开窍。抽搐者，加僵蚕、钩藤、羚羊角清热息风。若兼热痰，可加天竺黄、贝母之属清热涤痰。此证多有从气分传入，如气分热盛，可加金银花、黄连，或更加石膏、知母，及大青叶、板蓝根，增强清热解毒之力。

【医案精选】

案一：中暑

李某，男，19岁，社员，1965年8月14日就诊。

患者3天前在酷日下劳动，晚即壮热头痛，汗出淋漓，口渴引饮，当地药农给草药一帖（药物不详），其热持续不解，小便极少，延至次日晚，复神志不清，今晨口鼻出血，急邀余诊，见其面赤肢厥，答非所问，胸、背、颈部出现红紫斑点，体温40.2℃，身热如燔，尺肤如灼，脉细微数，舌质绛干。病势险恶，余急投凉血散血、清心开窍之剂，选用余氏犀地清络饮加减。

药用：水牛角100g，生地、麦冬各30g，丹皮、赤芍、桃仁、淡竹叶、菖蒲、郁金、紫草各10g，茅根50g，灯心草5寸。日进二剂。服药前先服童便一杯，灌下紫雪液1支。次日汗止神清，热亦解，体温37.6℃，斑疹稀疏，渴、汗俱减，小便短赤，脉细数，舌红无苔，更予生脉散加味。药用：太子参、麦冬、茅根各30g，五味子6g，石斛20g，淡竹叶、天花粉各10g，丹参15g，益元散20g。每日一剂，告愈。

按：此证为暑邪内陷心包，兼夹瘀痰，直入血分，阳邪益张，伤阴欲竭，由于营血被灼，脉络壅滞，血行受阻而奔溃脉外，故宗叶氏"入血就恐耗血动血，直须凉血散血"之旨，主以余氏犀地清络饮加减，取效神速。

［洪中孝.危重出血治验二则.安徽中医学院学报，1985，4（2）］

案二：神昏抽搐

稽某，男，8岁，2月14日就诊。

温毒窜入督脑，发热5日，神识昏糊，烦躁痉厥，手足搐搦，头痛目赤，所谓疫痉者是也。症起之日，呕吐带有血液，至今仍吐血块，口气臭恶，舌苔灰腻垢厚，大便今日一次，泻下黑水，粪质不多，胸部红疹隐而不透，两脉弦劲不驯，更非善征，湿毒炽盛，肝风内动，质小症危，深恐正不胜邪，致有厥闭之危。犀地清络饮化裁。鲜生地30g，鲜金斛30g，川连3g，鲜菖蒲45g，龙胆草6g，川郁金5g，金银花10g，陈金汁（冲）30g，羚羊角2g，乌犀角2g，赤白芍各10g，小枳实6g，瓜蒌仁10g，玳瑁1g，研末，分4次冲服。

二诊：15日，厥阴肝风瘛瘲之势，幸得平静，良以时行毒厉深窜络，故受毒深而来势暴，进清瘟透毒之剂，得奏小效。唯是病起之前，阳明胃府夹有积滞，曾经旁留数次。刻诊两脉弦劲稍驯，舌质红绛，苔转灰垢，口气臭恶，足见胃肠实邪燥结之甚。为今之计，当以通府存阴为急。若得解有正粪、舌苔化薄，庶可许入坦途。鲜霍斛12g，鲜生地45g，生石膏30g，生知母6g，川锦纹6g，小枳实10g，玄明粉10g，川连10g，上银花10g，陈金汁（冲）30g。后以上方加西洋参6g，连翘10g，玄参10g，进服4剂而痊愈。

按：本案温毒入脑，动血吐血，苔灰腻垢厚，神识昏糊，知为热闭心包，兼夹瘀痰，又有动风之象，故以犀地清络饮化裁，随症加减，自然疗效神速。

（白锋.温病学方论与临床.上海：上海中医学院出版社，1988）

案三：伏暑

340　　张，病几一月。犹然耳聋。神识不慧。嗽甚痰黏。呼吸喉间有音。此非伤寒暴感。皆夏秋间暑湿，热气内郁。新凉引动内伏之邪。当以轻剂清解三焦。奈何医者不晓伏气为病。但以发散消食，寒凉清火为事，致胃汁消亡，真阴尽烁，舌边赤，齿板燥裂，邪留营中，有内闭瘛疭，厥逆之变。况右脉小数，左脉涩弱，热固在里，当此阴伤日久，下之再犯亡阴之戒。从来头面，都是清窍，既为邪蒙，精华气血不肯流行，诸窍失司聪明矣。此轻清清解，断断然也。议清上焦气血之壅为先，不投重剂苦寒。正仿古人：肥人之病，虑虚其阳耳。连翘心、玄参、犀角、郁金、橘红（蜜水炒）、黑栀皮、川贝、鲜菖蒲根，加竹沥，又昨进清上焦法，诸症虽然略减，而神识犹未清爽。总由病久阴液内耗，阳津外伤，聪明智慧之气，俱被浊气蒙蔽。所以子后午前稍清，他时皆不清明。以阳盛时，人身应之也。拟进局方至宝丹，借其芳香，足以护阳逐邪，庶无内闭外脱之虞。至宝丹每服三分，灯心、嫩竹叶汤送。

按：本案伏暑原为暑湿内郁，复兼外邪束表之候，初起治疗当以轻清之剂，然误治而致阴液大伤，邪留营中，化火为痰蒙蔽心窍，故以犀地清络饮化裁清营化痰开窍，谨守病机，丝丝入扣。

（叶天士.临证指南医案.北京：人民卫生出版社，2006）

新加香薷饮（《温病条辨》）

【药物组成】

香薷二钱，金银花三钱，鲜扁豆花三钱，厚朴二钱，连翘二钱。

【煎服方法与服用宜忌】

水五杯，煮取二杯。先服一杯，得汗止后服，不汗再服，服尽不汗，再作服。新加香薷饮药物多轻扬，治疗外感病时要多浸泡，煎药火宜大，时间短，即武火急煎。服药汁量宜多，服药后要助汗，以透汗为主。用药期间应避免饮食生冷、滋腻之药食，以免碍邪助湿；以应避免吹风贪凉，避免加重外感。

【主治病证】

手太阴暑温，发热恶寒，身重而疼痛，面赤口渴，但汗不出，右脉洪大，左手反小。

【方歌】

三物香薷豆朴先，散寒化湿功效兼，

若益银翘豆易花，新加香薷祛暑煎。

【方证源流】

新加香薷饮出自清代医家吴鞠通之《温病条辨·上焦篇》第24条，系由《太惠民和剂局方》卷二治伤寒中所载的"香薷散"加味而成。香薷散由香薷、白扁豆、厚朴三药组成，后世称其为三物香薷饮。盖因香薷散药性偏温，主治夏令感寒夹湿之阴暑证，吴鞠通则将方中的白扁豆易为鲜扁豆花，并加入金银花、连翘，名曰"新加香薷饮"，配伍组成"辛温复辛凉法"，正如《温病条辨》原文所云："温病最忌辛温，暑病不忌者，以暑必兼湿，湿为阴邪，非温不解，故此方香薷、厚朴用辛温，而余则佐以辛凉云……"王孟英曾云："暑令湿盛，必多兼感。"暑温的治疗，当本"暑病首用辛凉，继用甘寒，再用酸泄，不必用下"（叶桂《三时伏气外感篇》）的用药原则。不能辛开太过，也不必动辄重用寒凉，巧用轻灵之品反可事半功倍。否则辛开过汗则"耗气伤阳，胃汁太受劫烁，变病由此甚多"（叶桂《三时伏气外感篇》）。苦寒太过，也有伤阳湿滞之弊。新加香薷饮主治暑温兼寒湿证，病人虽恶寒无汗，但见口渴面赤里热之象。用药组方既符合暑温病治疗的原则，同时用药轻灵，无新开、苦寒太过之嫌，又能祛外感之寒湿。诚如薛雪在《温热病篇》所言："香薷之用，总为寒湿外袭而设，不可用以治不挟寒湿之暑热也。"

【方义阐释】

新加香薷饮功能祛暑解表，清热化湿。适用于夏季感受暑邪，头痛发热，恶寒无汗，心烦口渴，面赤，胸闷，纳呆等。

本方药虽五味，配伍精当，组方严谨，集辛温和辛凉于一方，融多种解表功能于一炉，吴鞠通称之为"辛温复辛凉法"。方中香薷辛温，气味芳香。李时珍指出："夏月之用香薷，尤冬月之用麻黄。"柯韵伯形容其："有彻上彻下之功。"薛生白亦谓："用其香薷辛温以散阴邪而发越阳气。"能由肺之经而达其络，外能发汗解表，疏散寒邪，内能化湿和中，一物兼祛寒湿二邪。厚朴苦温燥湿，理气开痞。金银花、连翘为辛凉疏风散热之常用药，在本方中功能清热涤暑。鲜扁豆花，清而不滞，气味芳香，既可清暑热，又能化在表的湿浊。对于鲜扁豆花之功效，吴鞠通曾说："鲜扁豆花，凡花皆散，取其芳香而散，且保肺液……夏月所生之物多能解暑，惟扁豆花为最。"诸药合用，有散寒、化湿、涤暑之效，既能散寒邪以解表，又能化湿滞而和胃肠。解表清暑化湿浊而不燥，清暑热而不滞，为治疗夏季暑病的良方。

【临床应用】

临床上，新加香薷饮多用于发生于夏季的感冒、脊髓灰质炎、乙型脑炎、斑疹伤寒、暑季咳嗽、泄泻、急性发热症、败血症、登革热、低血钾症等的治疗。因本方证表有外寒，里有暑湿，表里同病，临证亦应根据具体临床表现加减化裁。如若湿邪偏重，卫阳遏阻较甚的，可酌加藿香、佩兰、豆卷、滑石、通草、白豆蔻等芳香化湿或淡渗利湿之品；若暑热偏盛而心烦、口渴等症较明显者，可加淡竹叶、西瓜翠衣、荷叶、生石膏等清热涤暑之品；若外寒甚而恶寒明显，头痛，脉象浮紧者，可加荆芥、蔓荆子以温散表寒；若尿黄短赤者，可加芦根、生甘草等导湿下行，并使暑热有出路。

譬如郁觉初教授在治疗临床各型外感病时，屡用新加香薷饮灵活加减。偏于风寒者，香薷重用，金银花、连翘减量，另加荆芥、防风增强其辛温散寒之力；风热者，金银花、连翘重用，香薷减量，再加薄荷、牛蒡子疏散风热；偏暑湿者加藿香、佩兰、

344

六一散芳香化浊，祛暑利湿；偏燥热者，加桑叶、杏仁、梨皮、浙贝母宣散燥邪，润肺止咳；肺炎型加鱼腥草、金荞麦、鸭跖草、蚤休、七叶一枝花等清热解毒；胃肠型加葛根芩连汤清热止利，或加平胃散燥湿运脾，行气和胃。临床收效颇丰。

【医案精选】

案一：病毒性感冒

张某，女，72岁，1975年8月22日初诊。

发热3天，始觉形寒，继则发热，日渐加重，周身酸楚，神识朦胧，经用西药治疗热势不降。症状：壮热少汗，形寒，神志迷蒙嗜睡，午后为著，头昏，胸闷，纳呆，微有咳嗽，痰少，口干苦而黏，但不欲饮，大便四日未行，小便黄少，舌苔白厚腻，两边有黏沫，中黄，脉象濡数。检查：体温39.8℃，白细胞4.5×10^9/L，中性粒细胞0.7，淋巴细胞0.28，嗜酸性粒细胞0.02，疟原虫（－），肥达反应（－）。胸透：心肺正常。尿常规：蛋白极微，脓细胞0~2。辨证：暑湿遏表，壅阻中焦，痰湿内蒙机窍。治法：清暑化湿。

方药：香薷3g，银花9g，连翘9g，杏仁9g，薏苡仁9g，茯苓9g，藿佩兰9g，豆豉12g，鸡苏散12g，川朴3g，蔻仁3g，姜川连1.5g，法半夏6g，陈皮4.5g。两付。

复诊：药后得汗，翌晨体温38℃，肌肤灼热已减，神志转清，胸痞渐开，唯大便5天不行，苔腻不化。原方去香薷、金银花、连翘、鸡苏散，加苍术、郁金各6g，全瓜蒌15g，枳壳、枳实各4.5g，焦山楂、六一散（包）各12g，以化湿导滞。日进两剂，大便得通。第三日晨，热平，午后体温回升至38℃，原方加香薷3g再服，入夜热势递降，晨起测体温恢复正常，乃继续予芳化醒脾之剂善后。

按：本例既有暑湿内蕴见症，如胸闷、纳呆、尿黄少、苔白厚腻、脉濡数等，又有恶寒少汗等表证，故治当在清暑化湿的同时注意疏散表邪。方处新加香薷饮合藿朴夏苓汤化裁。方中香薷、杏仁、藿佩兰、豆豉等均为辛温之品，功在疏散表邪，清暑化湿，故药后得汗而热势随之下降。值得注意的是，本例有神志迷蒙嗜睡的症状，应做具体分析，不可误认为是邪犯心包之证。出现这一症状的主要原因是暑湿之邪上蒙清窍，加之壮热持久不退，病人年龄较大，精力不支，故见神志迷蒙嗜睡。故虽未投用开窍之法，暑湿得解后，神志自然转清。其后因兼有湿热积滞不去，大便不通，故加入化湿导滞的全瓜蒌、枳壳、枳实、山楂、六一散，大便通后，病渐向愈。

（江苏新医学院.中医内科学.南京：江苏人民出版社，1977）

案二：流行性腮腺炎

汪某，女，50岁，干部，2005年7月5日初诊。

患者左腮肿痛已1周，色红灼热，呈蔓延之势，左鼻下、人中沟左侧溃烂流脓，全天皆发热，体温38.5℃，经点滴抗生素类西药无效。症见：体温38.7℃，稍恶寒，身无汗，头痛鼻塞，流清涕，打喷嚏，一身骨节尽痛，咽喉灼热痒痛，稍咳嗽，少痰，口渴欲饮冷，胸稍闷，心不慌，纳呆食少，大便正常，小便稍黄且灼热，月经正常，舌质红，苔薄黄，脉稍数寸浮。

方药：金银花12g，连翘12g，香薷6g，鲜扁豆花10g，川朴10g，滑石（布包）10g，生甘草6g，钩藤（后下）6g，薄荷（后下）6g，荷叶（后下）6g，3剂，常法煎服。

复诊：服药后，微得汗。热退尽，腮肿消退大半，再以清络饮治之。处方：

鲜荷叶6g，西瓜翠衣6g，丝瓜皮6g，鲜竹叶6g，鲜扁豆花6g，鲜银花6g，3剂后，痄腮肿已消，鼻下唇上之溃疡已收口。

按：《温病条辨·上焦》曰："暑温者，正夏之时，暑病之偏于热者也。"本案病发正值七月夏日，炎暑流行，病者体弱，又感外暑之邪，遂即伤暑。暑热上冲头面，疮疡肿毒骤变，聚于腮处则生腮疮。《温病条辨·上焦》云："手太阴暑温，如上条证，但汗不出者，新加香薷饮主之。"本案发热，微恶寒，身无汗，面红，胸闷，脉浮数，显一派暑温之病状，故投新加香薷饮无疑。微汗出热退后，不可再服香薷饮重伤其表。暑必伤气，最令表虚，遂改投清络饮治之。《温病条辨·上焦》云："手太阴暑温，发汗后，暑证悉减，但头微胀，目不了了，余邪不解者，清络饮主之。"本案所选新加香薷饮加味方中，香薷辛温芳香，能由肺之经而达其络；鲜扁豆花解暑且保肺液；厚朴苦温，能泄食满，亦可治肺之皮毛；金银花、连翘取其辛凉达肺之表，纯从外走，不必走中也；六一散清暑利湿；钩藤、薄荷清利咽喉，芳香透邪；荷叶上清头目，升阳清窍。此案诸药合用，切中病机，3剂获效。

［王小龙，熊健宪.痄腮辨治验案3则.江苏中医药，2007，39（6）］

案三：暑湿夹风（流行性乙型脑炎）

韩某，男，6岁，因两天来发烧，头痛，嗜睡，抽风两次，于1964年8月18日住某医院。

住院检查摘要：体温40℃，脉搏128次/分钟，呼吸28次/分钟，发育正常，营养中等，心肺腹均阴性，神倦嗜睡，偶有烦躁。神经系统检查：颈项部有抵抗，克氏征（−），布氏征（±），巴氏征（＋），腹壁、提睾、膝反射俱为（＋）。脑脊液检查：外观薄毛玻璃样，蛋白（＋），糖1~5管（＋），细胞数602×10^6/L，中性粒细胞0.81，单核细胞0.19。血常规：白细胞24.9×10^9/L，中性粒细胞0.83，淋巴细胞0.16，单核细胞0.01。咽拭子培养：有甲类链球菌，奈瑟球菌属。

临床诊断：流行性乙型脑炎（重型）。

病程与治疗：入院前2天开始发烧，头痛头晕，嗜睡，食欲不振，入院前10小时内抽风2次，曾用解热剂无效，病情逐渐转重，体温高达40℃，嗜睡明显，入院后即用西药治疗，仍不见大效。8月19日请蒲老会诊：症见高热无汗，面潮红，嗜睡明显，偶有烦躁，舌质红，苔白中夹黄，脉浮弦数，此为暑湿夹风，表里两闭之象，治宜清暑去风，表里两解。处方：香薷一钱五分，扁豆花二钱，川厚朴一钱五分，金银花二钱，淡豆豉四钱，炒僵蚕二钱，淡竹叶二钱，杏仁二钱，连翘一钱五分，葱白（后下）三寸，六一散（纱布包煎）四钱，并以紫雪丹一钱，分5次冲服。8月20日始服前方，8月21日复诊：体温基本正常，偶有低热，能坐起食饭，大小便转正常，除颈部尚有轻度抵抗外，余症皆消失，前方续服一剂，不再用紫雪，服后诸证皆平，食、眠、便俱正常，停药观察以至痊愈出院。

按：本例入院前曾用解热剂，入院后又经用西药等各种措施，于会诊之时病情逐渐转重，但服药之时，病势已见转机，加之用清暑去风、表里两解之法，适中病机，因此获效很速，先后两剂而获痊愈。可见，中西医结合治疗急重症，有其优越性。

（中国中医研究院.蒲辅周医案.北京：人民卫生出版社，2005）

三石汤（《温病条辨》）

【药物组成】

飞滑石三钱，生石膏五钱，寒水石三钱，杏仁三钱，竹茹（炒）二钱，金银花（花露更妙）三钱，金汁（冲）一酒杯，白通草二钱。

【煎服方法】

取清水一升，煎成400mL，分两次温服。

【主治病证】

暑湿弥漫三焦，邪在气分，身热汗出，面赤耳聋，胸脘痞闷，下利稀水，小便短赤，咳嗽带血，不甚渴饮，舌质红，苔黄滑，脉滑数。

【方歌】

三石汤中膏滑寒，白通金汁杏茹银，

清利三焦暑湿病，有别清瘟与三仁。

【方证源流】

三石汤方是吴瑭根据《临证指南医案·暑》杨案初诊方证整理拟定的。而叶天士的原始处方又是根据刘完素的桂苓甘露饮变通而来的。

吴瑭自注说："蔓延三焦，则邪不在一经一脏矣，故以急清三焦为主。然虽云三焦，以手太阴一经为要领。盖肺主一身之气，气化则暑湿俱化，且肺脏受生于阳明……故肺经之药多兼走阳明，阳明之药多兼走肺也。再肺经通调水道，下达膀胱，肺痹开则膀胱亦开，是虽以肺为要领，而胃与膀胱皆在治中，则三焦俱备矣。是邪在气分而主以三石汤之奥义也。"说明本方的要点在于清宣利肺。在《温病条辨》中说："此微苦辛寒兼芳香法也，盖肺病治法，微苦则降，过苦反过病所。辛凉所以清热，芳香所以败毒而化浊也。"

按：三石，紫雪丹中之君药，取其得庚金之气，清热退暑利窍，兼走肺胃者也；杏仁、通草为宣气分之用，且通草直达膀胱，杏仁直达大肠；竹茹以竹之脉络，而通人之脉络；金汁、银花败暑中之热毒。

从其病因来看以暑热之邪为主，且夹湿邪为辅。证属邪在气分，暑热炽盛，温邪未化，可用三石汤清宣肺胃之邪。因肺主一身之气，气化则暑湿俱化。故以手太阴一经为要领。而且肺经之药，多兼达阳明，阳明之药多兼走肺经；肺又通调水道，下输膀胱，肺痹开则膀胱亦开，故治肺即是治胃与膀胱，这就是吴氏治邪在气而用三石汤的奥妙所在，若邪热稽留，出现舌绛苔少，此属热入血分，卫非本方所宜。

【方义阐释】

三石汤是一首颇具特点的方剂，以石膏、寒水石、滑石清肺胃之热；金汁、金银花清热解毒，两组药共同清泄暑热。杏仁宣上，通草利下，竹茹畅中，从三焦分利湿浊。滑石为君，味甘、淡，性寒，利尿通淋，清热解暑，将三焦热毒从人体尿液中排出。石膏、寒水石、金银花为臣，石膏可以解肌清热，除烦止渴，将三焦热从皮肤排出；寒水能清热降火、利窍、消肿；金银花能清热解毒，可以疏解上焦实热和体表之热。杏仁、竹茹为佐，杏仁可以消除肺、胃炎症并泄降肺气，竹茹清热化痰，除烦止呕帮助杏仁引热下行，热毒从尿液排出。白通草为使，味苦，性寒，能通上达下，宣行气血，上能清心降火，通全身经络，帮助方中诸药直达上、中、下三焦，导热下行使热毒随尿液排出。全方以辛寒清热为主，宣化浊湿为辅。诸药合用。共奏清热和湿、宣通三焦之功。

【临床应用】

本方适用于暑湿弥漫三焦之热重湿轻之证，其病邪为暑热夹湿，病位为弥漫三焦，邪尚在三焦气分。因其以热偏重，热在气分则发热，面赤烦渴；热夹湿犯上焦，则耳聋、胸闷；湿犯中焦则脘痞；湿犯下焦则自利；苔白滑微黄，见化热之象，舌质红为热在气分。故方中用药以清暑泄热为主，化湿为辅。现代临床常用本方治疗感染性发热、肠伤寒、黄疸性肝炎、钩端螺旋体病、急性胃肠炎、传染性非典型肺炎等疾病辨证，属湿热内蕴，热重湿轻者。如有用三石汤减味（石膏、滑石、寒水石）合加味一贯煎治疗慢性迁延性病毒性肝炎湿热内蕴、肝肾阴虚者，效果明显。

（崔应珉，孙永红，许筱颖，等.中华名医名方薪传·肝胆病.郑州：郑州大学出版社，2009）

临床应用本方时应根据暑湿在三焦各部位的侧重而增减药物，如上焦见症明显加黄芩、连翘、瓜蒌皮等；中焦见症明显加黄连、厚朴、蔻仁等；下焦见症明显加苡仁、茯苓、车前子等。若暑热盛而无金汁时，可加黄连、黄芩等。

【医案精选】

案一：暑湿

杨，二八，暑热必夹湿，吸气而受，先伤于上。故仲景伤寒先分六经，河间温热，须究三焦。大凡暑热伤气，湿着阻气。肺主一身周行之气，位高，为手太阴经。据述病样，面赤足冷。上脘痞塞，其为上焦受病显著。缘平素善饮，胃中湿热久伏。辛温燥烈，不但肺病不合，而胃中湿热，得燥热锢闭。下利稀水，即协热下利，故黄连苦寒，每进必利甚者，苦寒以胜其辛热，药味尚留于胃底也。然与初受之肺邪无当。此石膏辛寒，辛先入肺；知母为味清凉，为肺之母气。然不明肺邪，徒曰生津，焉是至理？昔孙真人未诊先问，最不误事，再据主家说及病起两旬，从无汗泄。《经》云：暑当汗出勿止，气分窒塞日久，热侵入血中，咯痰带血，舌红赤，不甚渴饮，上焦不解，蔓延中下，此皆急清三焦，是第一章旨。故热病之瘀热，留络而为遗毒，注腑肠而为洞利，便为束手无策。再论湿乃重浊之邪，热为熏蒸之气，热处湿中，蒸淫之气上迫清窍，耳为失聪，不与少阳耳聋同例。青蒿减柴胡一等，亦是少阳本药。且大病如大敌，选药若选将，苟非慎重，鲜克有济。议三焦分清治，从河间法。飞滑石、生石膏、寒水石、大杏仁、炒黄竹茹、川通草、莹白金汁、金银花露。又，暮诊，诊脉后，腹胸肌腠发现瘰疹，气分湿热原有暗泄之机，早间所谈余邪遗热必兼解毒者为此。下午进药后，诊脉较大于早晨，神识亦如前，但舌赤，中心甚干燥，身体扪之，热甚于早间此阴分亦被热气蒸伤。瘦人虑其液涸，然痰咯不清，养阴药无往而非腻滞。议得早进清膈一剂。而三焦热秽之蓄，当用紫雪丹二三匙，借其芳香宣窍逐秽，斯涸热可解，浊痰不黏，继此调理之方，清营分，滋胃汁，始可瞻顾。其宿垢欲去，犹在旬日之外。古人谓下不嫌迟，非臆说也。紫雪丹一钱六分。知母、竹叶心、连翘心、炒川贝、竹沥、犀角、玄参、金汁、银花露。

按：本案叶氏先后共六诊，一诊症见：面赤足冷，上脘痞塞；下利稀水，但每进黄连苦寒则必利甚；病起两旬，从无汗泄；咯痰带血，舌红赤，不甚渴饮；耳为失聪等。不仅暑湿郁滞三焦气分，且已有营分郁热之象，故见舌红赤，咯痰带血。叶氏宗刘完素之法，先用河间桂苓甘露饮法清泄暑湿。吴瑭取此案一诊处方制定出三石汤。二诊见腹胸肌腠瘰疹，舌赤中心干燥，身体扪之，热甚于早间，痰咳不清等，叶氏拟"清营分，滋胃汁"与"芳香宣窍逐秽"法，制定为加味清宫汤；又遵叶案用紫雪

353

丹法，总结出"先与紫雪丹，再与清宫汤"一法。从而整理为中焦篇第41条的三石汤方证、加味清宫汤方证、紫雪丹合清宫汤方证，共成三法。

（叶天士.临证指南医案.北京：人民卫生出版社，2006）

案二：传染性肝炎

孙某，男，45岁，干部。

患急性无黄疸型肝炎已4月。经用苦寒渗湿剂治疗，谷丙转氨酶由原来500IU/L下降为260IU/L，麝浊20IU下降至12IU，麝絮由（+++）转（+），乙型肝炎抗原阳性，因听说养血药对麝浊不降常有效，乃自服乌鸡白凤丸、当归丸。1月后麝浊降为10IU，麝絮（+），但谷丙转氨酶反上升至500IU/L以上，同时自觉乏力，肝区胀痛，腹胀脘闷，口苦口干喜饮，舌质稍红，有瘀斑及齿痕，苔薄黄而腻，脉象弦细。方用寒水石、生石膏、滑石各30g，杏仁、金银花、香附、焦楂肉、焦六曲各9g，淡竹茹6g，通草3g，茜草、茯苓、旋覆花各12g，服药半月，谷丙转氨酶下降，诸症均减。继服1个月，肝功能全部正常，乙型肝炎抗原亦转为阴性。

按：此例病人用苦寒渗湿剂治疗后见症为湿热未尽，且自行服用补养药后，病邪留连不解。现舌质稍红，口干口苦，喜饮；为略有阴虚之象。如用滋养肝阴则恋邪，若用苦寒清热又恐化燥伤阴。故予辛凉甘淡之剂，既可避免损耗肝阴，又能使湿热余邪得以消除；因有夹瘀，略佐活血通络。

[蒋士英.治疗传染性肝炎的体会.浙江中医药大学学报，1978，9（3）]

案三：暑湿并重（流行性乙型脑炎）

王某，男，9岁，1956年8月23日住某医院。

诊断为流行性乙型脑炎。

病程及治疗：8月19日发病，高热，头痛，嗜睡，次日发现神识不清，23日入院。已见昏迷，体温39.6℃，无汗，耳赤，无大便，小便黄，脉象浮洪有力，舌苔黄腻，确为暑湿并重。

方剂如下：金银花三钱，连翘三钱，生石膏二两，知母二钱，淡竹叶三钱，甘草二钱，粳米三钱，淡豆豉一两，葱白五寸，鲜芦根一两。

次日，体温38℃，目赤已退，仍昏睡，未出汗，小便黄，大便仍来行，口不渴，舌苔黄腻，脉仍浮数有力，是暑湿之邪，尚伏而未去，宜清暑利湿。

处方：茯苓皮三钱，杏仁二钱，香薷二钱，鲜藿香三钱，郁金二钱，生石膏一两，滑石五钱，连翘三钱，黄芩二钱，白通草一钱五分，茵陈三钱，神曲三钱，淡竹叶三钱。

服药之后，汗出热解，体温降为36.8℃，聪识清楚，脉亦缓和，予以清热和胃之剂。处方：茯苓皮三钱，苡仁四钱，蒺藜三钱，钩藤（后入）三钱，连翘三钱，桑枝五钱，生稻芽四钱，鲜荷叶一两。服后食欲恢复，余症皆愈，次日出院。

按：本例暑湿弥漫三焦，营卫闭塞，汗腺不通，热不得解。故先予辛凉解表，新加白虎中复以葱、豉，防其内犯，面热去湿伏仍宜宣透，乃更以二香与正气散加减，服后湿泄热透，引邪外达，遂无惊厥之患。从这里使我们体会到，温病虽然忌汗，而于清解之中，辛开宣透之药，仍不可少。

（林可华.温病教学一得.北京：人民卫生出版社，1990）

清络饮（《温病条辨》）

【药物组成】

鲜荷叶边二钱，鲜银花二钱，西瓜翠衣二钱，鲜扁豆花一枝，丝瓜皮二钱，鲜竹叶心二钱。

【煎服方法与服用宜忌】

水二杯，煮取一杯，日二服。或煎汤代茶，预防暑病。本方的适应证是暑温中的轻浅之证。若暑温表寒较重，或热渴大汗，或汗多脉散大，喘喝欲脱者，均不宜使用本方。本方甘凉气清走上，对暑热夹湿，暑湿下注者不宜。寒湿盛者、便溏者忌服。

【主治病证】

暑温经发汗后，暑证悉减，但头微胀，目不了了，余邪未解者；或暑伤肺经气分之轻证。

【方歌】

清络饮用荷叶边，竹丝银扁翠衣添，

鲜用辛凉轻用剂，暑伤肺络服之痊。

【方证源流】

《温病条辨》载："暑温寒热，舌白不渴，吐血者，名暑瘵，为难治。清络饮加杏仁、薏仁、滑石汤主之。"清络饮实由吴鞠通根据叶天士《临证指南医案·卷五·暑》63案（王，暑邪寒热，舌白不渴，吐血，此名暑瘵重症。西瓜翠衣、竹叶、青荷叶汁、杏仁、飞滑石、薏仁）总结而来。清络饮以西瓜翠衣、竹叶心、青荷叶汁，加鲜扁豆花、丝瓜皮、鲜银花三味，并将青荷叶汁改为鲜荷叶边。用以治疗手太阴暑温发汗后，暑症悉减，但头微胀，目不了了，余邪不解者。吴氏称："既曰余邪，不可用重剂明矣，只以芳香轻药清肺络中余邪足矣。"故以金银花、竹叶之辛凉，合诸芳香之品组方。近代何廉臣认为："此方辛凉芳香，清肃余邪，故用扁豆花、银花、西瓜翠衣、荷、丝、竹三叶，皆系清暑轻品，以解肺络中无形之热。凡暑伤肺经气分之轻症，皆可用之。叶天士先生所谓'清肺轻剂'是也。方亦从叶案套出，如但咳无痰，咳声清高者，加霜桑叶、甜杏仁各二钱，原麦冬一钱，知母一钱五分，利肺气以保肺阴。"

【方义阐释】

本方芳香轻清，清涤余邪。药用西瓜翠衣清解余邪，生津止渴，利尿祛湿；鲜银花、鲜扁豆、鲜荷叶边轻清芳香，疏透暑湿，荷叶用边者乃取其舒散之意；丝瓜皮（可用丝瓜络）、鲜竹叶心通上利下，促其暑湿外解。正如吴瑭在制定本方时所述："既曰余邪，不可用重剂明矣，只以芳香轻药清肺络中余邪足矣。"故方曰"清络"。本方所用六味药均系鲜品，只有夏季可以取用，且药性相当平和。方中金银花能解暑。扁豆花祛暑，可辅助金银花轻宣透泄暑热。西瓜翠衣擅长清热解暑，止渴除烦，利小便。丝瓜皮清暑通络，退热之效甚微，起辅佐

357

作用。荷叶清暑利湿。竹叶清暑利尿，引暑温下行。出汗多者，宜稍加食盐为好。也可同时酌加食糖调和。本方亦可用以代茶预防暑病。

【临床应用】

本方是治疗暑热伤肺轻证的常用方，临床应用时，若口渴明显，加石斛、天花粉等甘寒生津；咳嗽较甚者，加杏仁、象贝理肺止咳。也可不必局限于暑湿未净之证，如吴氏方后所说："凡暑伤肺经气之轻症，皆可用之。"

本方既可治暑伤肺络，也可煎汤茶以预防暑病。若暑温伤肺，咳而无痰，咳声高者，可加杏仁、麦冬、沙参以利肺气，养肺阴；或加桔梗、甘草以开提肺气，清肺热；若身热较甚，可加石膏。

故清络饮可用于现代减肥，其制法：用纱布将干荷叶、丝瓜皮、西瓜翠衣、乌龙茶包好，放清水中浸泡清洗后备用。砂锅中放水5杯，放入纱布包，以水煮熬至水沸，代茶饮之。

【医案精选】

案一：湿热未清，蕴结膀胱

金，类疟之后，湿热未清，蕴结膀胱。溲血两次，咳恋不止，旋即咯吐见红。今虽止住，咳嗽仍然未尽。脉濡微数。良由湿热熏蒸肺胃，遂致络损血溢。拟开肺气以导湿热下行。

冬瓜子三钱，薏仁三钱，象贝母二钱，丝瓜络一钱五分，绿豆衣二钱，杏仁三钱，茯苓三钱，竹茹一钱，鲜荷叶络三钱，生扁豆衣二钱，枇杷叶（去毛）四片，活水芦根一两。

又咳嗽咯血之后，元气未复，阳虚肝旺，脐下辘辘鸣响，两目干涩。脉沉而弦，苔白而腻。膀胱之湿，为风所激，所以鼓动成声。宜分利水湿，参以养肝。

生於术一钱五分，木猪苓二钱，泽泻一钱五分，炒白芍一钱五分，橘叶三钱，白茯苓三钱。

按：此病患湿热未清，蕴结膀胱。溲血两次，咳恋不止，旋即咯吐见红今虽止住，咳嗽仍然未尽，良由湿热熏蒸肺胃，遂致络损血溢，拟开肺气以导湿热下行，故用冬瓜子、薏仁、生扁豆导湿热；杏仁、枇杷叶开肺气；丝瓜络清肺透络；鲜荷叶祛湿清热之中而有疏散之意。此病患又咳嗽咯血之后，元气未复，阳虚肝旺，脐下辘辘鸣响，两目干涩。脉沉而弦，苔白而腻。膀胱之湿，为风所激，所以鼓动成声。用白茯苓、木猪苓、泽泻分利水湿；用白芍、橘叶参以养肝。

（张聿青.张聿青医案.北京：人民卫生出版社，2006）

案二：小儿暑热

陈某，男，9个月，住福鼎城关，于1979年7月11日就诊。

病儿母亲代诉：高热已有2天，经注射庆大霉素、板蓝根注射液等未见效。病儿面赤唇干，体温40.1℃，烦躁不安，小便短赤，指纹浮紫，舌红，苔微黄，症由暑热所伤，邪在气分，治取解热祛邪，轻清涤气为则。投上方一剂，体温恢复正常，诸症悉除。

处方：青蒿3g，黄芩3g，金银花5g，扁豆花3g，竹叶3g，荷叶3g，西瓜翠衣5g，丝瓜络3g，益元散5g，鲜小青（爵床）10g，五叶莲（蛇含）10g。水煎服，每日1剂。

按：病儿面赤唇干，体温40.1℃，烦躁不安，小便短赤，指纹浮紫，舌红，苔微黄，此患儿是由暑热所伤，邪在气分，治取解热祛邪，轻清涤气为则。故用西瓜翠衣、五叶莲、青蒿、鲜银花辛凉芳香，清解暑热。适用病证：暑热伤阴，阴虚火旺。投上方一剂，体温恢复正常，诸症悉除。

（王莒生.名老中医经验集.北京：中国中医药出版社，2011）

案三：暑瘵重症

王，暑邪寒热，舌白不渴，吐血，此名暑瘵重症。西瓜翠衣、竹叶、青荷叶汁、杏仁、飞滑石、薏仁。

按：《温病条辨》载："暑温寒热，舌白不渴，吐血者，名暑瘵，为难治。清络饮加杏仁、薏仁、滑石汤主之。"清络饮以西瓜翠衣、竹叶心、青荷叶汁，加鲜扁豆花、丝瓜皮、鲜银花三味，并将青荷叶汁改为鲜荷叶边。用以治疗手太阴暑温，发汗后，暑症悉减。但头微胀，目不了了，余邪不解者。吴氏称："既曰余邪，不可用重剂明矣，只以芳香经药清肺络中余邪足矣"。故以金银花、竹叶之辛凉，合诸芳香之品组方。

（叶天士.临证指南医案.北京：中国中医药出版社，2008）

第四章 温毒类温病名方

普济消毒饮（《东垣试效方》）

【药物组成】

黄芩（酒炒）、黄连（酒炒）各五钱，陈皮（去白）、甘草（生用）、玄参、柴胡、桔梗各二钱，连翘、板蓝根、马勃、牛蒡子、薄荷各一钱，僵蚕、升麻各七分。

【煎服方法与服用宜忌】

上药为末，汤调，时时服之，或蜜拌为丸，嚼化。本方用药药性多升散、苦燥，纯热无湿者慎用。忌服辛辣、刺激、油腻饮食，阴虚患者慎服。

【主治病证】

大头瘟。恶寒发热，头面红肿灼痛，目不能开，咽喉不利，舌燥口渴，舌红苔白兼黄，脉浮数有力。

【方歌】

普济消毒蒡芩连，甘桔蓝根勃翘玄，

升柴陈薄僵蚕入，大头瘟毒此方先。

【方证源流】

本方出自元·罗天益《东垣先生试效方》卷九《杂门方·时

361

毒治验》，载：泰和二年四月，济源"民多疫病，初觉憎寒体重，次传头面肿甚，目不能开，上喘，咽喉不利，舌干口燥，俗云大头天行……如染之，多不救"。时医多以承气汤合板蓝根下之，伊尔反复，终至危笃。东垣先生诊为风热疫毒壅于上焦，上攻头面，郁于少阳、阳明二经所致，法当疏散上焦风热毒邪。承气汤药物气味俱厚，性沉降而走中下焦，以之治疗上焦火热之证，于病位上下殊异，故而罔效。乃另辟蹊径，立疏散风热、清解疫毒之法，创普济消毒饮一方，"全活甚众"。

《东垣试效方》谓本方主治大头天行，症状特点："初觉憎寒体重，次传头面肿盛，目不能开，上喘，咽喉不利，舌干口燥。"亦即"大头瘟"病。关于大头瘟之治疗，《医学正传》卷二载有二黄汤，据言引自东垣方，以黄芩（酒制）、黄连（酒制）、甘草等分主治大头天行疫病及上焦火热毒盛。但治本病之专方者当首推普济消毒饮。诚如吴瑭在《温病条辨》卷一盛赞本方"治法总不能出李东垣普济消毒饮之外，其方之妙，妙在以凉膈散为主，而加化清气之马勃、僵蚕、银花，得轻可去实之妙；再加玄参、牛蒡、板蓝根，败毒而利肺气，补肾水以上济邪火"，同时，吴氏认为去升麻、柴胡，加银花、荆芥疗效更佳。

《医方集解·泻火之剂》云本方："此手太阴、少阴、足少阳、阳明药也。芩、连苦寒，泻心肺之热为君。玄参苦寒，陈皮苦辛，甘草甘寒，泻火补气为臣。连翘、薄荷、鼠粘辛苦而平，蓝根甘寒，马勃、僵蚕苦平，散肿消毒定喘为佐。升麻、柴胡苦平，行少阳。阳明二经之阳气不得伸，桔梗辛温为舟楫，不令下行，为载也。"

【方义阐释】

普济消毒饮功用清热解毒，疏风散邪。

本方主治大头瘟（原书称大头天行），乃感受风热疫毒之邪，壅于上焦，发于头面所致。方中重用酒连、酒芩清热泻火，祛上焦头面热毒为君。以牛蒡子、连翘、薄荷、僵蚕辛凉疏散头面风热为臣。玄参、马勃、板蓝根有加强清热解毒之功；配甘草、桔梗以清利咽喉；陈皮理气疏壅，以散邪热郁结，共为佐药。升麻、柴胡疏散风热，并引诸药上达头面，且寓"火郁发之"之意，功兼佐使之用。诸药配伍，共收清热解毒、疏散风热之功。

【临床应用】

现代研究证实本方有退热、抗病毒、抗感染、提高免疫力等作用，而且药效强，临床常用于流行性腮腺炎、急性扁桃体炎、颜面丹毒、颈淋巴结炎、急性咽喉炎、流行性出血热、猩红热、急性呼吸道感染等属风热邪毒者。与银翘散相比，本方的功效要强劲得多，更适合用于银翘散证的重证，不仅疏风解表的作用强于银翘散，其清热解毒力量也更大。

现代应用本方时当主要掌握以下要点：一是用于某些病毒感染性疾病，如流行性腮腺炎病毒、流感及普通感冒病毒等；二是这些病毒重点侵害头面部，导致腮腺、淋巴结、中耳、扁桃体、结膜、鼻窦等器官的红肿、疼痛、渗出；三是有发热等毒血症症状。另外，这些病毒感染后并发的细菌性鼻窦炎、中耳炎等也属本方的适用范围。

临证运用时宜对本方适当加减。如证候明显，可加荆芥、防风；高热，加生石膏、大青叶、生栀子；腮部漫肿较硬，可加昆布、海藻；大便秘结，可加大黄、芒硝；兼气虚者，加党参；睾丸肿痛，加川楝子、龙胆草、荔枝核。如臧学永用普济消毒饮加减，药物组成为：板蓝根、黄连、赤芍、侧柏叶、牛蒡子、薄荷、僵蚕、玄参、桔梗、柴胡、连翘、甘草，治疗血管神经性水肿，3剂而愈。

（尹中华.中华医学优秀学术成果文选.太原：山西科学技术出版社，2000）

【医案精选】

案一：大头瘟

泰和二年，先师以进纳监济源税，时四月，民多疫疠，初觉憎寒体重，次传头面肿盛，目不能开，上喘，咽喉不利，舌干口燥，俗云大头天行，亲戚不相访问，如染之，多不救。张县承佺亦得此病，至五六日，医以承气加蓝根下之，稍缓。翌日，其病如故，下之又缓，终莫能愈，渐至危笃。或曰李明之存心于医，可请治之。遂命诊视，具说其由。先师曰：夫身半以上，天之气也；身半以下，地之气也。此邪热客于心肺之间，上攻头目而为肿盛，以承气下之，泻胃中之实热，是诛罚无过，殊不知适其所至为故……普济消毒饮子：黄芩、黄连各半两，人参三钱，橘红、玄参、生甘草各二钱，连翘、鼠粘子、板蓝根、马勃各一钱，白僵蚕（炒）七分，升麻七分，柴胡二钱，桔梗二钱。共为细末，半用汤调，时时服之；半蜜为丸，噙化之，服尽良愈。

按：本例病人为大头瘟，外感风热时毒所致，治宜清热解毒，疏风散邪。方用普济消毒饮加减。

（俞震.古今医案按.沈阳：辽宁科学技术出版社，1997）

案二：银屑病

吴某，男性，47岁，2008年1月26日初诊。

主诉：银屑病史两年，加重3个月。现病史：患者素喜饮酒，贪食肥甘，两年前开始双下肢外侧发现几粒红色小丘疹，渐成红斑，上覆白色鳞屑，未予治疗，后逐渐漫及双前臂及左股外侧，数目不多。1个月前因感冒后开始全身泛发红色皮疹并逐渐扩大。检查：全身泛发红色斑丘疹，小则蚕豆，大则核桃，部分已融合成片，搔后起屑，屑起可见点状出血，伴口干，便秘，溲黄，舌红苔黄脉象弦数。中医诊断：白疕。西医诊断：银屑病。辨证：血热风燥，肌肤失养。

治法：清热解毒，凉血祛风。处方：普济消毒饮加减。药用：黄芩12g，黄连6g，牛蒡子9g，板蓝根12g，玄参12g，陈皮9g，金银花15g，连翘15g，薄荷6g，白僵蚕9g，生甘草9g，土茯苓30g，白鲜皮20g，丹皮15g，赤芍15g。7剂，水煎服。

2010年2月3日复诊，药后皮损变薄，白屑减少，但自觉瘙痒加重，斑疹基底颜色变淡，大便通畅，小便微黄，舌脉同前。

处方：前方去薄荷，加蝉蜕9g。7剂，水煎服。

2010年2月10日三诊时，患者面部及双上肢皮损已消退过半，余处皮损部分已见中心消退，瘙痒减轻，知药已中的，前方加减共进30余剂而告痊愈。嘱其忌食辛温发物，戒烟酒，随访两年未见复发。

按：本例患者平素恣酒肥甘，故血热内蕴，加之外受风热，内外相引，遍生斑疹，选用普济消毒饮以清热解毒，凉血祛风。去桔梗、升麻、柴胡、马勃，加金银花、土茯苓、白鲜皮、丹皮、赤芍意在减疏风散邪之功，而加重清热解毒，凉血退疹之力。二诊时因其瘙痒加重，故加蝉蜕，不仅散风清热，更可退疹止痒。

［贾利生.普济消毒饮在皮肤科中的应用.中国中医药咨讯，2011，3（21）］

案三：染发皮炎

吴某，女性，42岁，2011年10月15日初诊。

主诉：染发后头面部红、肿、痒、痛3天。现病史：患者4天前染发，第二天晨起即觉头面、耳后红肿、发痒，自行口服扑尔敏、维C银翘片两天未见好转，且自觉症状加重，并出现疼痛。检查：头皮、前额、耳前后皮肤红肿连及成片，边界明显，触之灼热，耳廓及额部可见集簇性水疱，个别疱壁已破，流津黄黏，上眼睑肿胀，双目开合受限，伴畏寒，溲赤。舌红苔黄，脉洪大而数。中医诊断：风毒肿。西医诊断：染发皮炎。辨证：血热内壅，外染毒邪。治法：清热解毒，凉血消肿。处方：普济消毒饮加减。

药用：黄芩12g，黄连6g，金银花15g，连翘15g，大青叶15g，生地24g，丹皮12g，赤芍15g，玄参9g，升麻6g，柴胡6g，薄荷6g，苦参6g，白茅根30g，生甘草9g。5剂，水煎服。外用：黄芩30g，黄柏30g，马齿苋40g，生地榆20g，5剂，水煎冷敷，每日两次，每次15分钟。2010年10月20日复诊，患者双眼睑肿胀已消，余处皮损微红，肿消过半，水疱干涸，自觉痒轻痛止，舌脉同前，守前方再进5剂而愈。

按：此例病人因秉性不耐，血热内壅，外染毒邪，发于体肤，故而红肿起疱，痛痒皆盛。选普济消毒饮去牛蒡子、白僵蚕、桔梗、马勃、陈皮、板蓝根，而加金银花、大青叶、生地、丹皮、赤芍、白茅根、玄参，意在加重清热解毒、凉血消肿之功。并配合外用药以清热燥湿，解毒消肿，内外夹击，使热毒速清，故红肿痒痛告愈。

［贾利生.普济消毒饮在皮肤科中的应用.中国中医药咨讯，2011，3（21）］

三黄二香散（《温病条辨》）

【药物组成】

黄连一两，黄柏一两，生大黄一两，乳香五钱，没药五钱。

【煎服方法与服用宜忌】

共研极细末，初用细茶汁调敷，干则易之，继之用香油调敷。本方适用于热毒偏盛之实证，非实证红肿热痛者不宜。服药期间，忌服辛辣、滋腻、温补、燥烈之品，忌服虾蟹等发物。

【主治病证】

温毒外肿。敷水仙膏后，皮间有小黄疮如黍米者。

【方歌】

连柏大黄泻火毒，再加乳香和没药，

共为细末调外敷，头面肿痛效堪夸。

【方证源流】

清·吴瑭著《温病条辨》中温毒敷水仙膏后，"皮间有小黄疮如黍米者，不可再敷水仙膏，过敷则痛甚而烂，三黄二香散主之"。吴瑭所说之"皮间有小黄疮如黍米者"，即现代皮肤病学所说之接触性皮炎或毒性皮炎之丘疹，"痛甚而烂"即指皮损严重之皮肤糜烂。所以引发皮损者乃因水仙根所含有毒成分石蒜碱类生物碱刺激皮肤所致。吴瑭认为水仙膏虽是"拔毒外出"的治疗手段，但也不得不接受造成皮肤损害的事实。为此他制订了专门治疗水仙根皮炎的三黄二香散。吴瑭说："三黄取其峻泻诸火，而不烂皮肤。二香透络中余热而定痛"。其作用原理与如意金黄散相同。

赵绍琴等在《温病纵横》中谓："三黄二香散中三黄相配，清热泻火，凉血解毒以消肿。乳香、没药活血通络，止痛消肿。外敷此方有消肿止痛之效。"

【方义阐释】

本方用黄连、黄柏、生大黄泻火解毒，用乳香、没药活血散瘀，消肿止痛，全方具有清火解毒、消肿止痛等作用。《医学衷中参西录》认为乳香、没药"二药并用……为宣通脏腑、流通经络之要药……外用为粉以敷疮疡，能解毒、消肿、生肌、止疼，虽为开通之品，不至耗伤气血，诚良药也……最宜生用，若炒用之则其流通之力顿减"。本方组方严谨、精练、绵密。五味药各司其职，既能泻火解毒，又可通络定痛。

【临床应用】

本方有解毒散结、化瘀消肿之功效。吴瑭所说的"温毒咽痛，喉肿，耳前耳后肿，颊肿，面正赤，或喉不痛，但外肿，甚则耳聋，俗名大头瘟者"的重症急性腮腺炎，完全不必先敷水仙膏造成毒性皮炎，可以直接用三黄二香散外敷治疗温毒，有很好的临床疗效。三黄二香散亦可用于具有"红、肿、热、痛"症状的阳性痈疽，其效用绝不逊于如意金黄散。现代临床本方可用于现代医学的颜面丹毒、流行性腮腺炎、带状疱疹、水火烫伤、湿疹、乳痈、急性淋巴结炎、各种未成脓的痈、疽、疔、疖等疾病。近年来有报道用本方治疗附睾炎。

［刘建国.三黄二香散外敷治疗急性附睾炎37例.中医外治杂志，2002，11（2）］

赵妍敏等以三黄二香散治疗黄水疮63例，先用地肤子20g煎水洗净患处，再取三黄二香散适量用香油调敷，疮面，疗效确切。

［赵妍敏，胡秋华.三黄二香散合地肤子外用治疗黄水疮.中医外治杂志，2002，20（3）］

三黄二香散用于治疗疮疡红肿痛，热盛未溃时最宜；疮疡溃后肿不消，久不收口者，亦可用其外敷，对皮肤无刺激性。应用时常加用有清热止痛、防腐生肌作用的冰片3g于上药中，共研细面外用。临床可根据病情需要灵活运用。如偏于热盛者加金银花、蒲公英；血瘀重者加桃仁、红花；湿热盛者加苦参、地肤子等。

【医案精选】

案一：丹毒

杜某，男性，44岁，1997年8月11日初诊。

因右小腿皮肤灼热、红肿、疼痛，诊为丹毒，静脉滴注青霉素4日无效而来诊。诊见右小腿皮肤红肿，边界清楚，压之褪色。予生大黄、黄连、黄柏、乳香、没药各等份共研细末，以醋调成糊状外敷患处，每日2次，3日而愈。

按：本例病人所患为丹毒，为外感温热时毒所致，治疗可参考温病温毒论治，方用三黄二香散外敷，也可同服清热解毒之汤剂，效果更著。

［潘凤芝.三黄二香散外敷治疗外科皮肤病.中国民间疗法，2002，10（7）］

案二：带状疱疹

陈某，女性，38岁。患者3日前出现右胁下疼痛，如针刺，夜间症状加重。继之皮肤出现簇集性丘疹，间有水疱，应用抗病毒药效果不佳。予三黄二香散加苦参、蒲公英各等份共研细末，醋调外敷，每日2次。并口服龙胆泻肝丸。3日后疼痛明显减轻，水疱结痂，丘疹消失，继续用药2日后痊愈。

按：本例病人所患为带状疱疹，三黄二香散加苦参、蒲公英醋调外敷，其中三黄二香散清火解毒、消肿止痛，再加苦参以清热燥湿，蒲公英清热解毒。并口服龙胆泻肝丸清泄肝胆湿热毒邪，效果明显。

［潘凤芝.三黄二香散外敷治疗外科皮肤病.中国民间疗法，2002，10（7）］

案三：黄水疮

苏某，女性，9岁，2000年9月21日初诊。

诊见口鼻周围、内外眼角、发际根部及上肢多处黄色厚脓痂，诊为黄水疮，予地肤子煎水外洗，三黄二香散外敷，治疗1次而愈。

按：黄水疮为化脓性细菌引起的表皮化脓性皮肤病，好发于颜面及四肢，常因搔抓，渗液流溢，而传至身体其他部位，引发全身感染。原发损害为脓疱，疱壁薄易破溃结成脓痂。中医认为本病为夏秋季节气候炎热，小儿肌肤娇嫩，腠理失于固密，感受暑热湿毒，以致气机不畅，疏泄障碍，熏蒸肌肤而致。三黄二香散方中大黄、黄连、黄柏均能清热燥湿，泻火解毒，用之成效立显。

［赵妍敏，胡秋华.三黄二香散合地肤子外用治疗黄水疮.中医外治杂志，2002，20（3）］

清咽栀豉汤（《疫喉浅论》）

【药物组成】

生山栀、豆豉、银花、苏薄荷、牛蒡子、粉草、乌犀角（神清微烦禁用）、白僵蚕、连翘壳、苦桔梗、马勃、蝉蜕。

【煎服方法与服用宜忌】

加芦根一两，灯心二十寸，竹叶一钱，清水二盏，煎至八分，温服。忌食鱼腥海鲜及辛辣刺激之品，多喝开水，食清淡之物，并注意休息。注意口腔卫生，以温盐水漱口。

【主治病证】

疫喉邪郁未透，内火已炽，咽喉红肿白腐，壮热少汗，痧隐不齐，心烦懊憹舌干口渴，脉数。

【方歌】

清咽栀豉银翘蒡，薄荷甘桔蝉白僵，

犀角马勃解热毒，烂喉丹痧用此方。

【方证源流】

烂喉痧治疗多以清泄热毒为基本原则。由于该病"古书不载，古亦无患是症者"，近代医家在逐渐认识该病的过程中，先后创制了大量方剂。

陈耕道编纂了烂喉痧的第一部治疗专著《疫痧草》（1801），首次将烂喉痧和其他疾病区别开来，对后人颇有影响。陈耕道提出疏达、清散、清化、下夺、救液五大法则，并创制方剂加减葛根汤、四虎饮等，为烂喉痧的治疗奠定了基础。

夏春农的《疫喉浅论》（1875）继承并发展了这一思想。名医丁甘仁明确指出，烂喉痧不同于白喉，提出"以发汗透疹为第一要义""重痧不重喉，痧透喉自愈"的治疗原则。"时疫喉痧初起，则不可发表，故先用汗法，次用清法，或用下法，须分初、中、末三层。"

治疗疫毒外袭肌表之证，陈耕道首先提出透表泄热、凉营透疹的治疗原则，创加减葛根汤。夏春农在前方基础上加大了解毒之力，选用山栀、犀角，并兼用灯心草、竹叶清心热，导热下行，制清咽栀豉汤。主要针对烂喉痧初期的治疗，突出"清透"法，以使病邪从汗而解。如《吴医汇讲·烂喉丹痧治宜论》所云："其症初起，凛凛恶寒，身热不甚，并有壮热而兼憎寒者，斯时虽咽痛烦渴，先须解表透达为宜，即或宜兼清热，总以散字为重，所谓'火郁发之'也。"方中选用犀角，是因其有谵烦的症状，恐邪入营，故用其以护营，正如《金匮要略》所云："夫治未病者，见肝之病，知肝传脾，当先实脾。"符合"已病防变"的治疗原则。但若患者神清微烦则勿用之，防止引邪入心包。

【方义阐释】

本方所治证属风热疫毒内郁化火，欲透不能，上攻咽喉，腐化血肉而致，故治宜辛凉透邪，清热解毒。

本方的配伍特点有：一，首重清透，使温热时毒能从汗而解。夏春农明确指出："首当辛凉解表。治疫喉痧入手之大关头，惟在善取其汗，有汗则生，无汗则死，可不慎哉。"丁甘仁亦谓："烂喉丹痧以畅汗为第一要义。"故用豆豉、薄荷、牛蒡、蝉蜕、桔梗辛凉透表，宣肺散邪，使病邪汗出而解。二，辛凉解表为主，辅以清里，在辛凉之中合以清热解毒、清泄热邪之品，表里兼顾，"疏散清化，宜并进之"，故加入金银花、连翘、山栀、竹叶清泄热邪，犀角凉解热毒。此外，灯心草、竹叶的组合还有清心并导热下行、给邪以出路的作用。三，本方所治病证常可见咽喉肿痛明显的症状，故用马勃、僵蚕、甘草解毒利咽，直达病所。四，热病伤津，且本病以发汗解表为要，易造成津液亏损，故配以芦根清热生津止渴，顾护阴津。诸药合用，共奏辛凉透表、清热解毒之功。

【临床运用】

本方为治疗烂喉痧常用方。烂喉痧又名疫喉痧，发于冬春为多。用于烂喉痧初起的治疗时，常配合外治法如外吹玉钥匙、珠黄散或锡类散等于患处，以清热解毒，化腐生新。

现代医学疾病，如白喉、流脑、急性白血病的急进期、猩红热、急慢性咽喉炎、口腔感染、流行性出血性结膜炎、急性扁桃体炎等急性传染性、感染性疾病，均可以有机会用到本方。其疗效不亚于青霉素、磺胺剂，值得今后进一步的研究和推广。

临床加减使用本方时注意勿滥加用清营凉血之品，过用寒凉易导致邪毒凉遏冰伏，反不利于透邪。并需根据具体病情灵活加减，若表郁较重者，可酌情加入荆芥、防风等以辛散表邪，表解即散去。咽喉肿痛明显者，可加入挂金灯、橄榄、土牛膝根等清热利咽；此外，尚可用土牛膝根洗净，捣烂取汁，重汤炖温，频频漱喉；或用射干不拘多少，开水浸泡绞汁，加醋少许，噙漱。若大便燥结者，须加用大黄、芒硝以通腑泄热。

【医案精选】

案一：烂喉痧肺胃蕴热

金某，痧点较昨稍透，兼有起浆白疹，咽赤作痛，偏左起腐。肺胃蕴热，未能宣泄，病起三朝，势在正盛。

连翘壳、马勃、荆芥、薄荷叶、桔梗、射干、牛蒡子、蝉蜕、广郁金、灯心草。

二诊：痧点虽布，面心足胫尚未透发，烦热，胸闷咽痛，舌苔黄糙少津。肺胃之邪，不克宣泄，夹滞不化，恐化火内窜。

净蝉蜕、牛蒡子、连翘壳、麻黄、苦桔梗、苏薄荷叶、广郁金、炒枳壳、煨石膏、茅根肉。

三诊：咽痛稍轻，肌肤丹赤，投辛温、寒，宣泄肺胃，热势大减，苔黄大化，而舌边红刺。邪欲化火，再以清泄。

连翘壳、广郁金、滑石块、炒枳壳、煨石膏、黑山栀、淡豆豉、杏仁、牛蒡子、竹叶心。

四诊：肌肤丹赤，而痧点未经畅透，肺胃蕴热未经宣泄，邪势化火，劫烁阴津，舌绛干毛。恐邪热内传而神昏发痉。

犀牛角尖（磨）三分，丹皮二钱，鸡苏散四钱，玄参三钱，杏仁三钱，荆芥一钱，牛蒡子三钱，鲜生地三钱，连翘三钱，广郁金一钱，白茅根肉八钱，竹叶三十片，灯心草三尺。

五诊：丹痧渐化，而火风而未能尽泄，咽痛甚重，大便不行，舌绛无津，拟急下存阴法。

犀角尖（磨）三分，丹皮二钱，玄参肉二钱，防风一钱，元明粉一钱半，生广军三钱，鲜生地五钱，大贝母二钱，荆芥一钱，黑山栀三钱，生甘草五分，桔梗一钱。

六诊：大便畅行，咽痛大减，然仍热甚于里，舌红尖刺无津。痧化太早，邪势化火，劫烁津液，未为稳当。

玄参肉、细生地、连翘壳、桔梗、金银花、郁金、天门冬、山栀、生甘草、竹叶、鲜芦根。

七诊：咽痛渐定，热势大减，舌绛刺亦退，然舌心尚觉干毛，还是阴津未复也。

细生地四钱，连翘三钱，银花一钱五分，鲜石斛五钱，天花粉二钱，大玄参三钱，生甘草五分，天门冬三钱，绿豆衣三钱，山栀三钱，芦根一两五钱，竹叶三十片。

八诊：脉静身凉，履夷出险，幸甚。拟清养肺胃，以彻余炎。

大天冬、大玄参、连翘、白银花、茯苓、绿豆衣、川贝母、竹叶心、鲜芦根。

按：本案为治疗烂喉痧的全部过程。患者疾病初起时"痧点较昨稍透，兼有起浆白疹，咽赤作痛，偏左起腐""势在正盛"，治宜辛凉透邪，清热解毒。故选用清咽栀豉汤加减。陈耕道曾提出"疏达、清散、清化、下夺、救液"五大法则，综观全案，患者二诊、三诊、四诊时重在清热，并积极防治热入营血分，通过疏散、发汗、清透等方法涤除热邪。疾病后期患者伤津较重，故六诊、七诊、八诊时重在清余热，生阴津。

（张聿青.张聿青医案.北京：人民卫生出版社，2006）

案二：烂喉痧

王，幼。丹痧发于遍身，骨节酸痛异常，喉痛，此喉痧重证。舌红起刺如杨梅，是其特征。

处方：浮萍5g，前胡5g，板蓝根9g，紫草2.4g，山栀皮9g，蒲公英9g，薄荷6g，大力子9g，射干2.4g，丹皮6g，连翘9g，六一散9g，白茅根（打）30g。

另：玄明粉30g，水冲多次漱口。

二诊：予以清气解毒。

小蓟9g，玄参9g，麦冬9g，连翘9g，升麻2.4g，板蓝根9g，知母9g，生山栀9g，通草3g，鳖甲（先煎）24g，藏青果5枚。

另：陈莱菔英120g，煎汤代茶。外吹锡类散。

三诊：再投养阴凉血之属。

鲜生地12g，小蓟9g，白薇9g，麦冬9g，夏枯草9g，梗木通1.5g，玄参9g，浮萍草5g。

四诊：喉痧寻愈，一身关节疼痛，不利转侧。处方：

浮萍草6g，西河柳9g，豨莶草9g，桃仁泥9g，丹皮9g，薄荷6g，白芍9g，汉防己12g，海桐皮6g，晚蚕沙（包）9g。

按：此为喉痧重证。丹痧遍发，舌如杨梅，是热毒壅盛于肺胃，外窜于肌肤。治疗宜因势利导，令其畅发，清热解毒。仍以清咽栀豉汤加减。丹痧已遍发，去原方中豆豉、蝉蜕、僵蚕等辛散之品，加六一散、板蓝根、丹皮、紫草清解气营之物，再外用玄明粉漱口，可以软坚化结，清热消肿。一诊仍以入营尤可透热转气立法，古云表之之后当清之。二诊即应以清气解毒、清利咽喉为主，略加坚阴之品。三诊当滋阴养血，清解余热，痧疹愈后，如有并发症遗留，则当随证施治。关节疼痛是因热毒阻络。关节不利，治以养阴活血，祛风通络。

（门人集体整理，朱良春执笔.章次公医案.南京：江苏科学技

术出版社，1980）

案三：手足口病

邵某，女，3岁，2008年4月3日初诊。

主因口腔黏膜、手掌、足跖多发疱疹、斑疹就诊，发病前有轻微发热，诊时疱疹周围发红，有痛感，食欲欠佳，精神略差，他症不著，舌淡红苔薄黄，脉浮稍数。

西医诊断：手足口病。

中医诊断：风热郁于肺卫证。

治以疏风散热解毒，用清咽栀豉汤化裁治疗。药物组成：银花、连翘、板蓝根各15g，马勃10g，山栀子、豆豉、牛蒡子、薄荷、蝉蜕、玄参、白僵蚕、甘草各6g。每天1剂，水煎频频呷服，3剂后，口腔、掌跖部斑疹、疱疹明显减轻，继服3剂后疱疹、斑疹完全消退。

按：清咽栀豉汤出自《疫喉浅论》，由山栀子、淡豆豉、银花、薄荷、牛蒡子、甘草、蝉蜕、白僵蚕、犀角、连翘、马勃组成，具有清热解毒利咽的功效，原用于疫喉的治疗。手足口病是以发热，手掌、足跖、口腔内等部位发生斑疹、疱疹为主要特征的一种病毒性传染病，主要以3岁以下婴幼儿发病为主，其轻微型中医辨证属风热郁于肺卫，临床用清咽栀豉汤化裁治疗，起效迅速。

［高飞凌.温病古方治疗皮肤病举隅.山西中医学院学报，2009，10（3）］

余氏清心凉膈散（《温热经纬》）

[药物组成]

连翘三钱，黄芩三钱，山栀三钱，薄荷一钱，石膏六钱，桔梗一钱，甘草一钱。

【煎服方法与服用宜忌】

上为粗末。每服9～15g，加竹叶1片，用水375mL，煎至250mL，去滓，入生白蜜20mL，微煎，温服。体虚患者及孕妇，忌用或慎用本方。不可同服温补、燥烈、辛辣、滋腻之品，亦不可服用虾蟹等发物，宜清淡饮食。

【主治病证】

疫疹初起，包括丹痧，现在所谓"猩红热"。

【方歌】

余氏清心凉膈散，竹叶桔梗山栀草，

黄芩连翘清中焦，清宣气分薄荷膏。

【方证源流】

"凉膈散"本出自于《太平惠民和剂局方》，主治上、中二焦积热。余师愚去大黄、芒硝，加桔梗、生石膏组成此方，主治疫疹初起，后世从王士雄所论，名之曰"余氏清心凉膈散"。

本方的创制遵从以下三种学术理念：一，余氏秉承刘河间"六气皆从火化"的观点，治疗以寒凉为主，故选用黄芩、山栀等清热药物；二，在寒凉派用药基础上，遵循卫气营血的治疗原则，即"在卫汗之可也"，故选用连翘、薄荷等辛凉透表药物；三，余师愚认为石膏其性大寒，大清胃热，而味淡而薄，能解肌热，同时体沉而寒，又能泻实热，认为温热之疫非石膏不能治，因此在临床上遂用石膏重剂以试治温疫。

余师愚在《疫疹一得》中云："凉膈散……连翘、生栀子、黄芩、薄荷、桔梗、生甘草、生石膏、竹叶，此上、中二焦泻火药也。热淫于内，治以咸寒，佐以苦甘，故以连翘、黄芩、竹叶、薄荷升散于上。古方用大黄、芒硝推荡其中，使上升下行而热自清矣。予忆疫疹乃无形之毒，投以硝、黄之猛烈，必致内溃。予以石膏易去硝黄，使热降清升，而疹自透，亦上行下行之意也。

王孟英在《温热经纬》云："清心凉膈散，一名桔梗汤，即凉膈散去硝、黄，加桔梗。余氏又加生石膏，为治疫疹初起之良剂。"

赵绍琴等认为本方所治之证乃为热毒壅滞气分所致，故宜清气透热，使热毒有内清外达之机。清心凉膈方乃余师愚于凉膈散方中去大黄、芒硝加桔梗、生石膏组成。本方诸药相配，共奏清透气分热毒之功，在临床治疗本证时，宜在清心凉膈散中选加金银花三钱，地丁三钱，紫草三钱，丹皮三钱，赤芍三钱，生地三钱，鲜芦茅根各一两，以增加清热解毒凉营行瘀、养阴生津之功。

傅衍魁等认为本方乃凉膈泄热之剂，连翘、黄芩、栀子清心凉膈，石膏、薄荷辛凉透热，桔梗、甘草宣通上焦气分而兼利咽

喉。由于本病邪在气分，乃无形之热，故不用苦寒下降之剂，而以轻清上浮之品，透达郁热。（《医方发挥》）

余氏根据内经"热淫于内，治以咸寒，佐以苦甘"的原理，在凉膈散的基础上去硝、黄加石膏治疗疫疹，使热降清升，确是说理清楚，发明了余氏凉膈散一方。而赵、傅二氏更进一步说明了本病为热毒壅滞气分，方义分析精确。

【方义阐释】

本方由凉膈散去芒硝、大黄，加石膏、桔梗而成，乃凉膈泄热之剂。本方证病邪在气分乃无形之热，故不用苦寒下降之剂，而以轻清上浮之品，透达疹热。方中黄芩、生栀子、生石膏寒凉清热，功专清解气分热毒。生石膏又有解肌达热出表之功。连翘、竹叶能清里热，配少许薄荷，又轻清宣透，使气热有外达之机。桔梗配生甘草，宣通上焦气分，泄火利咽喉而止咽痛。本方诸药相配，共奏清气泄热、凉膈解毒之功。

【临床应用】

本方具有清解气分热毒之功效，为治疗烂喉痧毒壅气分的常用方。烂喉痧毒壅气分的具体临床表现有：壮热、口渴、烦躁、咽喉红肿糜烂，肌肤丹疹显露，舌红赤有珠，苔黄燥，脉洪数。现代临床常用本方治疗猩红热、流行性脑脊髓膜炎等见上述临床表现者。

如赵绍琴等在《温病纵横》中载其治疗烂喉痈疹毒壅气分，即在余氏清心凉膈散的基础上，加金银花三钱，地丁三钱，紫草二钱，丹皮三钱，赤芍三钱，生地三钱，鲜芦根、茅根各一两，加强清热解毒、凉营行瘀、养阴生津之功，疗效明显。又如韩贵清在治疗传染性单核细胞增多症时，认为其是由外感风热之邪或素体阳盛，蕴生内热，感受秽浊时毒所诱发，在该病早期即用余氏清心凉膈散化裁以清气透卫，解毒泄热。

（徐三文，陈前进，胡红云.中国血液病秘方全书.北京：科学技术文献出版社，2003）

本方运用时需随症变化。若见烂喉丹痧兼大便秘结，可酌加大黄、芒硝通腑泄热；若咽喉红肿疼痛甚者，加板蓝根、山豆根等清热利咽；如咽喉糜烂，可加锡类散吹喉以清热解毒消腐；若兼心经热盛，口舌生疮者，可加黄连、地骨皮以清心热；若心烦口渴甚者，可重用栀子，加天花粉以清热生津。

【医案精选】

案一：麻疹

谭，六岁。温邪时疠，触自口鼻，秽逆游行三焦，而为麻疹。目赤鼻煤，吐蛔泻蛔，津津汗出，而喘渴欲饮，当与辛苦寒。刘河间法，世俗不知，金曰发痧，但以荆防、蝉壳升提，火得风扬，焰烈莫遏，津劫至变矣。凉膈去硝黄加石膏、牛蒡、赤芍。

按：本例病人治予凉膈去硝黄加石膏、牛蒡、赤芍，以凉膈散清气泄热，凉膈解毒，加石膏加强清泄气分热毒之功效，牛蒡疏风解肌，赤芍清热凉血解毒，共解麻疹之病证。

［叶天士.增补临证指南医案（吴江徐灵胎先生评本）.太原：山西科学技术出版社，1999］

活学活用温病名方

案三：猩红热

罗幼，女，8岁，1965年1月15日初诊。

身热（体温38℃）4日，丹痧密布，咽喉疼痛，大便4日未行，小便短少。舌苔薄，质红，口渴引饮，脉浮数。辨证属时邪外感，肺胃热盛。治予辛凉透达，清解里热。

薄荷（后下）6g，牛蒡子9g，金银花9g，连翘9g，生川军（后下）4.5g，炒山栀9g，板蓝根15g，天花粉9g。

复诊：服2剂后身热较轻（体温37.4℃），腑气亦行。

原方去川军，再服2剂后症状消失。

按：本案丹痧密布，腑闭不行，乃温邪未彻而热势内盛，故予余氏清心凉膈散加减，辛凉透痧，清热通里。方中薄荷、牛蒡、板蓝根透痧利咽，金银花、连翘、山栀清热解毒，天花粉、川军增液通腑，使火从下泄。其中生川军一味，非实热便闭不可轻投。

（陆鸿元，徐蓉娟，郭天玲.仲才医案医论集.北京：中国中医药出版社，2010）

凉营清气汤（《喉痧症治概要》）

【药物组成】

犀角尖（磨，冲）五分，鲜石斛八钱，黑山栀二钱，牡丹皮二钱，鲜生地八钱，薄荷叶八分，川雅连五分，京赤芍二钱，京玄参三钱，生石膏八钱，生甘草八分，连翘壳三钱，鲜竹叶三十片，茅根一两，芦根一两，金汁（冲服）一两。

【煎服方法与服用宜忌】

上药除犀角尖、金汁外，余药如法煎服，冲服犀角尖、金汁。一日2~3次服用，日服一剂。不可同食生冷、温补、辛辣、滋腻之品，以免生变。宜清淡饮食。

【主治病证】

痧麻虽布，壮热烦躁，渴欲冷饮，甚则谵语妄言，咽喉肿痛腐烂，脉洪数，舌红绛，或黑糙无津之重症。气热亢盛而汗出溱溱，营血热炽而丹痧密布。

【方歌】

凉营清气犀角尖，生地石斛芦竹鲜，

石膏连栀赤芍丹，茅草薄翘金汁玄。

【方证源流】

凉营清气汤出自丁甘仁《喉痧症治概要》，书中云："凉营清气汤专治痧麻虽布，壮热烦躁，渴欲冷饮，甚则谵语妄言，咽喉肿痛腐烂，脉洪数，舌红绛，或黑糙无津之重症。"本方由玉女煎、凉膈散、犀角地黄汤三方加减而成。后世医家多用此方治疗温热毒邪，毒壅气分，燔灼血分之证。

祖世深在《烂喉丹痧治宜论》中云："初起凛凛恶寒，身热不甚，并有壮热而乃兼憎寒者，斯时咽痛而烦渴，先须解表为宜，即或宜兼散，总以散字为重，所谓火郁达之也……前所云寒热之时散为先务，俾汗畅而丹痧透发，已无恶寒等症至此则外闭之风寒已解，内蕴之邪火方张，寒凉泄热，是所宜投，热一尽而病自愈矣。"

程镜宇在《痧喉阐义》中云："天有非时之气，地有旱涝之灾……蕴结者为疫气……人染之则痧喉互发""盖疫痧时气吸以口鼻，并入太阴气分者烂喉，并入阳明血分者则发痧……故烂喉者色变白，病在肺而属气。发痧者色变赤，病在胃而属血。其疫则一也。一发咽喉之地，一达肌肉之间，秽步换形。故在肺则曰烂喉，在胃则曰发痧，是以名烂喉痧"。

祖世深、程镜宇两人对本方主治病证及病机阐述得颇为详尽，程氏指出了本方证的病机为疫毒燔灼气血；祖氏指出了本方证主治及寒凉泄热的治疗原则。

【方义阐释】

本方用治温热毒邪、毒壅气分、燔灼血分之证。方用栀子、薄荷、连翘壳、川连、生石膏清透气分邪热，用玄参、石斛、竹叶、竹根、茅根甘寒生津；用犀角、丹皮、生地、赤芍、金汁凉血解毒。诸药合之共奏两清气营（血）、解毒生津救阴之效。

【临床应用】

本方具有凉营清气、泻火解毒之功效，常用于毒壅气营之痧疹治疗。临床以壮热烦躁，渴欲冷饮，咽喉肿痛腐烂，痧疹密布色如红丹，草莓舌，脉洪数，舌红绛为用方依据。现代常用本方治疗猩红热、麻疹、风疹、甲型H_1N_1流感轻症、病毒性脑膜炎、流行性乙型脑炎等毒炽气营者。

本方所治之烂喉痧，病情最为凶险，病证最为复杂多变，具体治疗时，应严守病机，根据症状灵活加减。如邪热束表，见丹疹布而不透、壮热无汗者，可加淡豆豉、浮萍、升麻以发表透邪；若里腑成实，见苔糙便秘、咽喉腐烂者，可加生大黄、芒硝以通腑泄热；若痰多者，可加鲜竹沥、胆南星、珠黄散以清热祛痰；若邪毒内陷心包，症见神昏抽搐者，可合用紫雪丹、安宫牛黄丸以清心开窍，如内闭外脱，症见丹疹突然隐没，沉昏如迷，肢体厥冷，气息微弱，脉沉伏等，宜先用参附龙牡汤救逆固脱，安宫牛黄丸等清心开窍，然后再用本方治疗。

【医案精选】

案一：喉痧

杨左。风温疫疠之邪，引动肝胆之火，蕴袭肺胃两经，发为喉痧。痧布隐隐，身热，咽喉红肿疼痛，内关白腐，舌苔薄黄，脉象郁滑而数。天气通于鼻，地气通于口，口鼻吸受天地不正之气，与肺胃蕴伏之热，熏蒸上中二焦。咽喉为肺胃之门户，肺胃有热，所以咽喉肿痛，而内关白腐也。邪势正在鸱张之际，虑其增剧。经云：风淫于内，治以辛凉，此其候也。

净蝉蜕八分，苦桔梗一钱，金银花三钱，京赤芍二钱，荆芥穗八分，甜苦甘草各六分，连翘壳三钱，鲜竹叶三十张，淡豆豉三钱，轻马勃一钱，象贝母三钱，白茅根二扎，薄荷叶八分，黑山栀一钱五分，炙僵蚕三钱。

二诊：痧虽布，身灼热不退，咽喉肿痛白腐，脉洪数，舌绛。伏温化热，蕴蒸阳明，由气入营，销烁阴液，厥少之火，乘势上亢。症势沉重，急宜气血双清，而解疫毒。

犀角尖五分，甘中黄八分，象贝母三钱，鲜竹叶三十张，鲜生地四钱，苦桔梗一钱，连翘壳三钱，茅芦根（去心节）各一两，生石膏（打）四钱，轻马勃一钱，黑山栀一钱五分，鲜石斛三钱，粉丹皮一钱五分，陈金汁一两，枇杷叶露（冲）四两。

三诊：痧已回，身热不退，项颈漫肿疼痛，咽喉红肿，内关白腐，舌薄黄，脉沉数。温邪伏热，稽留肺胃两经，血凝毒滞，肝胆火炽，一波未平，一波又起，殊属棘手，宜清肺胃之伏热，解疫疠之蕴毒。

薄荷叶八分，甘中黄八分，京赤芍二钱，鲜竹叶茹各一钱五分，京玄参二钱，苦桔梗一钱，生蒲黄（包）三钱，黑山栀一钱五分，连翘壳三钱，炙僵蚕三钱，淡豆豉三钱，象贝母三钱，益母草三钱，活芦根（去节）一尺。

按：风温疫疠之邪，引动肝胆之火，蕴袭肺胃两经，发为喉痧。肺胃蕴伏之热，熏蒸上中二焦。咽喉为肺胃之门户，肺胃有热，所以咽喉肿痛。本证为毒热窜入气营，气血受邪，血热熏蒸，因而形成毒在气营的病理变化。痧毒外达，其热必炽；毒火上攻咽喉，则咽喉肿痛，伴有糜烂白腐。故当清气凉营，泻火解毒。

（丁甘仁.丁甘仁医案.上海：上海科学技术出版社，1960）

案二：白喉

陈左。温邪疫疠，郁而化火，肺胃被其熏蒸，心肝之火内炽，白喉腐烂肿痛，妨于咽饮，壮热烦躁，脉洪数，舌质红苔黄。经云：热淫于内，治以咸寒，当进咸寒解毒，清温泄热。

犀角尖四分，甘中黄八分，连翘壳三钱，京玄参一钱五分，鲜生地三钱，淡豆豉三钱，京赤芍一钱五分，大贝母三钱，天花粉三钱，薄荷炭七分，金银花三钱，生石膏（打）三钱，鲜竹叶三十张，白茅根（去心）两扎。

　　按：温邪疫疠，郁而化火，肺胃被其熏蒸，心肝之火内炽，白喉腐烂肿痛。壮热烦躁，脉洪数，舌质红苔黄，是为温热毒邪，毒壅气分，燔灼血分，当进咸寒解毒，清温泄热。用凉营清气汤，诸药合之共奏两清气营（血），解毒生津救阴之效。

　　（丁甘仁.丁甘仁医案.上海：上海科学技术出版社，1960）

　　案三：温毒喉痧

　　夏君，年二十余，扬州人，住上海陈大弄。

　　患者疫喉痧五天，癍痧虽已密布，独头面鼻部俱无，俗云白鼻痧，最为凶险。曾经服过疏解药数帖，病势转重。症见：壮热如焚，烦躁谵语，起坐狂妄，如见鬼状（病家以为有祟为患），咽喉内外关均已腐烂，滴水难咽，唇焦齿燥。

　　脉实大而数，舌深红。余曰：此疫邪化火，胃热熏蒸心包，逼乱神明，非鬼祟也。头面鼻部，痧虽不显，然非但用升葛等升散可治，急投犀角地黄汤解血毒以清营，白虎汤泄胃热以生津，二方为君，佐以硝黄之咸苦达下，釜底抽薪。处月黑犀角（磨汁，冲）六分，鲜生地一两，赤芍二钱，丹皮二钱，风化硝（分冲）三钱，生石膏（研细）一两，白知母四钱，生甘草六分，生锦纹四钱。

　　服后，过数时得大便，即能安睡。次日去硝、黄，照原方加金汁、竹油、珠黄散，服数剂，即热退神清，咽喉腐烂亦去，不数日而神爽矣。

388

按：同一喉痧，有时喉痧、疫喉痧之别。无传染性者为时喉痧，因于风温者最多，暑风及秋燥亦间有之，其症喉虽红肿且痛，而不腐烂，痧虽发而不兼痦。有传染性者为疫喉痧，因于温毒者亦不鲜，其症喉关腐烂，而不甚痛，一起即痦痧并发，痦则成片，痧则成粒。丁君自制解肌透痧肠，为治风毒喉痧之正方，凉营清气汤，为治温毒喉痧之主方，各有攸宜，慎毋混用。若不辨而误用，无不起剧烈之反应，而其寿立倾，临证之时，必先注意而慎重之。

〔何廉臣.重印全国名医验案类编.上海：上海科学技术出版社，1959〕

清咽养营汤（《疫喉浅论》）

【药物组成】

洋参三钱，大生地三钱，抱木茯神三钱，大麦冬三钱，大白芍二钱，嘉定花粉四钱，天冬二钱，拣玄参四钱，肥知母三钱，炙甘草一钱。

【煎服方法与服用宜忌】

水四盅，煎六分，兑蔗浆一盅温服。不可同服辛辣、生冷、温补、滋腻之药食，以免影响药效，发生变证。宜清淡饮食，注意休息。

【主治病证】

烂喉丹痧。发病突然，高烧恶寒，咽部红肿溃烂，周身丹痧密布，猩红似锦，舌质光剥无苔，芒刺鲜红，状似杨梅。

【方歌】

疫热未清阴液伤，清咽养营是良方，

二参花粉二冬茯，知母芍甘生地黄。

【方证源流】

烂喉痧为温毒外袭，肺胃受邪。肺胃之热毒上干咽喉而肿痛，甚或溃烂；外窜肌肤则现丹痧。本病初起为毒侵肺卫证，除见咽喉肿痛，或有点状溃烂，肌肤丹痧隐约外，并有恶寒发热，身楚头痛，舌苔薄白等表证。治疗当疏表宣肺，泄热解毒，内服清咽汤，外用玉钥匙吹喉。此时因有表证，解表透邪为必用之法，所以丁甘仁在《疫喉浅论》中说："清咽养营汤治疫喉痧透，舌绛无津，脉数，少寐，筋惕肉瞤等症。"陈耕道也说："烂喉痧以畅汗为第一要义。"如病在肺卫不解，进而出现气分毒盛之证。此时不仅咽喉红肿腐烂，肌肤丹痧显露，且见壮热，烦躁，口渴引饮，舌赤苔黄，脉洪数等气分热炽之证。治当清气热而解毒，内服余氏清心凉膈散，外用锡类散吹喉，既能清热解毒，又能去腐生新。若病势渐增，气分之热，入于营血，则可现毒燔气营（血）证。除见咽喉红肿糜烂，甚则气道阻塞，声嘶气急，肌肤丹痧密布，舌绛干而遍起芒刺，状如杨梅等营血热毒证外，且壮热，烦躁，口渴等气分之热更盛。治当气血两清，解毒救阴，此时则可内服凉营清气汤。病若见神昏谵语，喘咳欲脱，肢厥脉伏等内闭外脱之象者，则需先用参附龙牡汤救逆固脱，安宫牛黄丸清心开窍，然后再用上方治疗。病至恢复期，每多余毒未尽，阴液受伤之证。此时咽喉肿痛腐烂已减，肌肤丹痧消退，壮热已降，唯午后低热，口干，手足心热，舌干红少津，脉细数。治当滋阴生津，清解余毒，此时可用清咽养营汤。后世医家多用此治疗烂喉痧恢复期，阴液亏耗，邪毒虽减而余热未尽之证。现代有文献报道用于治疗咳嗽型变异性哮喘。

【方义阐释】

本方治疗烂喉痧恢复期，阴液亏耗，邪毒虽减而余热未尽之证。方用西洋参、麦冬、生地甘寒滋阴生津，用玄参、白芍、天冬、甘草酸甘化阴，用知母、天花粉清泄余热兼滋养阴液，此外用茯神养心宁神益气。诸药合之，则使阴液来复，余热清除，则病趋痊愈。

【临床应用】

该方主治烂喉丹痧恢复期余热未尽之证。该病多发于冬春季节，儿童多发，北方多见。发病突然，高烧恶寒，咽部红肿溃烂，周身丹痧密布，猩红似锦，舌质光剥无苔，芒刺鲜红，状似杨梅。多因疫疠时邪由口鼻而入，初袭肌表，渐犯肺胃，郁而化热，上冲咽喉，伤及营血，外达肌肤内犯心包，久则伤津耗气，鼓动肝风，终致气阴两伤。后期宜养阴益气，调中和胃。方用清咽养营汤。猩红热转入脱屑期，病情好转时，可采用"清咽养营汤"治疗，以清热解毒，生津保液。其病机总为偏于阴津亏损。本方与加减复脉汤之功效有相同之处，都是滋阴养液以清余热，用于热病后期阴液亏损，余热未尽之证。但本方侧重于滋补肺胃之阴，用于烂喉痧之后期。临床运用时，如无西洋参，可用北沙参替代，若病迁延日久，肝肾阴伤者，可配合加减复脉汤、三甲复脉汤应用；若余毒较盛者，可加乌犀角同煎。

现代用于治疗猩红热、急性扁桃体炎、咽炎等余毒伤阴者。临床若余毒较著，低热、咽痛较明显者，可加入青蒿、金银花等清热解毒，清泄热邪；若兼腰痛、尿血，为阴伤动血，宜加女贞子、旱莲草、白茅根、小蓟、山栀仁等以凉血止血；若兼四肢酸痛，甚则关节难于屈伸者，宜加丝瓜络、川牛膝、赤芍、桃仁等以化瘀通络；咽喉糜烂未愈者，仍可用锡类散、珠黄散等外吹患处。

【医案精选】

案一：咳嗽型变异性哮喘

王某，男，6岁，1995年8月20日就诊。

着凉后咳嗽已2周，咽干痒，阵咳少痰，吸冷空气及夜里咳嗽加重，不发热。病后曾去市儿童医院，检查血白细胞5.6×10^9/L，中性粒细胞0.52，嗜碱性粒细胞0.03，嗜酸性粒细胞0.06，淋巴细胞0.39，胸透两肺纹理增强。静点头孢唑啉3天，咳嗽不减，后去医大呼吸科专家会诊，问及患儿有青霉素过敏史，其外祖母有咳喘病，诊断"过敏性干咳"。给予红霉素、美喘清口服，3～4天疗效不明显。又去某医院喉科门诊等多家医院求治，咳嗽不止。

诊见：患儿时有阵咳，查咽部稍充血，舌质正常，薄白苔少津，脉略数，手心热。

辨证：风寒袭表，化热转燥，气阴两伤。

立法：清咽润燥，宣肺止咳。

方药：西洋参5g，生地10g，麦冬15g，天花粉15g，白芍12g，玄参12g，茯神10g，天冬8g，桔梗8g，甘草6g，知母10g。3剂。

复诊：服药当天夜里咽部干痒明显缓解，咳嗽减半，服完3剂咳嗽减多半，又服3剂基本不咳嗽了。再以加味玉屏风散调理善后。

按：本病主要是风、寒、燥邪致病。因小儿形气未充，肌肤柔弱，肺卫外功能差，最易感受风寒。风为阳邪，化热最速，故小儿风寒咳嗽，大多为时短暂，很快化热转燥，伤津或气阴两伤。本例发病2周，咽干作痒，阵咳夜里加重，痛苦非常，手心热，欲饮偏凉水，大便稍干，属气阴两伤，伤津液为主。投予清咽养营汤（《疫喉浅论》原方），方中西洋参、天冬、麦冬、生地、知母、花粉等甘寒以生津泻热，玄参、白芍、甘草等酸甘化阴和营。

［李维海，崔旭红.咳嗽型变异性哮喘治验.光明中医，2009，24（6）］